中國近代中醫藥期刊彙編
第一輯
36

中西醫學報

上海辭書出版社

目録

中華民國七年四月出版

中西醫學報

第八年第九期

本期之目錄

本報全年十二冊本埠洋八角四分中國境內洋九角六分日本臺灣洋一元零八分香港南洋各島洋一元三角二分零售每冊洋一角上海英大馬路泥城橋西龍飛馬車行西首間壁三十九號丁福保醫寓發行

若以企妹煉乳爲小
孩惟一之食品則人
人都體健心歡矣

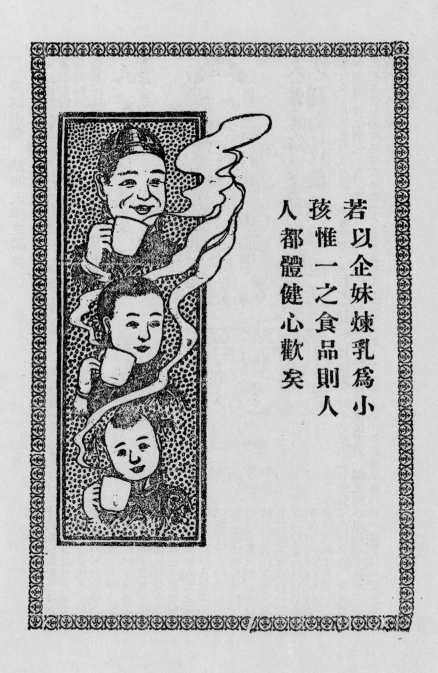

醫學新名詞解釋

凡治一種學術。必先審查了解其名詞爲第一義。研究新醫學。最苦者爲名詞。十八九出於譯音。佶屈聱牙。羌難索解。是書爲無錫萬叔豪先生編輯。將醫書中常見之病理、內科、外科、化學、解剖學上難解之名詞。一一詳爲釋解、如解釋實質二字曰。生理學名詞也。凡臟器之內外兩面。莫不有被膜覆之。其中層則係臟器原有之質。是質名曰實質。又如解釋嵌頓曰。嵌頓猶言嵌住也。如既出而不能復入。既下而不能復上也等等。後復附日文表注。以便與原文對照。註解詳明。專門家及普通人閱之。皆能一覽瞭如。誠醫家必備之良書也。　每部定價大洋八角

中國經驗良方

杭縣葉瓊編述。千方易得。一效難求。故驗方求之最不易得。如驗方新編一書徒騖浩博而名不副實病家檢方施用轉有以病試方之苦甚遭意外之危險。此因未經實驗之故也。杭縣葉瀛伯先生肆力中西醫學十餘年。懸壺滬上。口碑載道。近出其家藏秘方及得於師友所傳授而確有實效者。彙成一編。名曰中國經驗良方。其有未經實驗之方。概不與焉。醫家病家。苟能按方施治。則回春可劵。免受藥石亂投之苦矣。　每部定價大洋二角

育兒衛生法（錄青年進步）

李惠民

嬰兒者。將來之國民也。其身體之强弱。國家將來之盛衰繫焉。則歐美各邦。對於育兒一道。認爲重要學科者。豈無故哉。考吾國嬰兒未滿週歲而死者。實居全數四分之一。卽幸而生存。亦尫瘦而多病。欲求其强健活潑者。實屬罕覯。推厥原由。乃爲父母者。撫養失宜。措置乖方。溺愛姑息。弗講衛生。有以致之耳。僕旣爲爲父母者。傷彼顚頽。復爲國家前途。悲其危殆。爰不忖譾陋。著育兒衛生法。以告海內之育兒家。苟能如法實行。則嬰兒體質之轉弱爲强。國家根本之易危爲安。將基於是矣。民國六年十一月上浣台山李惠民識。

第一章　居室之衞生

居室宜清潔乾燥。日光照臨。常開窗牖。使空氣流通。雖大風。嚴寒。亦不宜全閉。天冷可燃火鑪以取暖。室溫在攝氏三十七度爲佳。凡一切污衣穢物。及燈火鑪煙之有礙衞生者。悉當注意。器物上之灰塵。宜以濕布揩抹之。使之潔淨。勿用雞毛箒拂拭。使灰塵飛揚於空氣中。小兒吸受。卽爲患肺病之原。室內各種器具。要妥爲安置。否則小兒偶一失足。難免意外之險。此皆育兒者所當知也。

第二章　睡眠之衛生

小兒腦力未充。故睡眠時間恆夥。年齡漸長。睡時亦漸減。大約初生兒每二十四小時內。須睡十八小時至二十小時。一歲後睡十三小時便足。如在夏天睡時可略減短。春秋二季則稍爲延長。母子尤須分牀。不宜同睡。以免小兒吸入其母通宵所呼出之炭酸氣。爲生病之媒。及被母酣睡壓斃之虞。小兒臥處。務須清靜。勿令光線直射。以損目力。而臥牀更勿與牆壁接近。衾褥宜軟潔。枕墊毋過大。亦勿以被蒙小兒頭面。蓋有妨呼吸也。寢具間日必曝之。汚穢即洗換。臥之姿勢。先令側臥向左。再轉向右。後令仰臥。勿久偏於一方。總須隨時斟酌易之。如是而行。則小兒長成時。可免歪面側頭駝背曲肘跛足之患矣。夏季應掛蚊帳。以妨蠅蚊毒蟲之刺襲。起居尤須有定時。以養成習慣。故一歲以上之小兒。晨八小時令起。閱三十分乃與之食。晚八小時就寢。寢前不可飽食。則熟睡易而精神自然爽健矣。

第三章　衣服之衛生

小兒衣服。務須柔軟寬大。清潔乾燥。原料以輕薄而暖者爲佳。冬日可用棉布。夏日可用麻布。既易洗滌。尤能養成小兒尙儉去華之美德。較之用綵類衣料者。其利益相去遠矣胸腹諸部勿締結過緊障礙其消化與血之循環襪履等項亦須不妨足部活動機能爲是衣服更易大約夏天每日二次或三次其餘三季則一次足矣且冷熱尤貴適中當時常留意頭巾不必常戴以蓄髮保護其頭爲妙蓋小兒頭熱則血聚於腦實無益而有損惟在寒冷時及當風處則可用之墊大便之布須用棉製而軟潔者免傷皮膚苟沾汚穢即行洗滌總而言之所用一切均要格外乾潔毋稍怠忽

第四章　清潔之衞生

小兒之清潔最爲緊要生後一週內宜每日早晚各沐浴一次以後每日一次二歲後宜間日一次不特保身體之清潔幷能令小兒之身體溫暖而活潑也沐浴之法宜在溫暖室中浴湯之溫度以在攝氏三十五至三十六度爲準入浴時間以不過十分時爲度浴時先置小兒於膝上用最良之肥皂擦勻周身然後放入浴盆露其頭部以海棉或軟布揩拭愼勿擦傷皮膚否則皮膚病叢生矣兩眼須另用清潔之布及清潔之微溫湯和稀薄硼酸水洗之不惟清潔且能免各種眼病小兒初生二週內尤然每見愚婦以舌吮兒眼此種惡習宜戒絕之免罹盲目之慘焉出浴後以乾毛巾徧擦全體除其濕氣著衣服而置諸牀上以保其體溫防罹感冒晚間就寢前以毛巾浸漬溫湯

揩抹兒身。則覺非常愉快。熟睡較易。惟飽食之後。及身體極熱汗出之際。均忌入浴。若食前食後。當用毛巾拭淨其口腔及口外。但勿大力抹其牙牀。以礙牙之生長。大小便後。亦當洗其局部。以保清潔。稍長。當養成便器上大小便之習慣。未授以便器之前。決勿大小便。此習慣養成之後。於小兒發育上。頗有裨益。此外若小兒手足爪甲與頭髮等。當時常翦去其長者。更須禁人與小兒接吻。免疾病之傳染。凡此皆清潔之要法也。

第五章　飲食之衞生

小兒食料。以母乳爲最適宜。產母苟健康。無恙。宜親哺其兒。不特。有益。於小兒。實亦有益於己身。否則。乳汁鬱積。血流阻滯。瘡毒卽因之而發矣。哺乳之法。先洗潔乳頭及胸前四圍。以指撚乳頭。去其宿乳。然後哺之。二乳當左右分授。不得專用其一。每次皆然。每授一次。約二十分或三十分時之久。若生兒第一二日內。母未有乳。可代以最良之牛乳。處以適當之法而哺之。乳既來則勿用。然產母不幸罹別種傳染病。或乳房有疾。或小兒離乳期尚遠。而其母又將生產等。不能自行哺乳者。則不得不代以乳母。或以牛乳哺育之。惟選擇乳母。最宜注意。一或不愼。流弊無窮。茲將選擇之法。述之如下。以備採用。乳母必身體强健。而無隱病。性情和愛。而重淸潔。乳頭堅實凸長。擠出之乳。必色白而微藍。年齡在二十至三十歲之間。若其年與產母等。而產期又同者。則爲更佳。不獨求其乳之多也。其產後未久而月癸重來者。則不堪僱用矣。若乳母平素生活法。極爲粗陋。宜徐徐改良之。不可屢易。每日令其於戶外營適宜之運動。幷須多食肉類。以助乳汁之發育。凡哺兒之規則。均令其遵守。倘有違犯。宜諭之以理。

若又不獲相當之乳母。則用人工養育法代之。人工養育法者。卽以他種食料。哺小兒之謂也。此法如料理不精細。其效必不完全。茲論其大略於後。嘗考小兒發育未全。消化力微。齒牙未生。唾液缺少。腸胃極弱。假令哺與固形食料。或分量稍差。小兒腹部必因之堅硬。大便結塊。而有惡臭。腹病而身體衰弱。因之死亡者。往往有之。故不得不取近於人乳之牛乳以哺之。然牛乳較人乳濃厚。消化爲難。必和以淸水而稀釋之。使與人乳略同。苟甘味不足。可加以砂糖調劑之。如是。非惟適口。而且於消化機能。及身體之發育。均有裨益。今以表明之如後。

牛乳人乳比較表

類別	蛋白質	脂肪	糖	鹽類
牛乳	百分之四	百分之五	百分之四	百分之五
人乳	百分之二	百分之三	百分之四	百分之一

牛乳和水及飲量表

小兒生後年月	牛乳之量	和水之量	一日回數	一回之量
一週至二週	一分	四分	十回	四食匙
一月至三月	一分	三分	八回	七食匙
四月至六月	一分	二分	七回	十食匙
七月至九月	一分	一分	六回	十四食匙
十月以上	純牛乳	不和水	五回	二十食匙

煉乳和水表

生後一月至二月乳一分水十分	五月至六月乳一分水八分	九月至十月乳一分水六分
三月至四月乳一分水九分	七月至八月乳一分水七分	十一月至十二月乳一分水六分

用牛乳者。能自養一健康之牛。每日清晨榨取其乳。實爲至善。若鮮乳一時難得。則代以稠厚之煉乳。現市上所售之煉乳。推鷹牌爲第一。而企妹牌次之。餘非劣品。卽贋品也。購者宜愼然無論買入之鮮乳與煉乳。必須用法先試之而後食。否則受害非尠。茲將試驗牛乳簡法。分述於後。

試鮮牛乳法

一以玻璃杯滿盛清水。滴牛乳二三點於其中。能沉至水下者爲善。否則不善。

二放牛乳一點於指甲上。能聚成半球形者爲良。否則不良。

三牛乳係帶黃白色而不透明之液體。味甜甘適口。且有脂肪。乳球之互相併列。浮於表面。若其乳球隨處散列。色味較淡者。必有水及雜質和入其中。

四牛乳煮沸後。其上面有薄皮者爲善。若有物如豆腐而沈下者爲劣。

試煉牛乳

一牛乳之善者色必白。如有黃色或他色者卽不善。

二善者必香氣撲鼻。若略有酸氣。及汚物或堅物者。卽不美。

牛乳易於腐敗。故貯藏之時。必煮之使沸。既沸後。傾注玻璃瓶中。而封固之。貯於冷所或冷水中。用時乃取出放於熱水中。使牛乳之溫度。在攝氏三十七度。然後哺兒。若溫度過高。或過低。往往誘起嘔吐及下痢。不可不愼。哺乳器宜常清潔。食後卽棄其餘乳。不可再用。該器與橡皮吸口。須以沸水嚴密洗滌。且浸於清水中。以備後用。

小兒飲乳之時。固因年齡體質之不同而異。大約生後一週內。每三四小時一次。其後每二三小時一次。夜間三次。於黃昏夜半及黎明時行之。苟小兒啼泣。則徐拍其背脊。使之就眠。二三月後。夜哺二次。於夜十一時。及破曉時行之。七八月以上。則飲五次或四次足矣。但於規定時間未到之先。小兒卽因飢哭泣。亦當嚴守定規。任其自哭。勿飲以乳。更勿以哺乳器之吸口。納入兒口。以止其啼。因實爲病菌入消化器之媒介。腸胃病每因之而起。至若小兒啼哭。卽授與乳。不守定時。勢必飲乳過多。積而不化。因是而起嘔吐腹痛下痢者有之。若納砂糖等於小兒口中。以博其喜悅。之習慣。亦宜痛戒。

小兒生後半年內。除乳汁外。無食他種食物之必要。經七八月後。小兒乳齒漸生。唾液增加。可稍與易消化之食物。如加糖鹽等之粥湯乳粉之類。及雞卵鳥肉汁等。每日一次。每次約半茶碗。交換哺之。逐漸減少其乳量。以爲離乳之準備。經十五個月。可完全離乳。否則母子均受其害。惟離乳不宜在長夏酷暑之際。及虎牙方出之時。最善者在春秋二季。因其冷熱得中故也。離乳後。齒牙齊出。咀嚼力大。唾液充盛。消化力强。時可食米飯。與柔軟之肉類。及新鮮之蔬菜。俟其漸漸長大。可投與各種之滋養品。以助其發育。惟以不害身體爲準。小兒出牙時。每有發熱。嚙物。泄瀉等現象。此時罹病最易。爲母者須時刻留意。謹愼調護。授以滋養食物。但不宜過多。皮膚常保淸潔。以防感冒。若既患病。經日未愈。宜延醫診治。勿妄投藥劑。致罹不測之禍。故當茲任者。務再三審愼焉。

（附小兒哭聲察驗法）小兒哭聲。短而燥。其病肺。散而促。其病喉。長而弱。其病腸胃。忽發忽已。其病腦。急而戾。身外不安。或衣服之爲阻。鈕針之爲害。悽而緩。幷頭左右轉。其患飢。驟驚而哭。其患畏人。或爲外界可懼事物所激刺。育兒者幸留意焉。

第六章　動靜之衞生

小兒生後三月內。以臥牀休養爲宜。待其自行擧首。幷有將身體擧起之姿勢。然後抱起。惟抱時。當平而不當直。亦勿迫壓其胸腹。以妨呼吸消化諸機能。襁負實非所宜。勿令其身體上受有劇烈之搖動。致傷弱其神經。或催動其嘔吐之危險也。有時天氣淸和。可抱小兒出外。吸取新鮮空氣。當護其頭部。勿爲烈日所曝。蓋吸空氣愈多。則身體愈覺强壯。但爲時不宜過久。每次約三十分時足矣。而眩目之地。及當驟寒。酷暑。風雨。晦冥。之時。亦寧避去。小兒一歲前。發育實未完全。幸勿强之使笑。扶之使步。更勿强之直坐。於中國式之坐車上。以礙其生理。不如用西式之睡車。爲美。也。外出時愼不可抱小兒入有病者之家。免罹厲禍。此養兒者不可不知也。

第七章　遊戲之衞生

遊戲者。小兒之天性也。當利用之。以養成其智勇。公德。因小兒生。四。五。月後。已能自由運動而略知遊戲。卽可與以各種之玩具。惟須擇其足以開智識。并圓形而堅實者爲佳。蓋小兒得一玩具。輒納諸脣間。不圓則易受傷。小兒又喜破壞。不堅實則損失較鉅。雖然。破壞實物。亦其觀察變化之始基進求智識之良性也。幸勿橫加撲責。宜善導之。所謂開智識者何。如西人之用小汽車。小飛艇等是也。我國人常用之土神。木偶。切勿購用。以其非獨不足以開智識。且反教小兒以迷信也。及其年齡稍長。可以鳥獸草木魚蟲之模範物與之。並示以名詞。或懸中。外。古今。名人。畫像。及簡要地圖。於室中。亦啟智之一道也。而玻璃製成及紅黃色物。則在禁用之列。若所用小喇叭笛。尤勿與他兒共吹。免令傳染疾病。至玩具旣用之後。更當教之善爲保存。不使散失。以養成其德性。

焉。

第八章　種痘之衛生

天痘之禍。彌蔓全球小兒染之尤易。預防之策。莫善於就醫生施種牛痘。一次不足。再三種之。或能免害種痘時期。視小兒體質之强弱而定。强壯者生後三月至五月可種。然以六月至十月爲最佳。兒患病時忌種。出牙時亦然。種痘部位宜髀不宜臂。稍長宜臂不宜髀。從便捷耳。歐美女孩種痘多在髀。女子以短袖長臂爲趨時。臂有瘢不雅觀也。髀與臂其功同。種後極宜小心調護。茲將應注意者列下。飲食宜少而易化。衣服宜軟而乾潔。勿與病人接近。勿撕痘而剝痂。皮膚常保清潔。謹防感冒。接種部若發炎紅腫癢劇者。宜用無菌棉布浸阿列甫油覆患部而包之。每日更換。以消其炎。痘疱擦破未爛者。可用亞鉛華澱粉。硼酸澱粉。厚散痘疱上而包之。若擦破已潰爛。及逐漸深大者。宜拭淨後附二%沃度仿謨軟膏。覆輭布而包裹之。日易一次。至全愈而止。其處方如下。

沃度仿謨	〇、二
單輭膏(或華攝林)	一〇、〇

右調勻塗患部。全身熱度高甚時。宜用退熱劑。其處方如下。

安知必林 一、〇

乳糖 一、五

右分三包一日分三次服完。

雖然。牛痘接種得法。處置適宜。則經過必順。無須醫治。此不過爲反隅之助耳。

禁煙後之嗎啡禍

王完白

吾華年來國勢之弱。財力之貧。無可諱飾。論者推原禍始。咸以鴉片爲貧弱之原因。卽一九〇八年清政府最初禁煙之諭旨中。亦有鴉片流毒。幾徧中國。吸食之人。廢時失業。病身敗家。數十年來。日形貧弱。實由於此之語。惟以鴉片多運自外國。故雖欲禁除。不得自由。乃與英政府商訂條約。定限十年以內。將洋藥土藥一律革除淨盡。以求振拔。今一九一七年已屆十載之期。上海土商以存土尙多。嘗願以巨資獻政府。冀脫其貨。政府雖需款孔亟。仍毅然拒絕。實施禁種禁運禁吸之計劃。是鴉片之運命已經告終。禁煙事業。可完全奏凱矣。

顧詳爲調查。揭視內幕。則鴉片之禁絕。尙祇形式耳。據萬國改良會會長丁義華君所言。偏僻之地。播種罌粟者仍多。且有得官長之准許者。私運私售。尤無地蔑有。黑籍中人。均能隨意其所謂黑飯。至吸食之人。更不可以縷指計。卽供職高級機關之行政人員。亦多有嗜好未除者。匪特鴉片之種運吸三者。尙禁而不絕。今且有爲害更烈。禁阻更難之禍水。已隨禁煙之聲。如潮而至。其物維何。卽嗎啡是。

嗎啡之歷史　嗎啡者。自鴉片中提煉所得之精華也。鴉片含生物質凡十九種。中以嗎啡之成分爲最多。其力亦最强。煙土質地之良劣。卽以所含嗎啡成分之多寡爲衡。大都吸鴉片一錢者。嗎啡一釐卽足以抵之。對於生理。能起捷速之感應。初則知覺漸減。繼則痲痺不仁。腦中之機能全失。故可鎭痛催眠也。當一八〇四年。德人首先發明此物。人咸以神藥目之。迨後歷經醫學家之試驗。知其治療之功有限。祇能掩病狀於一時。且成癮極易。弊害甚多。故每避而弗用。

嗎啡之流毒　今吾國厲行禁煙。奸商匪人。乃利用時機。以嗎啡雜製成藥。美其名稱。廣爲標榜。謂可專補某經。善治某症。引人入彀。或竟以戒煙藥爲號召。大言欺人。（日本衞生試驗所。嘗徵集各埠戒煙藥。遍爲檢査。發見以嗎啡製成者。凡佔百份之八十五。）一經服用。往往終生爲累。一日不可無此君矣。市中銷售之店。鱗次櫛比。其實卽無燈之煙館耳。更可憫者。一般下流社會。盛行一種嗎啡針。傳播至廣。法用玻璃空針。貯以嗎啡化水。射入皮下。卽可抵癮。手續旣簡。需費又廉。遂視爲代煙之捷徑。不謂其癮之增加。異常迅速。初時僅需一針。卽可抵十餘倍價値之煙癮。三四日後。卽須加爲二針。否則不能支持。再越數日。又須續增。設不能如數針足。則困憊若死。雖終日狂吸鴉片。亦屬無濟。竟非嗎啡不能活。且嗎啡針例須避去原痕。故由肢及體。無處弗針。每至全體腐爛。惡臭觸鼻。不類生人。大抵食嗎啡者。生命之延留不過五年。至多十年。針嗎啡者。其死更速。故無論體質素强志氣素勇者。一染此習。卽斷送一生。在東三省屢罹法網之獄囚。幾百分之五十。爲有嗎啡針癮之人。每屆冬令。凍餒而斃者。年以數千計。嗚呼慘矣。

嗎啡之來源　嗎啡之禍。既酷毒如此。亟宜究其來源所在。以備抵止。調查嗎啡之產額。以英國爲最多。其每年遞增之率。殊足驚人。一九一一年。出口者凡五噸半。（每噸合庫平乙千七百斤有奇。）一九一四年。躍增至十四噸。依此推算。近年出口之多。更可想見。夫醫界所用以入藥者。每次僅一釐之二十分之一至半釐。今英國出售至如許之多。甯非異事。且查英國出口之嗎啡。什九皆運入日本。如一九一四年。出口總數十四噸。售與日本者凡十二噸。然日本所需以配藥之嗎啡。每年至多一百斤已足。今購入十二噸。則有二萬餘斤之多。其非純爲配藥可知。蓋均裝作他藥。由安東大連青島台灣等處。輸入中國。而負販日人。夾帶而來。尤難於稽察。故日人通商之地。嗎啡針之流行更盛。據個中人言。操縱此事業之總市場凡二。南上海。北天津。去年嗎啡銷數。上海約十二噸。天津約六噸。其他小市場不計。已有十八噸之多。故日本在華。僅此一項。年可盈千餘萬。此嗎啡間接輸入之眞相也。

嗎啡之禁遏　吾國朝野。非不知嗎啡之害。民國三年。已有嗎啡治罪條例公佈。民國六年一月。參議院又從而修正之。治罪更重。凡製造或販賣收藏者。處無期徒刑。或一等有期徒刑。施打嗎啡者。處二等至四等有期徒刑。法令不可謂不嚴。顧其効力甚微。蓋源不塞則流不止。吾人果欲禁除嗎啡之流毒。當就其出產及販運之來源。一籌對付之方。查海牙萬國禁煙會條約早經中德美法英意日俄荷葡波斯暹羅等國簽允。互相嚴禁鴉片嗎啡高根及同類之毒藥。約中載明各國應頒佈法律章程。以施諸製藥業。限制嗎啡高根等藥之製造販賣施用。但可供醫藥正當之需。各國並應彼此協力。以阻止此等藥物之他種用途。故中國若以嚴正之法。重懲國人之私販私用。一面按照此約要求外國。限制其製造及出口之數。外人當無異詞。今年春。基督教中華續行委辦會與博醫會中華醫學會等團體。嘗鑒於嗎啡入華之危害。共提議案。決向中國政府正式警告。並分向英德美各國醫學會。及歐美諸差會。請求協力贊助。共除此害。願我國其他各團體。咸能接踵而起。戮力同心。攻此惡魔。以竟禁煙未盡之功。國利民福。轉貧弱爲富强。胥基於是矣。

同濟德文醫工大學校之小史

鄭狆霄

同濟德文醫工大學校開辦於一千九百零七年。成立之功。當歸於德國前任駐滬總領事威廉克乃伯博士。蓋建設此校之計畫。乃博士與東方著名醫學大家寶隆先生所定。維時在德國教育界最有勢力者。爲內閣總理阿而托夫君。厥後博士回國經營校事。亦得其助力。此三人今皆物故矣。時校舍未建。先在寶隆博士等所創設之同濟醫院。（後改名寶隆醫院）對門。僦西式三層樓房三座。即白克路二十三四五三號也。當時功課。惟德文漢文。及醫預科。德教員三人。沈德來博士任德文。大學教授諦部君及阿門君任醫預科各種科學。後阿門博士回國。未幾即得德國學校工廠書肆無數贈品。如掛圖。標本。顯微鏡。器械。書籍等類。其中最可貴者。爲解剖與生理之掛圖。乃摹繪自柏林大學。故此圖除柏林與上海外。爲他處所無。惜教室甚不合式。因門戶既窄。窗牖又少之故。至空曠草場。則更闕如。學生課餘。非在室自修。則徘徊戶外而已。幸此時於寶昌路南。金神父路西。華界法華路。購得一隙地。面積十二畝。堪以建築校舍。惟其地荒蕪殊甚。無路可通。江海關道。特爲築一石路。始可出入。開學之始。兩江督院選派陸軍小學及陸師學堂學生十人來學。至一千九百零八年。學生人數大增。報名逾額。錄取者。僅得其半。蓋無地可容也。於是而教授精神亦爲之一振。德文科頭班十二人。無二班。而三班人數甚多。遂分爲二。威多福君授三班之德文。用陪來朱氏之教授新法。化學家那薩安君。担任德文科化學課程。亦採用此法。又聘陳巽倩編修(稱)宗伯高教諭。(嘉謨)來授各班漢文。兼長齋務。駐滬領事館書記官。前軍艦曹長尺梅爾君。則授體操。教習人數、尚未能敷。不得已。每星期五時、將醫預科及德文科頭班。合上一堂。而諦部與阿門兩博士教之、阿門博士授動物及顯微鏡學。諦部博士授實驗化學及物理。其中撥出一時、用爲造就學生普通知識者。乃初枕談論之鐘點也。所授者。爲術語學。行星學。地質學。礦物學。地理學、氣象學。天文學。結晶學。等其餘鐘點。則沈德來博士任之。如德文。平面幾何。植物。歷史。地理等科。雖人少課多。然學者均孜孜不倦。足使教者心悅也。開學之後、兩江督院續送學生十五人。山東撫院亦遣三人。中國紅十字會資送十人來學、學生人數爲八十二。當一千九百零九年之始。方興之學校。忽遇困難、克乃伯博士籌欵於柏林。遽遘不愈之症。總理寶博士。甫自德來。又一病不起。於是一切進行爲之頓挫、幸而福沙伯博士至申。繼任總理。苦心維持。竭力推廣。至一千九百十年暑假內。校舍業已落成。、凡授課之堂。辦事之室。藏書之樓。閱報之處。寄宿之舍。接待之所。以及膳堂。浴室。廚房。病舍。操場。無一不備。沈德來博士與諦博士。遂督率校役。將書籍儀器。及一切什物。運入其中。完全無缺。假滿開學。除醫正科生在寶隆醫院實習。並住宿外。凡醫預科及德文科諸生與德教習二人。漢教習二人。在法華路校舍住焉。一千九百十二年。復增建房屋二所。一爲醫預科課堂。教授解剖學及生理學。兼貯教科標本圖書等類。一爲第二宿舍。可容學生六十人。寶隆醫院旁。亦購置西式樓房一所。專備醫正科生寄宿。一千九百十三年。校中增設工業一科。該校之進行。其大者。厥有二端。一卽工科與醫科所設之德文科相聯合。二則由校董會議。決於原有三級之德文科外。增設一級是也。經此擴充。又增購地基於校舍之旁。爲工課堂。及機器室等。建築之用。合之德文科醫科原有之地。共三十一畝。德文科堂之南。增建教授室四楹。爲化學課堂。化學實驗室。兼應後日增設德文課堂之需。又將第二宿舍。向南接築。使足容生徒百廿人住宿焉。醫院內建築病理學與衞生學之課堂。落成而裝置X光線之室。因須增建第三宿舍。及雨中操室。與運動場。又購入大宗地基。以是全校基址。遂有四十七畝五分之廣。適法人新闢一大路於校東。而該校交通。益甚便利矣。六月德文科監督林丕雷博士辭職。柯樂維康博士繼任。暑假時。二次革命軍進攻滬南製造局。校中雖不免有流彈墜入。而屋宇器具並無絲毫損傷。亦非偶然也。醫正科病理學及衛生學課堂。於一千九百十四年告成。其翌年。監督柯樂維康博士辭職。以費提克博士繼任。暑假時歐戰發生。實爲該校進行之一大頓挫。蓋多數良好之教習。均因此而去校焉所幸德人之留滬者尚多。一徑聘請如大學教授密勒博士。諦部博士。庫洛士博士。惟爾開君。發利敵立虛君。寶爾君。何士德君。無不聯袂偕來。故離校者雖多。假滿仍不至於停課。後青島開戰。青島之特別高等學校停辦，使悉轉入該校。是年承中國紳商名人。慷慨歛助。得建第四寄宿舍。有裨於該校不尠。如貝潤生。周宗良。邱渭卿三君尤甚。一千九百十六年。生徒又增。數約八百左右。德教員四十餘人。漢教員十人。於是德文科班分爲四年。卒業時該科生徒極多。故每班分甲乙丙課堂面授。如由德文卒業。欲入醫科者。須於醫預科學習二年。然後入寶隆醫院實習三年。欲入工科者。無預科。惟正科四年。卽可卒業。該校內設有工廠各種機器俱全。工科課程。有電學。機械學。槍砲學。土木工程學等類。去歲中德絕交。法人會以他故封閉該校。乃遷至吳淞。名中國公學。須待歐戰停後。方能遷回原地也。

齒痛之診斷及療法

日本東京齒科專門學校教授川上爲次郎講演
宜興倪炳榮譯述

凡醫者之處置齒痛。必先探明其種種原因。後再一一講究其適當之治法。始克有濟。例如因齒髓疾患之齒痛。用古加乙涅之知覺痲痺劑。雖奏効極速。若係齒根膜疾患。亦以此藥治之。殆無効力。竟有塗布皮膚刺戟劑於齒根面反得奏効者。但臨床上欲探明齒痛之種類。亦必先明各疾患特有之症候。茲列舉如下。

第一 齒痛之種類

(一)象牙質知覺過敏

(二)齒髓疾患

(甲)齒髓充血

(乙)急性齒髓炎
- 一部性齒髓炎
- 全部性齒髓炎(齒髓膿瘍)

(丙)慢性齒髓炎
- 潰瘍性齒髓炎
- 增生性齒髓炎(齒髓息肉)

(三)齒根膜疾患

(甲)急性齒根膜炎　根端性單純性齒根膜炎
根端性化膿性齒根膜炎(齒槽膿瘍)
齒頸性齒根膜炎

(四)齒齦膿瘍及顎骨附近之齒性急性炎症

(五)下顎智齒難生(智齒骨膜炎)

(一)象牙質知覺過敏　此症雖非獨立疾患。然多隨硬組織之病變而成一症候。卽由齲齒。磨耗症。(如用粗劣之齒楊子及牙粉等)或因齒槽膿漏之齒齦退縮。以致露出齒根面等而起。

其症狀對一切之溫度的與化學的變化。乃至接觸異物等之器械的刺戟。則覺有一過之電擊樣疼痛。然去其刺戟。則疼痛亦同時消失為特徵。無有發持續性疼痛者。且亦無自發疼痛。例如含冷水之際。雖有電擊樣疼痛。然吐出後痛卽隨之消散者。卽可確知其為本症也。

處置本症之法。較為困難。大抵多用腐蝕法。卽塗布腐蝕藥於患部是也。如塗布硝酸銀濃溶液之後。再以食鹽水中和之。但齒牙組織不與軟組織相同。塗布硝酸銀溶液後。其腐蝕狀亦不明鮮。然於翌日檢之。則見齒面變為黑色。若不効則用伯苦倫氏糊劑。（爲巴拉仿謨之製劑乃脫失知覺之糊劑也）充塡於窩洞內而密封之。

（二）齒髓疾患　本症由病變之程度種數甚多。大約齒痛患者之乞診。多爲急性齒髓疾患。其最輕者。則爲齒髓充血。

（甲）齒髓充血　其症候每由溫度的刺戟。而發生疼痛。（殊以觸冷水爲然）無有自發疼痛者。必加一定之刺戟。後始發疼痛較象牙質知覺過敏雖係持續性之疼痛。然於短時間內能自鎭痛爲常。

處置法　充塡窩內。以防外來之刺戟可矣。

（乙）急性齒髓炎　本症爲日常所恒見者。不論一部性與全部性。皆有劇甚之疼痛。若接冷水。則痛更加甚。患者每不堪其苦。多徑乞治於醫。全部性較一部性者痛益劇。不能確示一定之患齒、又顏面亦有放散之疼痛。且能併發齒根膜炎。致齒牙有挺舉動搖者。

從來齒髓炎之診斷。以打診患齒無痛爲特徵。因此可與齒根膜炎相區別。但於全部性炎者。則現打診反應。故宜注意。斯時更可就冷水反應及放散性疼痛等而診定之。

齒髓炎之打診反應與否。亦可爲一部性與全部性之鑑別點而此兩者之區別。於治療上亦極關重要。卽在一部性炎者。用齒髓保存法可以奏効。在全部性炎者則否。須行所謂失活療法者。全部性齒髓炎。發病後稍延時日每多陷於化膿性炎。是謂之齒髓膿瘍。其疼痛如刺。倘不速使膿汁排出。則他之一切治療。均無寸効。

急性齒髓炎之處置法　藥劑以用單味石炭酸。或丁香油。或用其合劑。若更伍用古加乙涅。則鎭痛更速。因此等藥物。既能痲痺局所。復有殺菌作用。其藥劑之用法。先宜除去齲窩內之汚物。次拭去其水分後。卽以小棉球濕藥劑貼於窩內。其上以撒他拉苦封塞之。如斯數分鐘後。卽能止痛。並過去之劇痛亦忘之矣。然在齒髓有膿瘍者。則宜穿通髓室。使膿汁排泄。否則雖塡此藥液。亦不奏効。既鎭痛後。若係全部性炎者。宜用亞砒酸糊劑而令其失活焉。

(丙)慢性齒髓炎　此症大抵不甚疼痛。故患齒痛者甚少。

潰瘍性齒髓炎　症候對於冷水溫湯等之刺戟不發疼痛。唯有異物嵌入時始覺疼痛。　處置法亦爲失活療法也。

增生性齒髓炎　爲齒髓表面增生如肉塊狀。突出於齲齒窩內者。　自覺症狀。苟撥動而牽引之。則不無多少之感覺。

(三)齒根膜疾患　此症患齒痛而求治於醫者。多係急性症也。若慢性症。苟非由急性發作起者。則無自覺症狀。

(甲)急性症　齒根膜炎之症狀。與齒髓疾患異。對溫度的刺戟不起反應。又如接觸齲齒中。亦無知覺。惟行打診時。則必發疼痛。故患者每不能咬合齒牙。而常時開口焉。患齒則挺舉動搖。其疼痛之性質。亦與齒髓炎不同。卽最初係呈持續搏動性之深部鈍痛。而夜臥時亦感疼痛。若爲化膿性者。則痛更加劇。於齒齦膜炎之最初期。若强壓患齒。則致一時貧血而減疼痛。然炎症漸次進行。遂至患齒之不堪接觸焉。

生於齒根內之膿汁。破齒根壁而出於齒齦之際。則有特別著名之疼痛。然一旦出於齒齦。又必形成膿瘍。此時疼痛卽便緩解矣。　或有此時增顏面之腫脹。與患齒之動搖者。或有疼痛不甚。經一夜卽呈顏面之腫脹。與患齒之動搖。此乃係肉芽性齒齦膜炎之急性發作者。但此有成頰瘻及其他併發症之危險。

形成齒齦膿瘍。至觸之起波動者。則逕宜切開排去其膿。其齒頸性者原因頗多。然大要不外一種之外傷。例如由小枝之刺傷。與魚骨齒刷之毛。不適當之義齒鈎等而起者居多。其症候與前所述之持續搏動性疼痛等。而打診時。殊由側方加壓更爲疼痛。

對本症齒痛患者之問診。不外依左列各條。

(一)以前曾經痛否

(二)能指明患齒否

(三)齒牙挺舉動搖否

(四)含冷水時有疼痛否

(五)有搏動性疼痛否

(六)觸患齒時有疼痛否

治療法亦與齒髓炎不同。用局所痲醉劑無何効驗。最奏効者。爲沃度丁幾。在齒科學者。先處置其原因之腐敗齒髓後。繼則塗布丁幾於齒齦面爲常法。因沃度丁幾能使粘膜面起炎症。由所謂反射刺戟法。以作用於深部之炎竈。而奏鎮病消炎之功効者也。

腐敗齒髓之治療法　先用微溫湯洗滌齲齒窩內。後穿通髓室。以過酸化水素。或重曹水反覆洗滌。除去內容之汚物後。令根管內乾燥之。而貼以藥物。其藥多用富爾麻林篤利僞列曹兒或沃度丁幾。蓋此等藥物。既能中和腐敗分解物。且有殺菌力。雖可定痛使用沃度丁幾。頗爲簡便。僅用以塗布齲窩內。待乾燥後。則封鎖之至封鎖用之材料。卽充塡以撒他拉苦棉是也。

其有劇甚之疼痛者。又可用內服藥。然不外解熱劑及鎮痛劑等。於齒科頓服別臘蜜童〇、三。殊有卓効。因別臘密童能治三叉神經痛故也。其他如安知必林阿斯必林亦有效。但用此法。仍然疼痛者。則必移成齒根膿瘍。斯時可於外頰部行溫罨法。　此法既可催其化膿。且有鎮痛之效。俟膿已成熟。觸之起波動者。則卽切開之而排去其膿。

齒頸性者。須攷究其原因而除去之。可塗布沃度丁幾於齒齦面。且必謹守患齒之安靜。是爲至要。

(乙)慢性症　此卽所謂肉芽性齒根膜炎也。以無自覺症候爲特徵。間有由急性發作而類似急性齒根膿瘍之狀態者。其患齒病亦甚。故不得不求治於醫。若起齒齦膿瘍。膿由齒齦自潰排出者。則必形成瘻孔。稱爲有瘻齒根膿瘍。於無瘻孔根管內而排膿者。稱爲無瘻齒根膿瘍。其急性發作之原因及處置法。再詳論於後段。

齒根膿漏　本症乃爲齒頸部而起之慢性化膿性齒根膜炎也。患者不感齒痛。亦無起急性齒齦炎。或急性齒膿瘍者。惟患齒根膿漏者。必致齒齦退縮而露出齒根。起所謂象牙質知覺過敏症也。

（四）齒齦膿瘍　及顎骨附近之齒性急性炎症。其急性齒根膿瘍之續發症。多係齒齦及顎骨之種種急性炎症。此種疾患。初起卽行齒痛。故患者多乞診於齒醫之門。第一卽爲齒齦膿瘍。斯症爲前述齒根窩內之膿汁穿骨壁外而生。其症狀卽齒齦發赤腫脹。且能觸知其波動。又有由齒根之外板發現於唇側或頰側者。然亦有生於上額之口蓋側。（卽口蓋膿瘍）或下顎之舌側者。（卽臼齒側）經時日遂於粘膜面自潰。此卽爲形成之齒齦瘻也。如自潰於口蓋。則成爲口蓋瘻。爲臨床上所常見。但宜與梅毒性骨疽之口蓋瘻鑑別之。膿汁若不出於齒齦實質內。而深滲潤於頰軟部組織內者。則成爲頰膿瘍。必致外頰部之瀰蔓性腫脹特甚。　由下顎大臼齒部而起者。咬筋必受炎症浸潤。以致牙關緊急。若起於前齒。在上顎則上唇起腫脹。在下顎則頤部起腫脹。又起自上顎犬齒及第一小臼齒者。則下眼瞼附近必起浮腫。如此顏面軟部之炎症。若僅診其爲顎骨之膜炎而切開之。或施他之處置。並未顧及患齒者。每至不能全治。殊於斯症經久不愈有繼發肉芽性齒齦膜炎者。其急性發作者。僅腫脹潮紅。疼痛者少。故有誤於處置。結果外皮多有作瘻孔者。膿汁向外皮直下。將欲破潰之際。其周圍必呈限局之膨隆及潮紅。且觸之波動者。名爲皮下膿瘍。

外皮齒瘻。以頰瘻爲最多。(由下顎臼齒)頤瘻次之。(由下顎前齒)背瘻(由上顎犬齒及小臼齒)及顎下瘻極少。故齒性背瘻往往有誤診爲別性者。

治療法　化膿既熟。觸之波動者。即宜切開如化膿未熟。則可施溫罨法以促進之。切開之法。宜用小圓刃刀廣深切開齒齦部。欲麻痺知覺者。可塗布一〇%古加乙涅溶液。稍深部之膿瘍可圖炎竈行輪狀注射法。間有以傳達麻醉法者。注射液則用一%古加乙涅溶液。於一立方仙米中。加一滴之阿篤里那林而用之。至頰部切開法。以口內行之爲最宜。然在皮下膿瘍者。則又宜穿刺外皮以排膿也。

頰部之浸潤者。可用濕布繃帶以消炎。其有疼痛硬結者。則用依比知阿兒軟膏塗擦之。

行以上之治療。患齒亦宜於同時處置之。以除去齲窩內之汚物。且宜穿通髓室。與腐敗瓦斯以遁路。若果爲化膿性炎。患齒之不可保存者。則宜拔去之。然當急性症狀劇烈之際。亦祇能暫行他之消炎療法。俟炎症輕減時。再行拔去可也。苟於急性炎時而拔去其齒。則其後疼痛較甚。每有因外傷之刺戟使顎骨骨髓炎增進之危險。故有拔齒後起廣大之骨疽者。皆爲劇烈發炎時拔去所致。然顎骨骨髓炎。有數齒同時動搖者。且有於動搖時即由齒頸部出膿者。凡遇此症。則不可不將齒拔去。蓋拔去其齒。正所以與排膿之路。使經過佳良者。在起骨髓炎者齒之宜拔與否。現學者尚不一致。至拔齒後。宜挿入沃度仿謨棉紗。且交換之。爲最關緊要。又凡用於口內之沃度仿謨棉紗。其所含沃度仿謨、須有十乃至二十％。否則易致腐敗。反不利於創傷之治療。

(五)智齒難生(智齒骨膜炎)本症患者。於廿歲乃至廿五歲時多見之。不發生於上顎。惟下顎罹之。此下顎骨由下顎枝與下顎體之角度。並齒穹之形狀等。於臼齒部有缺乏其地位者。因之智齒出齦後。有現傾斜狀者。又有位置雖正。然常由後方之齒齦瓣。被覆於齒冠之一部者。此齒齦瓣之內面從而易生潰瘍。卽由此部惹起炎症也。其炎症狀況。則爲智齒周圍之骨膜炎。至成骨髓炎者頗少。智齒骨膜旣已生炎。則附近筋肉。亦必波及此所以有牙關緊急症也。其有下顎枝一部生骨疽。或頗瘻者甚少。但炎症多有由扁桃腺周圍波及於咽頭粘膜。而成所謂齒性安魏那之嚥下困難者。

治療法　雖由骨膜炎之時期而異。然拔去智齒。槪爲緊要。輕症者則排除齒齦瓣下所瀦溜之滲出物。或將齒齦瓣切除之。(爲馬蹄狀切除)使齒冠完全露出。重症者則用罨法。與其他之消炎療法。若罹蜂窩織炎者則切開外皮以排膿。

學生須知

萬鈞叔豪

疾病預防之要法

西諺云。一兩之預防。勝於一磅之治療。蓋至疾病臨身而始求醫治之方。損失已不貲矣。茲摘擇學生之通病六則於左。不第學生自身須知。爲父兄者。亦當注意也。

(一)眼病預防法　課桌課櫈之高低須合度。閱書當距離十四英寸。光線不足。及陽光直照處不宜閱書。如患近視。須配眼鏡。須知眼鏡爲保護視力之良方。不若老光者須隨年齡加深也。

(二)沙眼預防法　戒除公用手巾。及與患者接近。

(三)脚氣病預防法　居處宜得多量之清新空氣。食物宜得含多量之淡物質。常宜運動。

(四)遺洩預防法　被褥不宜過厚。臥時宜左側或右側。不可俯臥及仰臥。戒閱卑劣小說及濫交惡友。須知學生時代。猶初放之花。栽培之且不暇。若斲而傷之。則無易於自殺也。

(五)神經過敏預防法　宜有合度之運動。切戒用心過度。及勉强記誦。

(六)消化不良豫防法　是病爲學生中最多者。宜細嚼緩咽。食物後宜稍行休息。勿卽用功。

以上六者。其大較也。夫有强健之身體。活潑之精神。而後方可研究經世之學問。凡我青年其鑑諸。

辨邪氣與微生

倪炳榮

風寒暑濕燥火。中醫稱爲六淫之邪。舉凡一切外感時症。罔不包羅其中除單純內傷外。幾無不可以邪氣目之。故其論病者曰。疾病者邪氣爲之也。苟無邪氣。病斯返矣。有窮畢生之力。以研究若者爲風爲寒爲暑爲濕爲燥爲火若者爲風兼寒兼暑兼濕兼燥兼火。若者爲食挾風或寒或暑或濕或燥或火。若者爲痰挾風或寒或暑或濕或燥或火。他如內傷七情有兼外感六氣者。其理論尤層出不窮。學說因以紛紜不一。有同爲一病。易診一人。即另有一種之病理學說。其在疑難之症則聚訟盈庭。莫衷一是。然究其所謂邪氣云者。實無眞確之形容乃屬代表諸多疾病之名詞。未免失之空泛。較西醫之以微生物爲確證者。其相去不可以道里計。微生即細菌。據近世大醫學家研究之結果。謂疾病大半皆有微生爲其主因。除微生外。幾少疾病。此其論病者曰。疾病者細菌爲之也。苟無細菌。病斯少矣。故病情不同。細菌即因之而有異。即某病有某種細菌。某種細菌。能發生某病。言之確有實據。不容假借。研究之者亦爲專門學科如瘧痢痧痘傷寒感冒等。乃普通常見之症。皆如特有其病原之細菌。除人事之勞逸天時之激變。另足爲感病之一端外。其餘各種疾病。幾無不含有細菌。此物附塵埃。以風爲

辨邪氣與微生　二

媒介。或混於水穀。以飲食爲媒介。弱者最易傳染。較中醫僅目爲一種邪氣者。孰虛孰實。孰精孰粗。不待智者而辨矣。夫風者空氣之流動也。寒與暑者。空氣溫度之變遷也。燥與濕者。空氣含水分之多與寡也。易言之。皆不外空氣之變化。但空氣之變化。對吾人身體固有密切之關係。然不過一部理學作用。而爲致病之一種原因。斷不能包括一切外因而言。或曰。中醫所謂某某邪氣。有類西醫所謂某某微生。邪氣者卽微生之代名詞。微生者卽邪氣之表現也。其名雖殊。其實不同。惟一崇理論。一崇實驗耳。吾聆客語。吾甚盼吾同道。由空論亟趨於實驗一途。並取消邪氣之空泛名詞。則幸甚。

黃金藥之新用途

黃金可治百病。乃古代迷信之談。非實有其事也。乃近日德國北勒斯勞大學教授布埒克及葛利約克兩氏。用以治皮膚結核病。頗著奇効。其法用金之酸化液。雜以他藥。注射於病處之附近。注射三次。即有効益。至六次則竟全愈。因黃金與結核菌。有特殊之親和力。故注射之後。即集於結核菌之周圍而撲滅之。復用此法注射於患梅毒者。効果亦良。現更研究以之治肺結核之法。

食米販圖

中國日本暹羅緬甸安南馬來印度馬打加士哥及阿非利加之一部。是皆以米爲常食者也。食米之人口。實占全世界人口三分之一。而以米製酒。則中國第一。日本暹羅次之。

銀幣中之檢查細菌

日醫山田直治氏檢查拾錢銀幣。（一角）其中細菌之數及種類。與人工的病原菌附着。次其生存之期間。其結果拾錢幣平均有二千一百六十三個細菌。其中白色・黃金色・橙黃色・葡萄狀球菌・釀母菌・綠膿菌・地中桿菌・分歧菌並絲狀菌等。其他亦有不明之細菌附着。但病原菌亦稀有。縱令病原菌少數依附。其生活期間亦短速。是以逞病的作用甚爲困難。吾人所豫想實際與危險頗少。此等不潔物。謂之銅臭宜哉。

電話與耳之關係

近美國市發行之電話雜誌。有論及電話局內交換手。其聽覺之遭損傷者不少。據美國名醫某氏謂常掌理電話者。反可使其感覺臻於銳敏。爲診驗交換手三百七十一名。其聽覺之遭傷者無一人云。又派雷克華梯氏、亦謂交換電話。固形繁雜。凡耳無特別故障者。決不致損害健康。然如神經質(禀性躁急)貧血者。及常患頭痛人。則以改避爲宜。

放光細菌之寄燈

墺國捕列之摩理守博士。曾將適當之培養媒介物。納於其容積有一乃至二立得耳(每一立得耳約一千瓦)之玻璃瓶內。以培育此種細菌。其結果得一種所謂細菌的燈者。其光力頗强。雖距離一至二米突之處。尚能讀取驗溫器之度數。或時表之時刻。於黑夜中距離六十步以外。其光輝猶可目覩。又僅由細菌自身之發光。足敷拍照有餘。此種燈最適用於火藥製造工塲。蓋可免爆發之危險。其封固沉入水內。又可爲魚族之誘集。若更用適當之法以培養保存此細菌。其發光力可繼續至二星期或三星期云。

歐美諸國民之飲料

英國人多用茶。美國人多用咖啡。德國人多用麥酒。俄國人多用蒸溜酒精。而法蘭西人多用葡萄酒。

紐約之犬名醫

西洋之貴婦人。大都極喜蓄飼愛犬。此殆人人所共知者也。美國紐約市。好犬者特衆。故犬醫亦應此需要而特盛。苟果爲名手。則一度往診之報酬。常二三十圓。即夜中睡眠時。亦須常置電話機於耳側。蓋日間招往診犬者固踵相接。而中夜招邀者。亦往往而然。故不得不如是以俟彼不時之需也。近有新港之某貴婦人。向紐約迎一極著明之犬醫師。而托以治療看護其愛犬。僅一來復。乃費去一千四百元。蓋一日恰須二百元之數。而診察料及藥價一切。尙在此數之外云。

鼠之盜卵法

鼠性最黠。其盜取食物。恒有出人意外者。如盜卵法是也。凡鼠之盜卵時。必雌與雄狠狷以爲奸。雄者抱卵於四肢間。雌者卽啣其尾。牽引而歸巢。時或行經階級之上。則雄鼠俯首向下。倒立其前足。而挾卵於後肢間。持上於階級之高之一方。雌者更踞其上級，以前肢受取之。待雄鼠越級而上。仍挾於後肢間。致之更上層。如是同法行之。卒能運彼盜卵。至於目的地而止。所謂鼠竊狗偷。宵小之伎倆。固有匪夷所思者矣。

腹內攝影法

近有醫學家冷氏。新得一法。能於人腹內攝影。因腹內之疾。目不能見。特造一最小之攝影鏡，運以電汽。使入呑下。鏡入腹中。藉電汽之光。而留影於鏡內。取出則腹中之影在其中。且其所攝影。自喉而下。亦可攝有多張。使腹中情狀畢露。以得考其受病之所在。

癌之血精治療法

美國伊古納細亞斯大學化學教授巴瓦埃士氏及牧師羅裁的氏。發明癌之血精治療法。二氏先謂癌實與痘瘡及實扶垤亞等。同爲傳播於血液之病。因取其黴菌爲培養之試驗。不幸歸於失敗。然因此發見驅除在血液中癌之黴菌之注射藥。據各處醫師之報告。用此藥注射於病人。能立刻奏効。惟僅能用於身體外部之癌腫。若胃癌腸癌等在身體內部者。尚不能奏効也。

肺臟異物抽出

德國文治醫學雜誌。述小兒某。於一千九百零四年誤嚥下針。迨後半年。罹重篤肺炎及肋膜炎。邇來小兒病弱而咳嗽。輕度發熱。漸次喀出惡臭物。至一千九百零九年。（即針嚥下後六年）用愛克斯光線。發見該針。潛匿於肺臟內。後用氣管枝鏡抽出云。

肉體外組織之營養

美國外料醫學家嘉來爾氏。數年前嘗自動物之肉體。切斷組織之一部分。研究養於肉體外之方法。現在試驗已有成効。其所試驗者。由鷄雛中割取之心臟肝臟及筋肉之一部分。養於氏祕製之一種營養液中。除心臟外。其餘皆因手法不完全未幾而死。心臟則生存至百二十日。其養於營養液中。每隔四五日須自液中取出。洗以蒸餾水。再浸於新營養液中。據其試驗心臟之鼓動。雖多不整。然與普通生活之心臟無大差別。此方法之最堪注意者。爲營養液之成分及洗浸之方法。他人尚未能明也。

癌之研究

癌之爲物。在近世醫學家。猶爲未闢之荒土。其性質病因與夫治療之方法。雖經幾多碩士之苦心研究。而卒無確實之決定。最近法國醫學家斯瞰河旦氏。研究癌之性質。發明奇異可驚之學說。使其說非妄。誠可謂開病理上未開之混沌。氏以細菌學家著名。據其頻年研究之結果。斷定癌爲黴菌病。夫癌之是否原於人體血液中之寄生物。久爲全世界病理學上未決之問題。此說之果否可信。尚待該國醫學院之評定。惟氏則已自信爲確實不誤。其言曰。人體之癌。由於存在血液中之一種寄生物。即黴菌是也。此黴菌爲不絕變化其形狀之屬。其初狀如膠質物之軟塊。有一種柔軟之根。或核。緣缺刻形。用顯微鏡察其成長。或如五瓣花。或如刀炳。或如H字形。使周圍之狀態適宜。成長至爲迅速。其後成爲狀如有外皮之腫物。根或核漸次脫離腫物狀物質而破裂。成數多之新黴菌。各新黴菌。再以急速力爲同一之繁殖。此黴菌之外皮。有堅强之抵抗力。一旦成長。即入患者血液中。於是外皮驟破。侵食患者血液中之變化物。氏又以此種黴菌。亦有棲息於未見患癌之人之血液中者。故現今醫士診斷病人。尚不易知其人之是否患癌。欲就黴之有無。而判斷其病症。不能不望之於將來醫學之進步也。

通俗救急法

兒童爲蜂所刺。則用杉之嫩葉或葟（即紫花地丁）葉揉之。鼻孔中如誤入小豆等物。不能出者。以指按他鼻孔。如去鼻涕之狀用力出之。耳中入水。用紙捻徐徐捲入。眼中入塵。用濕紙捻入鼻。令其塵與淚共出。

人身長短之懸殊

法人有杜沙者。體格魁梧。並世無匹。現年二十有六。長八呎五吋六分。體重三百四十八磅。一衣之料。需布八碼。家具什物均須定製。卧床長至九呎十吋。故不便於旅行。弟妹數人。體各雄偉。其幼妹年方十二。已長五呎九吋。將來長至若干。不可預知。更有與杜沙成反比例者。則王子微其人也。現年十六。長二呎三吋半。體重不足二十一磅。然其父兄弟妹。各如常人。而此人獨渺小。乃知種性遺傳。有不可盡信者矣。

治木刺入肉法

木刺入肉。雖屬小恙。然不去則痛且不止。若刺爲輭木。更難取出。顧有一法。屢試皆効。則以濶口玻璃瓶。內盛熱水略滿。以患處緊貼瓶口。使蒸氣不外洩。木刺自然脫出。且免患處發炎。

護送傷兵三輪車

醫學撮錄

德國柏林某醫士。近發明一三輪車。專爲護送傷兵及病人之用。通行各地。成効頗著。速率每小時三十英里。車前單輪上。設煤油發動機。與車後臥傷之處。距離較長。車動時之發聲及震力不至驚擾病人。且病人臥處低平。下設彈簧。故行時甚安穩。其上罩蓬布以蔽風雨。蓬布上層及前面。均設窗格。醫士與御者並坐。可由窗口窺察病人。冬令寒冽。更可自煤油機通一氣管入內。以免病者受寒。

解蚊噬遺毒並預防法

美國昆蟲學名家哈華得氏。謂蚊蟲嚙刺後。肌膚卽發痒。以鹽洗常用之肥皂擦之卽止。如欲預防其噬。可用樟腦酒摩擦頭面手臂。或滴一二滴於枕畔。均可使蚊引避。又薄荷油檸檬汁及醋。亦可爲制蚊之用。至蚊蟲最多處。則用吧嗎油治之。或以蓖蔴油、火酒、辣芬特油各一兩。調和用之。又法以香橼油、樟腦、酒各一兩。松香油半兩。調和敷擦周身。可辟蚊及蠅。漁人獵戶。間有用之者。

上古時代之鷄卵

美痕史考古學會之探險隊。於開掘慕根的肯古城處。發見最古之鷄卵。如以此城頹廢年代推算。已埋存地下一千九百餘年矣。噫、亦奇哉。

學校衛生會規則

美國阿拉巴馬學校近日由學生組織一衛生會。入會者必謹守以下各條。（一）每日飲食起居操作休息。均按定時。（二）日惟三餐。不進雜食。（三）臥室窗戶必洞開。（三）食物必擇補益之品。食不逾量。（四）每日飲淸水八盃。分早膳、午膳、臨寢以前及午後課罷各二盃。（五）坐立行動。須頭直肩平胸挺腹微凹。（六）每食以前必運動作深呼吸。使肺部滿貯新空氣。（七）每日多居戶外日光中。（八）不飲激烈性之提神料。（九）早晚洗牙一次。（十）勤沐浴。使膚孔毫無積垢。

祖烈案右十條甚爲簡易。然衛生大略包括已盡。願我國學子急起倣行之。

學習游水器

德國女學校。於敎授學生游泳一術。頗注重之。近更有一種器具。助之速成。先以濶帶托住學生胸部。將其平懸空中。斯時手與足均能自由運動。乃套其雙足於繩圈。繩圈上連滑車。可隨意升降至適宜之度。於是敎以各種行動。使之十分熟練。當懸空時。既無沉水之懼。卽可專心肄習。蓋游水之方法。雖離乎水而習練之。亦頗不易。惟用此器具。則自易於奏效云。

患結核症之鷄

鷄爲家禽人多畜之。啄粒飲水。富有消化力。蓋供庖廚之需。而列爲補品者也。乃近據某科學家考驗法國所產之雛。患有結核症者約十之一。而他國或多至百分之二十八。且謂患病之鷄。體內絕少脂肪質。皮薄而明。足長而細。食之亦足傳染。講衞生者。烹調可不愼歟。

玻璃能吸收愛克司光線

前人以愛克司電光攝影。常覺模糊。始尙不能解其故。今考得愛克司光線。經過玻璃之時。半爲所吸收。故有此弊。至吸收之多寡。則視乎玻璃之厚薄。約自百分之五十二至七十不等。德國化學家有鑒於此。另造一種玻璃管。使愛克司光線經過此管時。僅吸收百分之十至十五。且使玻璃管不易發熱。不慮其發他種光線。試用者最稱滿意。將來愛克司電光攝影。自必因而大盛矣。

避熱返光鏡

夜間作事。非光不辦。然先必有熱。畏熱者滋不便。當暑夜尤甚。近有人利用一極簡之法。置燈時可適用其光。而不感其熱。其法若何。先備一聚光玻璃罩。罩連一管。管之製法。一依光學原理。籠住火光。不使外散。如水管之蓄水然。乃用返光鏡。遠射其光於需用之地。則光明耀目。熱氣全消矣。雖管形屈曲。而絕無損於光力也。

瑞典吸乳器

榨取牛乳。向藉人力。瑞典國近發明一種機器。可代人工。其吸取之法。自乳牀至乳頭。逐漸按擠。與手工絕肖。盛乳之囊。分前後二具。縛着牛身。上通象皮袋。擠乳之器。亦象皮製成。擠出之乳。先入於袋。次入乳囊。而運用此器。則藉氣壓或電力。推動活塞。廻環上下。巧妙如出天然。此器發明後。則前以五六人合爲之事。今以一人司之。已綽乎有餘。而擠乳之牛。亦安之若素焉。

無火之炊

美西省木工某。性好奇。依化學原理。得一煮飲之簡法。嘗自煮咖啡。不用薪火。第出石臼一。內置沙土少許。再以兩拳大之石炭。納於沙上。乃置咖啡罐於其上。罐之周圍。更以沙充塡之。使勿傾側。然後灌水臼中。水慘入沙土甚速。漸低陷。復塡實之。乃去而作工。須臾工竣。返觀無火之竈。則罐中已成沸湯矣。取勺飲之。狀頗自得。

世界最熱泉

美得撒司省馬林城。有噴泉井一口。每日噴出熱水十五萬五千加倫。水溫一百五十二度。為世界熱泉之冠。其深三千六百英尺。

植物食與性命之關係

輓近學者。主張不茹葷。所以衛己生與衛動物之生。較之宗教家積福之迷信。有新舊之別矣。凡所食物。蒸性染身。莫不相應。故豆令人重。榆令人瞑。與夫薰辛害目。豚魚不養等詞。已數千年來。為昌言格物致之儒家所傳誦。可謂篤信好學矣。最近英倫科學家有姓哈福名克利福德者。述植物與人身心之關係。說尤詳明。請試舉一二。以廣吾古人之意。哈福氏謂菜蔬最能潛易人心性。已由科學之研究而確知非憑虛臆擬可比。例如青豆能使人歡笑不解。故以之飼羞頳不能出衆之童子。足以增其倜儻脫落氣慨。若以之食任情喜嬉之閨秀。所以錮其妖冶輕浮容止。胡蘿蔔使人情性平和。故於司閽之傭及收賣電車汽車票職員最宜。馬鈴薯令人沉靜而有深思。多食之。又能去人爭名奪利觀念。而惟淸虛無為是求。豌豆令人巧於詩思。捲心菜及花椰菜則為最養人之品。亦能使人竅脈閉塞。粗鄙俗窳之狀可掬。為美術家所當戒絕云。

軍醫之言

美國軍醫言非律賓之氣候。最適美人之衛生。亦猶威海衛最適英人衛生之意也。然非律賓罹熱病者。則以美人爲最多。奇哉

移住者之歆貌變化

據德醫其嗹烈所述。獨逸北境商某。嘗生於上海十餘年。產一兒。著有支那人的顏貌。其顴骨高而外方突出。如蒙古人。次又遷居日本橫濱。十餘年。得一娘。僱日婦爲乳媼。及長。其目眉鼻口之容姿。亦如日本人的。以上之二奇異甚難說明。或基因於胚種成形質之變化云。

鵝血療噎症

上虞倪水泉。係壯年農夫也。忽患噎病。晝夜無停息。以燈芯煙熛鼻柿底灰呑服。卒不止。旋延醫施治。凡四日而更三醫。僉用選散降調之劑。訖無效驗。纏綿七日。飲食不下。形容枯槁。惟束手待斃。時適閱觚賸內獻花寺僧一則。知鵝血能療。令試取飲之。噎頓止。按觚賸所載事本離奇。而姑試之。果能立愈。雖靈丹亦無逾於此。醫學家幸注意之。

動物與音樂

有名壁克路之四絃提琴彈奏家。曾在德國各動物園彈其得意之四絃提琴。以研究

動物與音樂之關係。就中最易爲音樂所感者爲不馬。(並美利加先之一種)於彈奏時狀甚激昂。豹則毫無感覺。獅子則現恐怖之形色。其子獅子於音樂調子最激烈之時。乃手舞足踏。鬣狗則非常恐怖。猿雖現奇訝之狀。靜聽之後。一若稍知興味。如拍手喝彩。大爲歡迎、最感服而傾耳者則爲狠云。

德法麵包之比較

德人所食之麵包。普通一班爲黃黑色者。惟貴紳富豪。始食潔白之麵包。法國則否。無論貴賤貧富所食者必須潔白。全國麵包製造廠中。無一黑麵包出售。卽有之。亦無人購食也。

多蟲國

世界之多蟲國。恐無逾伊拉瓦底上流之小部落。名茂桑者。該部落每空氣一立尺之內。有目所見之小蟲百餘枚。飛翔上下。壁上之蠅虎蝎蜒蚰。首尾相貫。連如珠在繩。足行聞藉藉有聲。皆蟲蟻也。土人每以油和泥塗體。以避其螫。惟露手於外。以便工作云。

空氣賣品

法國有一化學家者。發明新鮮空氣。可藏之於箱而攜帶之。其空氣製成爲圓形體。此體投入水中。即溶解。而放出純粹之養氣。坑夫及空氣腐敗之處者。皆不可不攜之。

長命貓

德國之紐芬確確王城。有一貓。現已有四十二歲。性尚活潑。據德國保護貓協會會長苛耳云。此貓於世界爲最老之貓。蓋貓之有如此長壽者。眞絕無僅有也。

以兎窗察驗腹臟之奇聞

吾人於飲食之際或飲食之後。倘遇非常感覺。必與消化力有礙。固盡人皆知。然此種激刺之喚起時。其情狀究爲何。如尚無人能道及也。茲有病理學暨療治學報宣佈一說。謂按研究家哈赤吉博胡氏之實驗法。如欲直察腹臟內種種作用之影響。並非難事。苟用家兎纖維窗（細胞或樟腦調合而製）於腹壁。即能瞭如指掌。據云大凡動物受激烈驚恐。如貓犬正當叫喊。而猛然用力提高擲於地下。消化器即變作靑色。停止作用。不寧維是。即受激烈痛苦。亦有此等影響。惟促進爽快之感覺則反是。所以能斷其如此者。因曾見家兎或睡熟或甚飢時。腹臟無絲毫作用。投之以萝蔔運動。即登時起矣。本此法以衛生。而吾人之神經病等。尚何足患之有。

動物知醫

一切動物。無不稍知醫理者。獸類身有寄生蟲。騷擾皮毛。則臥於灰土內以排脫之。得
熱疾則飲凉水以療之。皆天然之治法也。若貓犬等胸有積滯。則覓草而食。非嘔卽瀉。
曾有人傷壞蟻鬚。則見有數蟻銜水以傳之。少頃則傷痕自合。猩猩受傷。則以手緊握
傷處。俾血不流。然後裹以木葉。凡此皆動物知醫之類也。祖烈按。動物尙能如此。人爲
倮蟲之長。而可不知普通醫理乎。

簫郎中

簫郎中無錫北鄉人也。家綦貧。精岐黃。專走鄉僻。爲人醫疾。取資不計多寡。故人多呼
之爲小郎中。有張姓者。家赤貧。患重症。勢將必起。夫婦相對作牛衣泣。乃將灰田一畝
向鄰抵借洋二十元。以備身後之費。小郎中適往診焉。旣出。張忽四覓不得洋。張婦追
踵小郎中而爲之曰。二十元汝竊乎。速取出。且說且拳足交加。簫曰是也。余以貪一時
之小利。故竊之。累汝跋涉矣。人未過也。請少安。毋躁。因回家取洋歸之。自是後日診一
次。益誠懇。不受絲毫之勞金。半年餘未嘗一日間也。無何。張病就痊。曝被日中。則原洋
二十元安然在褥下。張大感動。簫之寃。因以大白。名譟一。時張之忍耐。如此。事在前淸
光緒間。

流君子之想慕耳相與大笑久之至千人石石平如琢色如墨石之西北有潭水極清冽兩崖峭壁巉巖高可十丈許上爲橋旁有朱欄中爲軸轤懸兩桶以汲泉一升一落殆無寧晷再上爲如來大殿爲佛閣爲鐘樓爲九級寶剎爲亭爲臺爲先賢碑記爲游宦題額參差錯落布置絕佳一石一壤定有妙致望而知爲金閶奇麗之所鍾矣無何陰雲四靈風雨霏霏遂飛步而下躑躅山門已雨師稅駕大雨如注矣因思邂逅風流之所竟爲淋漓妬雨之場造物好忌然亦太惡薄矣舟小而濕因假宿山房山僧頗解事大異尋常勢利和尚引余輩至別室植竹爲亭編花爲籬頗精潔室中琴書爐香清物具備袖出述懷二首以示之曰敢云野鶴處雞羣聊把幽懷語向君竹枝愛挑黃葉雨芒鞋亂踏碧山雲粗衣淡飯隨緣過我是他非總不分惟有詩魔降未得幾回覓句問斜曛其一　十年行脚遠離羣底事從頭說與君禪國曾飡吳國飯衲衣猶補楚山雲清風歲暮餘雙袖痴氣時常帶幾分滄海桑田多少事一齊都付與殘曛其二　讀之覺有無限悲涼有頃小沙彌晉茶供客啜之味如玉液瓊漿清風襲襲自有生意蓋籬外茶樹僧自栽之所以有虎邱眞品來餉俗客也余於座中用前韻草答一首以贈之曰遁迹煙霞志不羣林間猿鶴也知君讀經松下留明月補衲巖前借白雲心地本無塵

可。掃。花香。惟有。蝶來。分水光。山色。濃如。酒。莫惜。酩酊。到。日。曛。僧笑。曰。居士。善飲。乎。酒意。溢。於。詩。間矣。余亦笑。和之。遂出梅花。釀。飲。余輩。余與。黃子。一。飲。一。擊節。問所從來。則僧歲。釀數石。貯以。餉佳客。者。入夜雨。霽。天色清朗。星月。皎潔。遂揖謝山僧而別。歸舟無事。乃。濡筆。記之。

酒鑑

瑟瑟。荒郵。蕭蕭。客舍。雞聲。茅店。人迹。板橋。北風。凜冽。霜露。滿地。此冬。日之。曉景也。余家住。上海。威海衛路。每晨。起必散步。張園安塏第。以吸新鮮空氣。甚樂也。夏歷臘月。二十七日之。晨甫出門。有遮道。留者。曰遇先生。大好。大好。問所以。曰頃有。病。沖血。者勢甚危殆。幸先。生。賜以藥石。而。拯救。之。夫生死人。而。肉白骨。仁者之責也。今病者家貧親老養侍。撫育之。責。惟此。是。賴。藥之。勝造。浮屠。七級。矣。余以。年。幼。且未。探。醫學之。奧。辭不。去。其人。人固請。不獲。已。乃攜。藥品數事。隨之。行。路中。絮絮。爲余。道。昨晚事。曰病者。王姓。浙之。鄞人也。來上海。有年矣。傭某號。爲司事。月得十。餘金。差可。溫飽。惟豪。於飲。視杯中物。如性命。每當。公餘之。暇。輒沽。酒市。脯。開懷暢飲。不入。醉鄉。不。止。也。昨日。爲其。戚。家。謝。年。王亦與。讌。乙夜。歸來。酒香。熏。人步行。倚斜。蓋已。酕醄。不。堪。矣。睡無。幾。時。同人。聞其。連聲。咯咯。

然。以爲。醉。而。吐。也。不。之。怪。彼。病者。此。時。腦筋。昏。亂。方。爛。醉。如。泥。亦。何。暇。詳。辨。其。所。吐。物。哉。今。日。之。晨。侍者。起。糞除。室。中。見。王。僵臥。不。動。殷紅。之。血。濺。牀。而。盈。地。狀。至。慘。酷。蓋。冲血。也。大。駭。而。呼。余等。遂。自。夢。中。驚。寤。先。生。須。知。今。余。等。雖。已。知。病。入。膏。肓。無。可。救。藥。然王。某。百。里。負。米。嗷嗷。八。口。待。哺。正。殷。烏。忍。坐。視。而。不。一。援。手。哉。語。至。此。而。某。號。已。至。入其。室。見。王。面。色。灰白。口。張。目。定。撫。之。氷。矣。余。謝。不。敏。而。其。人。者。同。袍。念。重。道。義。心。切。哀求。之。乃。姑。爲。注。射。樟。腦。油。一。筒。明知。無。益。聊。以。慰。生。者。耳。嗚呼。罡。風。孽。雨。莫。回。旅。人。之命。三。島。十。洲。難。覓。返。魂。之。藥。王。之。一。縷。幽。魂。竟。赴。大。羅。天。去。矣。迴。念。王。之。家。中。慈。哭。其子。妻。傷。所。天。兒。女。牽。裾。問。阿。爹。其。情。其。景。必。非。仁。者。所。樂。聞。也。夫。酒。之。爲。害。大。矣。傷。心臟。害。腦。筋。戕。賊。五。官。百。體。使。不。得。生。長。發。育。又。令。血。管。薄。弱。易。於。破。裂。罹。冲。血。咳。血。等症。而。死。王。某。賈。人。子。不。學。無。術。昧。其。利。害。而。誤。犯。之。致。喪。厥。生。而。天。下。聰。明。才。智。之。士又何。趨。之。若。鶩。好。爲。醇。酒。婦。人。者。之。多。也。悲。夫。特。草。是。篇。以。寓。諫。焉。

梅毒菌物語

吾師無錫丁仲祜先生。撰癆蟲戰爭記。以結核菌爲攻擊隊。人類爲被攻擊隊。按醫學之理。寫攻取抵拒之方。其有功世道。蓋亦多矣。上海爲通商口岸。繁華之地。近據各醫院報告。謂每病者百人。竟有五六十患花柳病者。嗚呼。風俗淫靡。世道衰微。此誠爲有心人所深痛矣。叔豪不敏。輒師其意。著爲梅毒菌物語一篇。以游戲之筆。描寫梅毒之爲害。寓莊於諧。發奇於微。想亦爲憂國君子所樂觀也。

諸君吾乃梅毒之菌也。自明季入中國。至今三百有餘年矣。其先自南洋羣島至廣東。後因交通便利。由輪船火車之媒介。得遷居於腹地。惟吾之聲浪甚低。心中所欲言者。每不能明宣於諸君之前。體亦渺小。諸君無能識吾廬山之眞面目。兪辨續醫說之言曰。弘治末年。民間患惡瘡。自廣東人始。吳人不識。名曰廣瘡。又以其瘡形似楊梅。故亦曰楊梅瘡。若病人血虛者。服輕粉。致生結毒。鼻爛足穿。遂成痼疾。當時化學未知。顯微鏡無有。故皆不知吾曹之爲祟也。今吾特竭誠盡忠。以正告於諸君之前。俾諸君知吾曹爲害於社會之烈。非可以么麽小醜而忽之也。

吾體爲螺旋形。頭之上。足之下。各有一毛。行時微微顫動。似前淸之遺老。亦如某軍之逃卒。吾之原籍。本在西印度羣島之中。閉關自守。不與歐亞大陸相交通也。自哥崙布探得新大陸。始惠顧吾籍。吾乃隨其船至歐洲。自西班牙歷遊葡萄牙意大利等國。今日吾曹勢徧全球。執世界疾病之牛耳者。飲水思源。甚感謝吾哥崙布之大德。不置也。

諸君第知刀兵水火毒蛇猛獸之爲患耳不知吾曹之爲患更甚於刀兵水火毒蛇猛獸萬萬也夫好生惡死人之常情吾之害能使人死而無怨及其病狀既現尚能使人戀戀于肉欲而不自覺其侵略之區下自龜頭睪丸陰囊陰唇子宮上至鼻腔喉頭悉毀其天賦之形態內而消化器血行器腦髓神經系統外而胸腹背手足肛門會陰盡改其生平之情狀然猶許其生存而不遽褫其魄由男而女由女而男循環感染俾成喪恥之病夫祖父子孫累代相傳皆變爲弱國之懦種雖有英雄豪傑知能絕特之士苟一入吾範莫不俯首帖耳受鞭箠而甘如飴焉

詎今十餘年前西國有醫學博士夏五金何福曼兩氏者性既堅忍學亦淵博對於吾曹索瘢尋垢靡所不至致吾之眞體千百年中素未爲諸君所認識者今忽爲此獠所發見攝影圖形公布于世後此吾始受一般醫士之垂青研究種種方法以期撲殺吾曹嗚呼醫學界中竟令孺子成名此實吾輩不共戴天之大敵也幸中國人昏昧無知事事尚在黑闇之中故失之東隅者未嘗不可收之桑榆此吾曹所堪告慰者也

吾曹生殖與諸君大異蓋諸君生產必須夫婦配合且孕後須經十月方能多一新國民雖古有夢日輪入懷而娠感某種精氣而生子者之說然皆無稽讕言不足憑信吾

之生殖至爲簡單由一個分而爲二由二個分而爲四由四個分而爲八其分也至速雖千百萬個亦刹那一轉瞬間耳吾曹無君主亦無貴賤美國共和政體雖稱完善然貧富階級之分尙未泯滅如吾之一視同仁者有霄壤之別與人交不以男女老少而消長其情愛不以美惡孅妍而疎密其形跡古所謂道義之交終身不相背負者吾曹庶幾近之矣

諸君以爲染吾毒者皆由宿娼而來故錫以花柳病之惡名其實吾曹于服用飲食之間無一不能傳染特娼妓賤流生張熟魏閱人較多傳染亦較易耳豈可盡以涉跡花叢目之哉嘗憶某日之夕吾隨某君入澡室某君髮禿聲嘶筋骨酸痛與吾交有年矣無意中遺吾於手巾茶杯之上旋有張君者人甚誠篤偕其友施施而來啜茗盥洗吾遂乘此機會由手巾茶杯以親張君之口暗中逞弄吾之狡謀張君昏昏懵懵無所覺也及數週而後吾曹報捷之旗幟出矣於其口唇發大如小豆之隆起形圓色赤不痛亦不癢遇辛辣之物則甚感刺痛張君初不介意旣乃苦之遂求某名醫診治某名醫者胸無點墨因讀書不成故棄而習醫自懸壺以來人之死於三指之下者不知凡幾見狀大言曰是不難火太盛耳一服淸涼劑病自愈矣吾在旁不禁嗤之以鼻蓋吾曹

之眞體明明一小動物也而某名醫强以火旺目之毋乃失之千里歟

服藥經旬不第不能稍殺吾之畏勢吾且更甚焉而某名醫者尙自詡其方藥之靈也張君不堪吾曹之擾乃更就某西醫治之某西醫學問甚淵博且係出洋飽呼文明空氣而歸者耳聽目察手觸而心維知吾曹之爲祟也乃直言不諱吾曹深服其高明頗引爲知而張君則中心不豫苟非某西醫曲類引證詳細解說幾致用武蓋張君非禮不動非禮不言守身如玉一旦加以不名譽之徽號無怪其心火怒發也

又有某氏子者年七歲身體魁梧天姿聰穎鄉里戚黨咸以甯馨兒目之兒之父母亦自詡爲千里駒後其父外出不檢頗涉足於燈紅酒綠之場夫花叢爲吾曹總出產所既如前述故吾由兒父之介紹得親其白璧無瑕如花如玉之婦先闢一殖民地於產門漸次發展吾天然之本領於其產門兩側發生扁平溼疣分泌稀薄液體（吾國婦女對於下體疾病諱莫如深多任其日漸蔓延不肯一登醫師之門求其診治至不可收拾而始悔焉已無及矣此吾國女教過嚴之失亦醫學不發達女病無專科之罪也瀦盦注）兒母不知分泌之薄液爲吾曹良好之游泳地常以破紙舊布拭之又不肯即行焚燬拋棄滿地一日會兒便畢覓紙不得遂拾其母所遺之紙以拭肛門吾復由破

紙而親小兒之肛門矣小兒天眞爛縵親之者衆則兒必可愛惟吾則不然親兒愈甚則憎兒者必愈多此吾所大憾也

後兒之父母相繼困死兒亦以乏人憐惜病餓交迫步其雙親之後塵去矣諸君聽者人類自詡爲萬物之靈夜郎自大自吾曹視之直么麽小醜之不若耳其上焉者自命爲魁偉奇特之士相與論古今成敗得失往往悲歌至於泣下及其稍一得志縱慾敗度消耗精力於賭博聲色之中亦有貌示肫摯煦煦然握手相問語歡愛若家人者然不逾時而已爲途人反眼若不相識矣甚至乘瑕抵隙狺然相牙噬造蜚語以相中傷效投石下阱之所爲者亦時時有之若某氏子者其父母在日不少親戚故舊苟有一人焉肯出而撫養之醫藥之非必死之症亦非朽木之不可雕鑿者也奈何坐視不救令與萬物同化此其可痛惜者也

上所述者皆爲吾身親歷之事足以自豪其勝利者也然西國自與吾不共戴天之大仇敵夏五金何福曼兩氏出後繼起者絡繹不絕致吾之狡謀如孫悟空在如來佛手上翻筋斗終不能逃出其眼界近更發明靈藥各種其殺人之猛直如歐州所用之綠氣炮使吾曹無法逃避幸其價太昂於吾曹生殖政策妨礙尚少且病者恥與吾曹爲

伍多諱疾忌醫醫者又墨守舊章力爲吾曹袒護諺云塞翁失馬安知非福吾曹西國之幸運雖將滅絕而中國則方興未艾也

按此父係引伸郭雲霄君之箸而成

胃之呻吟語

秋來霜露滿東園蘆菔生兒芥有孫我與何曾同一飽不知何苦食雞豚此蘇子瞻之詩也近世人民飫甘饜濃習於豪奢其狠籍暴殄之餘足以嘔童僕而飽狗彘嗚呼如此淫暴恣肆不特傷天地養人之平亦且違養生之旨矣作胃之呻吟語以訴諸之筆寫富人消化機之苦況俾知所驚悟分其餘潤以爲不足者之養命

諸君吾乃胃也居於腹之左側橫臥於橫隔膜之下體形如囊左方膨大右方狹細又如雞卵常督同吾弟胃腺吾姪胃液以消化食物昔人以腹爲五臟神統指心肝脾肺腎而言實大謬也吾頗欲爲諸君辨正之並訴吾之痛苦奈吾雖有口不能與諸君接談非吾口不能言也言之人皆莫測其所指即至極不堪至難過之時發爲碌碌之聲人亦以爲雷鳴耳腹語耳莫明其妙蓋諸君儘有絕世聰明能通數十國語言文字終無一人焉能爲吾作翻譯與吾暢叙衷曲者誠大憾也今吾命垂盡矣不得不於諸君

之前。略述吾之傷心史。以爲諸君前車之鑑。幸各諦聽。勿河漢斯言。吾曹之專職。遇食物進口時。則協同吾弟胃腺。吾姪胃液之力。運動吾兄胃壁之筋。使起蠕動。如磨粉然。將食物磨至如粥糜。乃令吾僕名膽者。攝取粥糜中之精華。以吸收於血中。其不及吸者。則屬吾堂兄大小腸。再攝之。其無用之榨楂。則由肛門排出於體外。以爲農夫作肥料之用。然每一食物之來。必須經二三小時。方克將食物磨碎。若爲堅韌之食物。亦有歷四五小時者。故食物消化之後。即罷茶不堪。忍事必須暫爲休息以節其勞。古人有鑑及此。故定八時爲進早餐之時。吾當早起之時。消化力不強。故早餐爲稀薄流動易於消化之物。十一時進中餐。此時吾精神活潑。血氣方剛。肴羹雖多亦易於消化。六時進晚餐。六時以後。吾精力衰矣。故自六時至明晨八時。隔十四點鐘始進早餐。古人洞悉吾之苦樂。體會入微。特予吾至長之時間。以爲休息之用。吾深感其厚澤。故使之精神矍鑠。年登期頤。如地行仙焉。

嗟乎。諸君。吾洄溯十餘年前之歷史。誠不堪回首矣。當十年之前。吾主人席豐履厚。田連阡陌。富敵銅山。蹈繡鋪錦。畫棟彫梁。歌兒舞女。醉月眠花。說不盡繁華富貴。吾亦飽嘗山珍海錯。厭棄膏粱。

吾主人饕餮性成味於吾曹所司之職一日三餐而外尚有早點焉午餐焉令吾處理夫吾主人每日三餐之物鼎俎羅列吾處理之尚慮力有所不逮今復以此開食見授致吾飽脹欲裂慨歎連聲（胃能歎氣吾未前聞所習聞者飽食之人多股氣耳 澹盦戲注）吾主人黈纊充耳未之聞也

諸君未見吾主人中餐晚餐之食單耳苟或見之必深恨於吾主人之太奢而哀吾之苦況矣當吾主人以爊炮煎炙濃油赤醬不適宜之食物見授時吾常驚愕失措攢眉而言曰噫是何物耶何其多耶彼堅如鐵韌如革者何可畏也此時恨吾無足不得走避恨吾無手先取蔬菓而飽啖之

嗚呼諸君吾之歷史誠最困苦最難堪者矣自朝至暮二十四小時中既盡瘁於吾主人食事之中無片刻之休息而吾主人昏聵狐突不特不稍諒吾之苦況且更害之焉

吾主人除貪食之外尤喜麴蘗每當月白風清之會常開瓊筵之花而鶯聲宛轉粉白黛綠者又爲吾主人無上之下酒物顧量殊狹每飲輒醉

當吾主人興酣淋漓飛觴醉月之時正吾兄弟子姪勉力工作處理食物之時也頓遭此熱如沸湧如潮之物其痛楚誠不可思議吾兄遂廢然僵臥吾亦木立如痴棄其工

作斯時也即倔強素著體力最壯之胃壁亦以受傷過甚喪失其一時之生趣

諸君須知酒之爲物能使吾之血管漲大能使吾之本體縮小而變硬對於胃液亦能使之變淡依年遞減失其消化之功能害腦神經害肝害心害血行諸君苟知其害未有不視爲毒蛇猛獸而遠避之者當吾主人自毒毒我以此等不適宜之食物見授時吾恨無現身法俾現色相於吾主人之前用誠懇之語忠告於吾主人俾知所省悟亦恨吾無手得握吾主人自戕之手使之不能動彈

吾心最慈祥慘見禽鳥牲畜膏刃塗血之苦狀蓋以貪生惡死愛戀親屬人之常情亦物之常情所不同者人有智而物無智人能言而物不能言人力強而物力弱以其無智故不能自庇其身以其無力故不能與人抵抗以其不能言故不能告訴其殺戮時之痛苦人以其不能也遂殺而食之平心思之忍乎不忍嗚呼良辰美景人逢之而色喜物遇之而心悲人於此時骨肉團聚珍羞羅列物於此時母子離散魂飛魄蕩吾嘗觀於飛禽走獸遊鱗水族當其穿頤反翼繫足倒懸將臨湯火欲赴刀砧之時憂懼悲恐變慴慞惶顧盼哀鳴以求救拔明知萬死猶冀一生之狀故雖有嘉肴在御亦黯然神傷矣

吾主人則不然暴殘天性宰殺忍意欲嘗鳩鴿鶴雀之味則殺十餘命以供一饌思食蚌蛤蝦蜆之物則殺百十命而得一羹且恃其金錢萬能之勢力驅役奴隸遠致異品養畜雞魚犬彘擇肥而旋殺欲味入則生蟹投糟欲有經紋則鯁魚造膾或聚岸燒蚌環火逼羊或開腹取胎刺喉瀝血以炭炙鵝掌則血積掌厚諸如此類祇求味美不顧物命吾雖賴主人洪福未經兵燹之刦未臨水旱之災不知悲切爲何如然夜半聞屠門之聲則心爲之碎矣

諸君亦知人類所以必須食物之原由歟不過欲令身體發育補足身內所費之各原料及增加身體內之溫暖而已也既知非爲貪一時口腹之欲而食物則食物取其可以達此目的者足矣不必窮奢極侈羅列鼎俎也且酒與肉固能得一時之快然入胃之後即化爲毒物積之既久遂致戕生故識者謂蔬菜若紅蘿菔白蘿菔青菜白菜菠菜芹菜紅芋白薯之類味雖清淡不如酒肉之美然細嚼之足以滋潤臟腑延年益壽勝肥醲腐腸者萬倍西國某博士嘗集多數肉食者與蔬食者而研究之據其所得比較而言曰肉食者血液濁軀體浮胖易罹熱病蔬食者血液清體魄雄厚富抵抗疾病之質肉食者嗜慾濃蔬食者嗜慾淡肉食者發達早而衰老亦早蔬食者則反是肉食

課餘雜著　胃之呻吟語　三十二

益久者其殘忍之心益烈蔬食者慈祥愷惻茂對萬物動有不忍人之心棖觸於懷上之言論如出吾肺腑之中皆吾所欲言而不能者博士之腦力何強健至此其學問之精深博大從可知矣惜吾主人昏昧無知不能一聆此博士之妙音也吾主人不知食物養生之理故每食祗求其多祗求其美所食者必超越身體之所需倍倍致吾應有之精力盡消耗於此過多食物之中膾者本吾之僕凡事悉聽吾之指揮今亦逞其私不肯吸收吾過多之精華矣可憐吾憔悴痛楚之餘復伴此已消化而身體所不需之食物積滯既入遂漸敗壞發出一種毒質此質吸收於血中由血行循環而及於腦害腦神經人乃精神萎靡懶於動作嗚呼天之支配萬物何其不平如此既予吾以口何以吾出聲而人皆莫能明至如啞子吃黃連有苦無處說耶

上所述者皆吾容物太多之時代亦吾主人全盛之時代也惟天地間自然循環之理泰極則否自十年以後爲吾主人盛衰過渡之時代亦吾主人漸趨否境之時代矣父死子亡兄弟流離屋毀於火奴逃僕散恒產歸於烏有吾於此時則大樂蓋吾主人既漸入窘境不能如前之黃鷄紫蟹紅麵綠酒令吾處理無休時得稍息仔肩償數年來胼手胝足之勞

新會員題名錄

王煥庭年三十四歲。性聰穎。弱冠卽博覽羣籍。又耽醫學。故深入靈素之堂。而探其奧。後以中醫務虛而不務實。故改習西醫。歷從諸大名家學。能以西醫之長。補中醫之短。在黑省素著神譽。現充黑龍江陸軍第二混成旅二團三營軍醫通訊處爲木蘭縣商會。

李芍珊字兆芝。江蘇丹徒人。潛心醫學。十載於茲。中西利弊。瞭如指掌。立品甚高。不欲懸壺問世。以草菅人命。乃而退執敎鞭於各家塾。春風時雨之感。受其敎者。莫不豁然開朗。先生又長騈文。說者謂可接踵西河。媲美北江云。

楊文盛。字如桓。醫號世卿。福建泉州晉江人。現在本社函授科肄業。前期誤刊漳州人。合亟更正。

萬寶蓮字允瑜。江蘇無錫人。年二十歲。爲萬叔豪先生之妹。年十六。卽執敎鞭於合肥張靖達公家。現潛心內典。精究醫藥孜孜不倦頗有心得誠女界中之佼佼者也。

醫藥衛生淺說報廣告　本報同人。素以醫藥界之大革命。衛生家之新福音。爲應盡之天職。主張診病用西法。治病用中藥。並將中藥用西法泡製。抵制西藥。以期挽回利權。然欲達此目的。收此效果。非著書立說。徵求同志。共謀進行。不爲功。除黎君雨民。著有新醫學淺說易解。已登本報外。尚有拙著中西醫藥合參。（又名新醫學漢藥治療法）古方新解。（又名古醫方新醫學解說）家庭藥物學。民間治療法。通俗新本草。通俗新藥方六種。自下期起。陸續照登。以餉閱者。凡中西醫藥學家病家及衞生家。均宜訂閱一份。以資研究。又本報自出版以來。因係施送性質。索閱者日見其多。自第二十五期起。仍每一或二星期出一張。隨時分送。不取分文。如願長期閱本報者。先交半分之郵票五角。卽送至全年爲止。若索閱二十五期以前全份者。須補寄半分之郵票二角五分。卽行送上。所存無多。遲恐不及。請從速函向天津東門南盧氏醫院發行所訂閱可也。

皮膚病新藥出售價目

（效用用法及成績報告訂閱醫藥衞生淺說報卽知其詳請醫藥學家注意）甲種萬能油　每磅大洋二元　乙種萬能油　每磅大洋一元五角　萬能油精藥水　每磅大洋二元　萬能油精藥粉　每磅大洋二元　以上四種非醫家購買並不出售

丙種萬能油　每小瓶大洋三角　萬能油硬膏　每塊大洋二角　萬能油精藥水每小瓶大洋三角　萬能油精藥物每小盒大洋三角　以上四種外埠各藥房有願代售者須交現欵每打六折十打五折　總發行所天津東門南盧氏醫院

中華民國七年五月出版

中西醫學報

第八年第十期

本期之目錄

本報全年十二冊本埠洋八角四分中國境內洋九角六分日本臺灣洋一元零八分香港南洋各島洋一元三角二分零售每冊洋一角上海英大馬路泥城橋西龍飛馬車行西首間壁三十九號丁福保醫寓發行

GRAND DIPLOME D'HONNEUR-PARIS
NESTLÉ'S
MILK
FOOD.
PERFECT NUTRIMENT FOR INFANTS
CHILDREN AND INVALIDS.
雀巢牌補身粉
凡婦孺老人以及衰弱者服之均能養身壯體
凡患寒熱病癆病或腸胃病等服之為最適宜之補品也

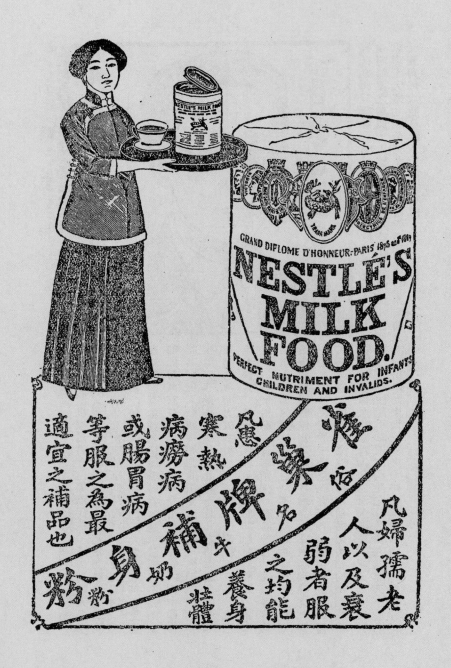

新道德叢譚 此書爲無錫丁福保君最近之作。羅列東西洋各國之道德學說。參以著者意見。悉心編纂而成。凡十一章。私德公德。靡不分條詳載。爲近今研究新道德中之最完善本。 每部四角

佛經精華錄箋註 大藏經最爲浩博。驟涉其藩。茫無涯涘。丁福保君有鑒及此。特選輯各佛經中之最精要者。成佛經精華錄一書。又因經文奧衍。故仿李善註文選之例。詳加註釋。務使經文字字淸楚。句句明白。俾讀者一覽瞭如。爲進德叢書中之最精深者。 每部六角

溫氏母訓 明溫璜述其母陸氏之訓也。著錄於四庫全書。是書於立身行己之要。相夫敎子之大。簡賅切至。字字從閱歷中來。能耐人尋思。發人猛省。末附趙撝謙之吉德三十條。凶德四十條。今吾國女界之知識漸入昌明。捨凶趨吉。先從兒童始。欲兒童之果能去凶入吉也。先從母始。 每部二角

女誡註釋 後漢班昭撰。裘女士註釋。設辭淺顯明白。如白香山詩。老嫗都解。敎女者宜取則焉。 二角

偉人修養錄 人當少年時代。心志未定。知識未充。雖有長者之訓誨。苦無良書之誘導。以養成其高尙偉大之志。往往蕩檢踰閑。漸入於小人之域。江陰徐蘊宣君。慨焉惜之。乃遂譯日本菅綠蔭氏所編之偉人修養錄。以餉吾青年。書凡三編。曰立志編。詳述吾人立志之必要。曰處世編。詳述處世之要訣。曰健康編。詳述健康之要道。各編語語切要。足爲成大事立大業者之模範。而學生又當奉爲圭臬也。 每部三角

西洋古格言 吾國先哲之格言夥矣。而泰西之格言無聞焉。江陰徐蘊宣君。譯西洋古格言。共分三十五章。漢文列於上。西文列於下。萃各國之精理名言於一編。誠洋洋乎大觀也。欲研究泰西之道德及古今之風俗者。不可不讀此書。而學西文者。又可以此爲自修參攷之資。 每部五角

呼吸衛生論

錢泰基

美國尤奔克斯 L. E. Eubanks 原著（錄青年進步）

呼吸者、人之所以生也。(一)如何為正當呼吸。(二)尋常呼吸果否合於衛生(三)不行深呼吸能滿足體中之需要否如曰未也則(四)行單純之呼吸運動以何法為最佳抑單純呼吸運動與由他種運動而得之呼吸孰為有益乎凡此諸問題並世生理學家及醫學家咸研究不遺餘力其主張亦紛紜聚訟莫衷一是茲試採其精要一一解析之如下。

第一問題即何謂正當之呼吸也據多數學者之意則以腹部呼吸即隔膜呼吸為最正當隔膜橫於體中隔於肺與腹部各器管之間所謂隔膜呼吸者即壓低隔膜膨脹腹部之呼吸也與胸部呼吸有異胸部呼吸僅高舉肋骨而引張肺部隔膜實不動然隔膜之動能使胃與肝有輕徐之摩擦而此摩擦之動作則與胃肝均有大益且為胃肝所不可少者按腹部呼吸之較有益於胸部呼吸此其一因也次之則胸部呼吸時肋骨之高舉常勞及肌肉令人困憊而腹部呼吸則可減少肌肉之用力至於自吸入同量之空氣中所收養氣之量亦以腹部呼吸為多。

然當知腹部呼吸所納之空氣則僅及胸部呼吸所納之半故腹部呼吸宜行於人靜止之時與舉行輕便運動之際若劇烈運動時則所納不敷所出必以胸部呼吸爲宜此其關係蓋等於由鼻呼吸與由口呼吸由鼻呼吸之益誠非由口所及既使氣入氣管前經由鼻觀得隔除一切塵垢而復由鼻管溫熱之顧其所入也少當劇烈運動或大勞動之際則勢不得不由口呼吸蓋與其使血輪不能立得滿足養氣則毋寧使空氣中稍雜塵穢也相時因應固未可一概論矣

然則尋常之呼吸能合衛生否乎此第二問題也夫吾人苟身體活動而衣服寬博也則不妨應之曰能然若腰間緊纏以物則卽屬有礙矣美國費拉特斐亞有梅思博士 Dr. Mays of Philadelphia 者曾考察林根學院 Lincoln Institution 之印第安女子八十二人此等紅色之族生平未嘗衣緊窄之衣故其中七十二人咸作甚合度之腹部呼吸此外有若干作胸部呼吸之傾向者則非純粹之紅種而其衣亦稍趨時尚者也唯其中有一人確爲純粹之印第安族衣亦寬博如他人而其呼吸顯然以肋骨伸縮博士奇之就而作精詳之考驗則無他腰間束有緊帶也去帶呼吸卽如他兒於此可見束帶之有礙於衛生矣

若夫第三問題不行深呼吸能滿足體中之需要否可決言其未也蓋人之生活以坐而工作者爲多坐則肌肉弱而呼吸淺又安有滿足之望於此而求矯正之首當作深呼吸次則以合宜之呼吸法繼之養成腹部呼吸之習慣斯則呼吸可無不足之患矣婦女呼吸速度率較男子爲甚然其恆病在淺其動作者鎖骨而已故雖每分時往往有十六次至十八次甚有倍之者而每次所納不足十五六方英寸以其淺故也男子中亦間有如此者某友人每次呼吸納氣甚淺詢其故則曰納氣深恐傷肺部也此言庸或爲淺呼吸者普共之心理然實大謬世安有以呼吸之深而傷肺者乎肺之容量曾有人以人工吹脹法試驗之知平均肺臟能容納空氣之量遠在用肌肉之力所吸入空氣量之上則呼吸雖深烏足傷其毫末彼恐傷肺者以爲氣既入體胸即脹大是即有傷於肺不知此爲肌肉自然之動作當其肋骨高舉而隔膜下降也胸中即闢有隙地而容氣之入肺故謂深呼吸有傷肌肉尚無不可而謂傷肺則萬無其理也

第四問題行單純之呼吸運動以何法爲佳此殊無一定程式要宜相機而應隨目的以定之其身之強弱若何動作若何職業若何均有密切之關係研究其所需而後擬一相當之法斯即爲最佳耳在昔衞生家好以一種規程施於一切然理論每與事實

相左往往行之而不免扞格例如多數體弱之人不能以激烈之運動行深呼吸然體强者爲之固奏巨效苟因其奏效而不顧體力勉强行之則非但無益抑且遺害實甚反之身强者日事擊球競走視單純之呼吸運動卑之爲無足道而身弱者固不能於彼猶可收效於此是則相機適宜不能盡人而同也

單純之呼吸運動不第宜求滿足其需要也亦宜求能儲藏養氣於身體組織之中以爲平時之用此說頗有疑之者然據多數生理家之言則咸謂肺中之肉網其吸收養氣之量能較多於身之所需且亦有事實足以證實之拉格倫其 Dr. Lagiange 者美國大生理家也嘗述一有趣味之試驗曰某日偕友數人登東比里牛斯山 Eastern Pyrenees 在山麓外觀察吾儕與導行者之呼吸咸無以異於尋常每分時吾儕爲十六次而導引者爲十四次迨既上斜坡歷時二十分則導者倍而爲二十八次吾儕至三十次休息六分後同人之呼吸咸已降低有一人每分僅十次更有一人則每分僅九次其時呼吸之需要似已減少故呼吸之度暫時低降夫人身需要之養氣有不可逾越之限呼吸豈能低降者而今竟低降則可知人身之中儲有數餘之養氣茲遇窘迫則出而用之也於是可見行單純之呼吸運動者要在多儲養氣以備不虞其儲藏

處大抵在全體各組織中而尤以紅血輪爲甚紅血輪得養氣多則色愈紅而活動愈大此所以呼吸之有益人身而勞動之後膚泛紅色也且也行呼吸運動後能使於尋常呼吸亦以漸加深蓋人腦既受激刺則立能使半感覺之心系受影響而改變其常度是乃呼吸運動之副產物而亦大利源也譬如每次呼吸苟能多吸空氣五立方寸雖似甚微然一分時中卽多八十立方寸一小時爲四千八百立方寸一日二十四小時共爲十一萬五千二百立方寸其潔血健身不綦大乎

又凡行特別呼吸運動時對於隔膜加以適當之注意殊有利益蓋呼吸之動作大有關於身之強弱隔膜而弱身卽疲茶甚者欲一時制其隔膜下降竟不能直立行之而必仰臥然若能練習呼吸運動久久無間則由半感覺之心系自能制理而使返天然之正軌此亦呼吸運動之又一副產品也

第五問題單純之隔膜運動與其他種運動而得之呼吸孰爲有益頗有人以爲欲多得空氣之利益惟擊球競走等劇烈運動乃克有濟單純呼吸雖勤而益受甚微此說之誤點所在以其否認肺部吸收養氣之量能過於所需用者且謂行單純吸呼無關

於體力也不知體力之堅靱與肺量之大小不相連帶肺之容量純以吸呼而擴充且能儲藏養氣惟其儲藏之量極度若何今日猶不可知而以經驗言則行單純隔膜者往往較前劇烈運動者爲能儲藏更富而有以應用不可與體力併爲一談而遽蔑視之也茲更於肺之容量與肌肉之張縮分論如下

考生理家言肺之容量者每次吸呼中所能容納之空氣量也肌肉張縮者肌肉張縮之耐久力也依實地之試驗則肺容量之大與肌肉張縮之强初不必一人兼之例如余嘗作呼吸運動時肺容量有三百五十立方寸勝於余友而當賽跑時余之肌肉力殊不若余友於以知肌肉之力固不能以呼吸運動而增而肺納之量亦不能以劇烈運動而大也

欲强肌肉之力在用力之若何而肺量之擴充則必在呼吸呼吸深斯肺量大肺量大而吸收空氣亦多矣此其效全在行單純呼吸運動中得之習慣既成獲益自厚卽後此間斷而肺量之減必由漸而收故一切運動多有特長而於呼吸上必以按科學之方法而行單純之呼吸運動爲最有益進而言之常人肺中每次皆有餘氣若干不能呼出其量約在七十五至一百立方寸之間此種餘氣若任其常居肺中頗有損害必

每日數次更換之而後肺得健全故呼氣之足與吸氣之深要爲相等而其效惟單純呼吸運動能收之有傑羅華克博士 Jerome Walker 者曾以肺中之氣分爲若干種分列如下。

深呼吸之所入	一百至二百立方寸
尋常呼吸之所入	二十至三十立方寸
肺中之尋常餘氣（深呼吸可呼出者）	七十五至一百立方寸
肺中之特別餘氣（深呼吸亦不能呼出者）	七十五至一百立方寸

胸部膨脹而不能平均此最危險之症也其源爲肌肉太弱所致愈之之道惟當留意吸呼使有調和之動作而萬不可行劇烈運動以治之劇烈運動但能增肌肉之力而不能醫肌肉之弱苟盲行之反足爲害此不可不慎也

顧劇烈運動亦自有其功能而尋常健全之人其肺部所得之最佳運動端推長距離賽跑故上所云云爲呼吸不健全者說法也愛特華特司密斯博士 Dr. Edward Smith 嘗作一有味之表顯明各種動作與呼吸之比較以臥時呼吸爲單位則

臥時爲一・〇〇　坐時爲一・一八　立時爲一・三三

行時（每小時二英里）爲二・七六　跑時（每小時六英里）爲七・〇〇

綜而言之。吾人對於呼吸之最佳方法。莫如遵著名喉科專家戈登霍姆司博士 Dr. Gordon Holmes之主張。其主張曰。衆法并行。不專其一。而視乎吾體之所適。

冷腦閒談

仲華（葉祖章）

人之疾病。得以治愈者。看護之功。實居其半。吾國無看護婦。一旦有疾病。看護一職。家人自爲之。往往有輕病變爲重病。重病竟至不起。其間雖不無醫治之誤。實由侍疾者無看護智識之誤耳。今欲改良醫學。保持健康。最好於一般學校（女校尤要）加入看護學一門。（與生理衛生相輔而行）每星期授一課或二課。使男女學生。知種種疾病看護之狀況。將來成家立業後。於疾病上大有裨益。醫之良否。自能鑑別。而不學無術之醫者。不能逃出其眼界。如是而言。改良醫學。庶乎近矣。否則徒託空言。不能見諸事實也。有教育之責者。尚祈注意及之。

醫術進步之利弊（錄東方雜誌）

十九世紀中葉以來。醫學日益進步。治療上遂見一大革新。自北里氏及佩林猕氏之血清療法發見。而古來難治之傳染病。亦易於治療。又愛爾利希氏之化學的療法發現於世。而託利巴諾熟馬病及流行世界之梅毒注射酒爾弗散（即六百零六）二次亦可得全治。即世稱難症之癌腫病。亦將有可斷絕其病根之方法。自此以往。醫術若更進步不已。則世界所有疾病。將悉被掃除。庶人人皆得全其天年。其幸也何如。曩昔德國厭世派哲學家曲嗔氏。嘗謂此世界爲最苦惱之地。歷述虎列拉。黃熱病。黑死病等。流行各地。損害人民之悲慘。而以人生爲最可痛者。又哈爾託曼氏。亦對於疾病及醫學悲觀之思想。而深嘆吾人縱極進步。亦終無滅免疾病之善法。此唱導厭世論者之二氏。若生於今日。一觀醫術進步之狀況。亦必當消滅其往日之悲觀。而變易其論調矣。醫術如斯進步之結果。自來不治及難治之疾病。皆將有起死回生之希望。此吾人對於現代之物質的文明。當感謝不置者也。

然退一步而思之。自醫術之進步。而平日身體極虛弱者。及罹於難症當登鬼籍者。得賴以生存。而更蕃衍子息。以其遺傳而虛弱之人蕃殖於世。故遺傳病亦多。以是而促人種進化之自然淘汰。遂以中絕。而人種之體質漸有退化變性之傾向。在彼動物以自然淘汰之作用。而身體薄弱不堪於生存競爭者。皆劣敗而滅亡。惟體强而有競爭力者。得以生存。所爲適者生存是也。此適於生存之性質。以此遺傳於子孫。故體質決無退化之患。然吾人以社會的經濟組織及醫術之發達。凡身體虛弱精神愚鈍者。皆得安全生存而蕃殖後嗣。而體格健强智力優秀之人。亦或有以貧乏不能受醫術之療治。而致夭折者。故今日人種之間。自然淘汰之作用。殆將中絕。生存競爭幾有不能實行之勢。如是則吾人身體及精神之日益退化。固理之當然。無足怪也。

自進化論上觀察之。人類固當以自然淘汰而日益進化者。如盲啞院癲狂院。肺病保養院等。皆爲保護病夫及不適於生存競爭者之用。最足妨害人種之進化者也。夫個人以生殖機能之價值。惟在傳健康狀態於子孫而已。故欲强健人種。當惟選擇健全者使之蕃殖子嗣而後可。今保護虛弱及愚鈍者而使之生殖。適爲使人種變性退化之基。由此論之。醫術之進步。於個人之生存上雖甚有利益。然對於社會全體及人種全體。則殊爲不利。故生物學家海開兒氏以醫學之發達。爲有害於人種之進化者。創爾馬愛爾氏亦謂醫疾惟供患病者個人之用。而於種屬則殊無裨益。其保護惡質及疾病虛弱之個人。使延長生命蕃衍子孫。實足以推廣病弱之遺傳。殊反於自然淘汰之意義云。

醫之爲術自昔稱爲仁術者也。然反而思之。使病弱之人。得依於進步之醫術而生存而蕃殖。俾次代之國民。以扶持病弱者之故。須耗費無限之資金。則對於國民全體。其仁果何在乎。英國碩學斯賓塞氏有言曰。自然界對於吾人。實不絕施行嚴重而親切之懲戒法者也。衰老之動物爲他動物之食餌。較之任其自然餓死者遠勝。凡不能任事之老人及病弱者。其死也實於後起者及社會有極大之利益。故對於遲早不免於死之虛弱及惡質者而時加保護。實反於自然法則之甚者也。身體薄弱及精神愚鈍者。放任之於自然而不爲維護。人情雖有所不忍。然自人類及社會全體之利害計之。則維護此等薄弱愚鈍之人。而使之苟延殘喘。實有百害而無一利者也。

人類之生活。隨於文明之進步。而日益遠於自然。對於外圍之抵抗力。因之而逐漸減少。又以私有財產制度之確立。而貧富之懸隔至甚。此外更以醫術之進步。而國民之體力日益退化而墮落。此實當今極顯著之現象也。今歐洲識微之士。已竊竊然憂之。相與籌防止之法。法蘭西唱導民約論者盧騷氏。嘗痛詆物質的文明。謂其與人類毫無所益。反不及原始時代之美善。此言自今思之。實亦含有一面之眞理。未可厚非之也。

以上之言。皆根據進化論而立論者。有難之者曰。營團體生活之人類。以仁慈心及利他心爲最要。如以生物界自然淘汰之理法。應用於吾人之社會。而排斥保護病弱者之行爲。爲咒咀醫術之進步。此實蔑視道德。欲使人相率而入於禽獸也。難者之言。固極爲正當。無可訾議。況余輩醫家更惟日視醫術之進步。以圖謀個人之幸福爲務。自無反對其進步發達之理。但由社會全體及人種全體之利害計之。則現今醫術惟向保護個人之方面而進步。其爲阻礙種屬發達致人類變性退化之一原因。實亦不能否定之也。原來個人之保存與種屬之利益。誠如普利郁慈氏言爲極端相反者。欲保持種屬全體之康健完備。其素質必不可不以個人衞生隸屬於種屬衞生之下。今吾人於個人衞生之方面。雖歡迎醫學之進步。然自種屬衞生上觀察之。則凡惡質者病弱者皆得依醫術之效力而延長生命。繁殖後嗣。與社會以不利。致人種之退化。此實可慨嘆者也。夫營團體生活之人類。本不可不有仁慈心及利他心。然如徒學宋襄之仁。則亦吾人所不與者。生物學家海開兒氏嘗謂愛仁固人類至美之德性。然類於宋襄之仁慈。則必宜排斥。設如所愛之犬馬。一旦罹於重病。其勢必不能免於死者。則毋寧及早殺之之爲愈。蓋拯救之於無限苦惱之中。亦仁慈者之所爲也。又如人類不幸罹於不治之疾病者。進以嗎啡劑。使早脫苦惱。非亦仁慈之事乎。斯賓塞氏亦謂世人以目前不忍之感情。憐惜病弱。及精神上之不具者而保護救助之。反致貽無窮之患害於後代。此決不得謂之爲眞仁慈。寧稱爲假仁假慈可也吾人之衷心固亦歡迎醫術進步者。但惡其保護疾病者不具者以促進人種之退化而已。夫國民衞生之目的。惟在於繁殖健全之後嗣。排除同胞中之惡分子。決不當予以破格之保護。苟明此義。則自知惡疾者不具者之生命。及其生殖力必不可不犧牲之以爲國民全體之利益計也。

以上皆由理論的方面而言。若更由實際的方面言之。則預防人種變性退化之計畫。北美合衆國之二三州。現已有實行者。蓋特定法律。凡精神上不具者及有惡疾者。皆禁止其結婚。若或有不能則於孕子之際。特許其爲墮胎之舉。以免貽害於種族全體焉。

今又有一事。爲世人所不可不注意者。即醫術進步之結果。反致人體抵抗力減少。難保無新病陸續發現是也。夫以細菌學之進步。可製造種種之免疫血清。以預防病毒。於個人之保護誠極有裨益。然此等血清乃與人體以被動的免疫質者。故注射血清以預防病毒或治療疾病之方法。廣行於世。則身體對於病毒之自然抵抗力。自不得不漸次減少。此抵抗力減少之結果。凡從來對於吾人全然無害之細菌。恐亦將爲其所侵襲。今日未有之新疾病陸續發生。亦未可知也。如此結果之發現。決非吾人之恐想。蓋揆之學理。實所當然。故此後醫術縱極進步。而欲世界所有疾病之種類掃除而廓清之。實斷乎不能。蓋河清縱或可俟。而世間疾病之掃滅。恐終遙遙無期也。

疫毒霍亂一夕談

陳廷謌

霍亂一症。舊說多陰陽寒熱籠統語。治症多辛開閒關死守法。若疫毒霍亂則不合。疫毒霍亂。舊譯作印度霍亂近譯則名爲虎列刺。僕直稱爲疫毒霍亂者。冀普通人民能解之也。醫學須由理想而歸實驗。自壬寅大疫迄今。屢經考驗。得最穩最效之法。民國元年九月十一號。在新橋區醫局。與同事談及此症之危險。往往因措手不及。而失治誤治者多。若照余法。十人可救九人。惟鹿鹿不得暇。未嘗舉以示人。抒此一夕。筆以告同胞。松江陳廷謌適時識。

疫毒霍亂之由來　我國霍亂一症。向多寒食霍亂痧脹霍亂種種。間有弔筋縮螺者。亦不甚傳染。互市以來。交通日便。猶憶壬寅歲大疫。先從各大商埠以次入於內地。自是以後。或發於甲地。或發於乙地。終不能滅種。我鄉近滬杭路線。瘟牛裝載。沿路遺糞。最爲遺害。瘟牛之患。首先作瀉。其毒亦能傳染人身。望司民政者。設法查驗。非但可保耕牛。亦杜絕疫種之一法也。

疫毒霍亂之傳佈　疫毒之傳佈。爲一種飛菌類。陰濕之處。傳種最速。人烟稠密之處。及學堂工廠等。最易傳佈。又最難撲滅。若鄉間則由此村越至彼村。須經日光。日光若烈。能殺此疫毒。故危險較少。至病人糞便痰唾衣物等。又爲疫毒之媒介品。防阻之法。當世士紳多知之者。所望廣勸於鄉間耳。

疫毒霍亂之辨識　此症之辨別。在於糞質作白色。最宜注意者。則又在於先作下痢。雖諸恙未起。腹中已微覺不快。或先一日作瀉。或先二三日作瀉。若於此時。認定早治。則消滅於無形。不致危險。即受毒最重者。亦往往於一二時前先瀉。至瀉下純水爲重候。若嘔吐弔筋者。十人中但救一二耳。

疫毒霍亂之主因及現象　此症之毒。能傷蝕細胞膜。一受其毒。腸內皮即行潰腐。因有麻醉性。故內皮質受傷時。腹痛亦不甚。又能阻遏膽汁。故糞質即作白色。能侵蝕血液。故即見貧血狀態。脣舌俱不紅而淡。手足如氷等患。其所以弔筋縮蝶者。以陽明爲諸筋之長。腸胃翻亂。故宗筋陡縮。抽搐隨之矣。

疫毒霍亂之兼病及變症　疫毒非一受即發也。因人體中具有一種抵抗力。能消滅百種毒。若冷熱失調。食物停滯。則抵抗力爲之阻遏。而菌毒類乘此傳佈。臟腑內傷險象環生矣。且有許多變症。醫者多不察。病家亦不知。如感受輕微之疫毒。而引出別種病邪。發爲痢疾瘖瘧瘢疹諸症。余奔波於疫氣流行中。察出有兼症者。往往不少。且於寒冬收肅之際。遇有兼染疫毒者。醫者顧可忽乎哉。

疫毒霍亂之治法　醫治此症。愈早愈妙。若在初作下利時。即用吸收疫毒法。百不失一。忌針刺。防其傷耗血液。且引毒入裏也。忌用辛辣及甘而膠質之藥。防其反助菌毒之生長。忌用不知質料之西藥品。如藥水等類。何也。蓋西醫之治法。往往先用安神寧睡止吐止瀉者。有各種水節以善其後也。或由喉中探入。以蕩滌其胃。或由糞門探入。以蕩滌其腸。皆用水節施治。倂用穿皮水節。注射鹽水於血管中。以阻抽搐。若襲用西藥。急止嘔瀉。而無器具以治其各種機關。恐留此毒種於內。反受其害矣。或曰藥水有能殺此疫毒者。可用乎。余則不謂然。蓋未達不敢嘗。不如用可靠之中醫治法也。敢揭左方。

吸收疫毒方　骨炭五兩。　木炭三兩。　公丁香三錢。　上肉桂二錢。

右藥各研細末。愈細愈妙。和合待用。每服四五分。開水送下。初起下利時。即每日用四五服。服至三日。未有不愈者。　若平時覺胸脘不快。或如啖生蒜狀。嘈雜似飢。即是染毒之先兆。宜急服此藥。可保無恙。若毒勢大作。隨起嘔吐者。急服後藥。

蕩滌疫毒方。　藿香五錢。　白芷四錢。　厚朴三錢。　檳榔五錢。　青蒿五錢。

管仲四錢。

右用藥開水泡湯一大鉢。頻頻呷下。使其脘中飽滿。則嘔吐自易。否則乾嘔弔腸。傷人反速。必須隨服隨吐。隨吐隨服。將胃中所有毒質。盡行吐盡。則嘔惡自止。弔筋自除矣。至此時候。毒勢已殺。即有變症。必不至不及施救也。若無別症。但下利未愈者。宜仍服吸收疫毒藥。可以除根。已驗過多多矣。

以上二方。普通人皆可用。骨炭選醃肉骨最宜。煅至通紅。蓋於甏中以熄之。取出研細。木炭用樹柴炭。亦須煅紅熄火。取出研之。木炭吸收力最富。市中所買者。恐吸收別種毒質。故須煅過也。兩種炭質。具有防腐性及吸收力。能吸收各種惹動腸胃之毒。且成炭後已乏生物性。故並無別種偏劣之性。誠爲最穩妥之簡便良方也。所以用丁桂者。借以助人身固有之抵抗力。雖其性偏於辛熱。因和於二炭中。不能獨自發現，此製方之妙用也。後方則用以蕩滌胃腑。併可藉藥氣以驅散腠理之雜邪。回復其抵抗力。此二法歷試歷驗。我鄉中獲救者。不計其數。恐讀者不肯堅其信。故煩言之。

防疫之便法　防疫之法。各學校往往用石炭酸。取其所發炭酸瓦斯。能驅滅疫毒也。市區中有採用之者。然不能處處用之。使瓦斯徧滿於空中。盡殺此毒。亦是一憾。西國驗疫。往往委其責於醫生。以各有專長。非襲其一二所能也。今有一至便之法。凡有疫之區。宜常燒蚊子藥。懸於戶內。因內有雄黃。含鉀二養三。質能殺此菌。或用硫黃末做蚊子藥最妙。因煨硫黃。能發硫養二氣。亦能殺此毒質。燒硫時當以書畫衣飾藏於別處。以防退色變壞。凡疫死之家、宜將蚊藥處處懸燒。死者載出後。房內須用鞭砲千響。則硫養二氣與淡氣。充塞四闢。雖低窪處。皆到毒種自易滅盡。併宜人人服吸收疫毒藥。則一家中可免傳染。所有吐出瀉出之料。以綠礬水冲之。或用稻草灰厚覆之。床帳及草席。以火燒去。不可棄於河中。家家如是。疫種其尚有噍類哉。

後論　疫症之險。人人知之。我國醫書。於霍亂一門。聚訟紛紛。莫衷一是。所號稱儒醫者。每爲舊說所誤。以陰陽五行相糾纏。或拘於宜溫宜凉之說。即偶遇輕症而獲救。詡詡然以爲奇功。甚且有雜投痧暑等藥。使愈者不知何藥致愈。死者不知何藥致死。豈不可歎。世有仁人君子。乞將是編傳布於世。此固余所歷驗而得者。又吸收疫毒方。兼治小兒諸種瀉利。及大人休息痢等症。極效。

覺人贅言

萬鈞 叔豪

霍亂亦名虎列剌。傳染極烈。以其病情揮霍撩亂。故曰霍亂。見傷寒論注。本病患者。初覺嘔吐。既而腹痛如絞。腸鳴而瀉。故俗亦謂之絞腸痧。又四肢厥冷。手指之螺紋凹陷。故俗又稱癟螺痧。多由夏秋飲食不潔而起。其病菌侵入血管。繁殖甚速。至吾人之血液。不能循環流轉則死。其甚者。不過數小時。即已不救。近西醫發明一法。將鹽水灌入血管內，頗有神效云。

赤痢菌求和記

葉祖章 仲華

戊午春三月二日天氣清朗惠風和暢余一日之業務告終夕陽亦西墜矣晚餐後篝燈默思獨坐無聊將平日之日記錄畢翻閱之見有急性慢性赤痢余之注射厄米汀鄰治療實驗數則摘錄二則以爲報告成績之資料既竟似有倦意雙眼朦朧突聞叩門聲甚急延之入見其面爲桿狀而灰白帶一身臭惡氣撲人眉宇入門出一名刺爲阿米巴(赤痢菌)三字意態甚恭向余一鞠躬而言曰不識荆州唐突甚矣乞先生亮其愚而恕其罪僕爲管理全腸部駐紮S地方大營之總司令今聞先生有强迫僕停戰消息特深夜造訪以求和事敢貢下情上達清聽竊思僕之侵襲社會軍事上之計策進行遲緩非若虎列刺(霍亂)將軍之陰險實扶的里(爛喉痧)督軍之惡毒激烈戰爭以先勝奪人爲事何先生舍彼等之凶惡而獨與僕爲難豈非事之最爲不平者乎先生動以厄米汀鄰砲隊襲擊僕之大營吾同族受創太深幾無立足之地矣務懇先生開一線之恩曲予成全俯賜恩准僕一息尚存當思所以報効於先生也且僕之職務與先生之營業有絕大之關係毋使兩敗俱傷雙方損失傳云輔車相依脣亡齒寒願先生三復斯言余答之曰否否爾之職務與鄙人之營業固有絕大之關係顧余

赤痢菌求和記　二

之。業。醫，但知。天職。不知。權。利。至云。彼。凶。惡。詭。譎，之。虎。列。拉。虎視。眈。眈。之。實，扶。的。里。苟與。余。遇。余亦。常出。最。劇。烈。之。手。段。以。對。待。之。無不。供。手。聽。命。服從。而。去。爾之。侵襲。社。會。雖尙。不。十。分。凶。悍然不。論。富貴貧。賤。男女。老。幼。一經。爾。之。蹂。躪。無不。膿。血。交。加。痛苦。呼。號。使人。耳。不。忍。聞。日不。忍見。爲害社會亦已。甚。矣。尙敢。花言。巧。語。侵犯。吾神。聖。之。醫術。也。耶。余負。有。衞。生。之。責。卽有。干。涉。之。權。保持。社。會。之。秩。序。義不。容。緩。爾其。速。迴。避。勿待。余試。最。後。之。手。段。阿米。巴總。司。令。見。予。言。詞。決。裂。囁嚅。前。進。似欲。再。爲。辯護。噫、世界。日。趨。於。險。惡。爭權。攫。利。視爲。尋。常。事。不足。爲。怪。余爲。尊。重。人。道。計。爲。已。之。名。譽。計。不待。阿。米。巴。總。司。令。之。申。言。遂決。計。試。吾。最。後。之。手。段。乃啟。篋。出。新。發。明。之。厄。米。汀。鄰。手。鎗。向彼一。發。一剎。那。頃。已形。消。影。滅。矣。隣雞。喔。喔。遽然。驚。醒。蓋已。東。方。之。旣。白。矣。遂濡筆。記。之。亦一。段。最。有。趣。味。之。夢。囈。也。

注射厄米汀鹼之實驗談

葉祖章 仲華

厄米汀鹼一藥。爲治赤痢特效之新療法也。邇年來自志賀潔氏發明赤痢菌後。始有此治療之發現。猶爛喉痧之用實扶的里血清治療是也。向來一般醫界之治痢。祇有排除療法。制腐收斂療法。飢餓療法之三種。未免遷延時日。一遇眞性赤痢。尙多危險。自厄米汀鹼發明後。醫界大放光明。環球醫生。莫不公認爲治痢之無上妙品。不論病症輕重急性慢性。注射後祇三五日卽能痊愈。卽久年之赤痢。亦得根治。注射時用柏拉懷賚氏注射器。須將此器及注射部位。先行嚴重消毒。然後用注射器吸入蒸溜水一、○。將厄米汀鹼投入溶化後。注入皮下。茲特將鄙人關於此法之治療實驗。摘錄急性慢性二則。以供醫界之參考。

急性赤痢

同里前學務委員許君芎士之夫人。年五十餘。因憂思抑鬱。二目生翳。失明。至蘇城博習醫院就診。用法割去翳膜而愈。返里後。復患赤痢。（眞性赤痢）症勢甚重。痢下五色噤口拒納已十餘日。由許錫範先生邀余往診。先生爲許氏族中人也。富有公德心。熱心公益且勇於任事先生與余同往見病人神志疲憊肌肉瘦削貧血已甚脈搏細弱幾瀕於危余遂用厄米汀鄰〇、〇三注射於胸側翌日痢大減漸思飲食越三四日食欲增進而痢頓止

慢性赤痢

妻弟陳君竹銘之夫人係太倉陸靜涵先生女菊裳先生之胞妹也年四十三於九年前產前患赤痢至產後未愈遂延緜至今屈指已及九年痢下膿血晝夜常十餘次腹不甚痛惟覺膨脹食思銳減陷於貧血春夏秋三季則甚交冬則衰年年如是病機一若隨地球之週轉不差累黍先一年用種種制腐收斂之劑服時則痢略止停藥則痢復盛屢次皆然不得已曾於去年七月八日注射厄米汀鄰〇、〇三於胸側翌日痢大減復用同量注射一針痢頓止鄙人恐其復發越三日再用厄米汀鄰〇、〇三注射遂得根治迄今幾及一年竟不復發

對於芋糕案之感言

方惇裕

去年十二月二日。香山仁言報登載。煙洲鄉黃黎氏。有子二。一名鴨仔。一名兒仔。昨廿九日。黎氏與子鴨仔。調芋糕為食品。將來分送鄰人黃鄭氏黃官池等十七人。食後均肚痛頭刺不醒人事。坊衆齊出施救。始暫見愈。該鄉第十二分駐所查悉。報知第一分所。黎分所長以事離奇。即復令第十二分駐所黃所員從實查明詳覆。後黎氏之子兒仔。食芋糕過多。經即斃命。街鄰以其兄鴨仔並未染毒。又衆該芋糕係伊所調。衆口僉稱係鴨仔落毒。卽請黃所員將鴨仔拿獲。並搜出藥樣二的。壹併解往第一分所訊辨矣云云。

頃者芋糕案發生。一時被毒已死者一人。未死而瀕於危者十六人。豈非千古離奇之案耶。聞官廳將該芋糕並藥粉請楊君紹震化驗。(楊君現充香山公醫院西醫主任)經楊君驗其為砒毒。(卽信石)然官廳如何處理。尚未之知也。又聞該案係胞兄毒其胞弟。今其母不欲深求。願作了結。未知是否。使其說果然。則余有不能已於言者。曩者謀殺與自殺之案。其中發現而起訴者幾何。發現而故為隱匿者幾何。起訴而得官廳受理者幾。何卽歸官廳受理。矣而能水落石出者幾何。夫科謀殺者之罪。卽所以雪枉死者之冤。若不細心搜求。精密判斷。將人民生命。得毋螻蟻之弗若耶。

我國向來檢驗死傷。全恃地方之仵作。仵作卽以定犯人情罪之輕重。夫以此等粗劣之仵作。人格固不具論。字且不識。何有學問。祇因其操技甚熟。稍有閱歷。而遂以重要之事委之。一否諸問。犯罪者之生命。繫諸彼口矣。嗚呼。檢驗之輕率如此。定讞之苟簡如彼。能不爲生民前途一哭也哉。

近年各省編設裁判官。不可謂其無法律上之知識。至其他之專門學科知識。恐未必人人富有。若一旦遇有此等離奇案獄。當審檢之際。宜如何愼重。苟無醫學上知識。必不能下精確之判斷。譬如損害身體。有由中毒器械窒息(縊溺之類歸之)諸大端。及其他餓死凍死火傷死電擊死等。若就形體上觀之。似易定其由何類而致。而有時事有至難。苟非精密檢查。不易辨晰。例如世人以他種方法殺人後。爲掩匿其罪狀計。將繩索纒絡於死者頸部。懸於高所。假爲縊死之狀。則將定其爲縊死乎。又如於水中發見死體之際。將以此死者爲生前沉溺水中而死乎。抑於死後被他人投棄於水中乎。

諸如此類。一行檢查。或不難判斷。至於被害者。果有特異之病的狀態。雖遇輕微之損傷。亦足致命。如世所稱血友病者。曾受細微之損傷。亦以多量之出血而死亡。於此時也。只可目爲非命之死。刑法上自不得不輕減加害者之罪。雖然。苟無法律醫學之知識者爲之鑑定。則亦定其爲致命之傷而已。又烏能爲加害者法外施仁耶。

彼人文未開之往古。裁判官無醫學上之知識。另延一有醫學知識之鑑定人。以憑判決。徵諸太古厤遂氏之法典。及由斯霍氏之法書。彰彰可考。卽西元第六世紀之阿累買氏法書。亦紀載之。降而至第十六世紀伽兒第五世之重罪刑法。紀載之者甚詳。至十八世紀時。薄痕氏遂定其名爲法律醫學。其宗旨大略與我國洗寃錄相同。而其精細則過之。遞今文化日進。醫學發達。有駸駸日上之勢。西國之法律。無非爲保障人民起見。至關於生命方面。尤爲注意。此所以泰東西以法律醫學立爲專門。而與治療醫學相並重也。

今者歐風東漸。世界醫學。灌輸中土。舉凡從前之空談理論者。今日按諸實際。多有錯迕。倘能兼收並蓄。舍短取長。折衷至當。實足造福於人羣。顧環覽國中。從事西醫學者。

大率爲研究實習醫學（卽治療醫學）之人。其中專門研究法醫學者。（或稱裁判醫學）竟不多覯。由此觀之。欲求今日之能整頓法紀保全民命。則吾非所敢望。雖然我國近十年來醫校隨處多有。將來人才輩出。醫學愈精。必有從事法醫。以爲人民之保障者。吾且拭目俟之。

介紹

蔬食養生會

無錫萬叔豪先生鈞。醫學深邃。著作等身。近爲憐惜物命及避免肉食之毒害起見。特糾合同志。創辦蔬食養生會。設總部於上海南成都路厲中。以爲提倡。入會者不收會費。（章程見本期醫報）以後可得最新穎之蔬食養生學說。及種種利益。誠近日最高尚最有益之會也。有志入會者。請照章報名可也。另索章程。須附郵票三分。謹此介紹。

中西醫學報館編輯部啟

論預防傷風病之法 錄大同月報

傷風病。前人多以爲起點於受涼因而發現。故以傷風病爲寒疾。但據現時所査究。人能得新鮮之空氣。則傷風一病。自無難於防免。卽或患之。亦極易治。傷風固顯然非寒疾也。大抵人煙稠密之地。臭穢之氣最多。若火車之內。窗戶關閉。又若戲園公園房屋窄狹之處。皆爲藏垢納污之所。清冷之氣。能於活潑人之身體者。頗見其少。臭惡之氣。能於束縛人之身體者。甚見其多。人之居於此者。傷風病每卽感冒而發生焉。考傷風病之原因。在於一種微生蟲微稚或微菌。人之身體寒冷者。微生物之攻入人體。亦卽容易。積久攻達內部。卽足以致病而害人。又凡人之身體薄弱。抵制傳染病之力不足者。抵禦斯項微生物。亦最難。性喜飲酒之人。消納此微生物最易。輸入易。驅除難。而人病矣。北極最寒冷之地。氣候奇冷。得寒疾者。却無多人。論理受寒涼者既多。染寒疾者宜衆。然寒疾竟不常見於北極。是足徵傷風之病。胎於微生物。不胎於寒涼。染微生物則有此病。不染微生物。則無斯病已。時至冬臘。患傷風者。多不勝舉。是由於人之住屋冬令門窗關閉。格外嚴密。臭惡之氣。聚而不散。微生物愈易於發展也。時在外間。呼吸清鮮大氣。舉目四望。逍遙自如。雖受涼而不發寒疾。無他。微生物不能蔓延於淸氣中

論預防傷風病之法 二

也。人當發此病時。每作戰慄之狀。俗所謂痁疾者是此。爲發熱之習慣病。不當誤以爲受涼也。

人居北道。雖値大雪。寒風削骨。在外植立。亦未見受涼而成傷風之病。惟伏處室內。地既不廣。屋又低小。聚若蜂房。是不啻去芝蘭入鮑魚之肆。與臭惡之氣相近。此類地方包藏微生物最多。疾病何難發生哉。傷風乃傳染之病。傳染病由一身可以傳之一家。由一家又可傳之一邑。久且擾及全國。更由此國傳達彼國。則成爲時疫焉。時疫者。微生物之所發生。與受涼殊無干涉。觀於傷風一病。一人得者。一家都得。學堂中一學生得者。全堂學生或多得之。愈染愈衆。愈傳愈多。是知屢感寒疾之人。由於體質太弱。易於傳入疾病之感生物。非傷風症之喜附於其身也。此項之人。大抵不習體操。好靜止而不好行動。常與傷風病之微生物作親切之密友。其罹於病也宜已。研究體操之學。在外呼吸空氣。培養一己之體質。傷風之病將不禁而自絕。人之居處有清氣往還。自無臭氣侵入。是以睡於空濶之所。最爲受清氣防疾病之妙法也。淸鮮之氣。最能保衛吾人自由之身。窗軒常開。切勿閉塞。居宅宜寬。切忌密集。又如冷水洗浴。亦最足健人身體。免除寒疾。穿著衣服。亦不宜於過多。衣多則外面之皮膚熱度太過。非衛生之善法也。據現時之發明。人之口內。共有三十二種之微生物。人之喉內。亦時有微生物。微生物纏擾不休。身體强健者。或可相敵。身體薄弱者。則有隙可乘。卽不免因之以致病已。

凡傷風之人。切忌與之來往。嬰孩幼童。更勿與之相伴。以防微生物之傳染。凡此皆所以防傷風病於未然。自較旣患傷風而醫治者爲善。海內人士其注意焉。茲舉易罹傷風病之情勢如下。凡常時閉門。常時關窗。常居不透風之地。不習體操。不爲冷水浴。穿著過多之衣裳。遇有冷天。伏居不出。見人之患傷風病者。引爲自己。接近其人。皆爲召起傷風病之原因。世之惡傷風病而欲治之於未然者。其切戒之。

衞生延壽說

美國奈業哥著

世人不講衞生之道。往往身嬰痼疾而不自知。致多夭蹙天年。倘能愼之於微。謹之於始。則無人不可增加其年歲也。前者紐約人壽保險公司。爲其營業之故。檢驗受保之人。計經其檢驗者。共一千八百九十八人。皆三旬內外之青年也。完全無病者只六十三人。心病者百七人。有心及內腎病者二百五十五人。有一牙及齒腭病者四百四十四人。有目疾者三百二十人。因煙酒過度。致生腹病口病或目疾者七百五十七人。雖其病情輕重不一。然重者居其多數。約有百分之五十九。苟不及早療治。則病將日深矣。保壽公司檢驗既畢。對於抱病之人。勸其早爲療治。不可坐待蔓延。聽從其說者自不乏人。而持强不以爲意者。亦頗有之。此其人躬抱疾病。不自警惕。日玩月愒。坐待天年之蹙損。是不大可哀歟。

人生在世所應閱之年歲。雖無一定之限數。然愼於衞生者其壽長。忽於衞生者其壽短。此可斷言者也。昔有英人某壽至一百六十九。匈牙利人某壽至一百九十。腦威人某。壽至一百四十六。凡此固由其平居謹愼。致享大年。然亦爲罕見之事。未足以概一般也。又人既老耄。多精神衰敗。身體疲罷。不經思慮。難於動作。然亦有年愈老而神愈壯。一切行動。不遜於後生者。如提提安者。十六世紀之名畫師也。常歷九十九年。繪成一畫。彩色分勻。腕力雄健。可謂老而益壯者矣。後死於疫氣之傳染。若論其體氣則猶未至衰歇之期也。柯那路者。意大利之威利時城人也。然垂暮之年。所有資產。爲其孫蕩耗殆盡。乃本格致之知識。從事於南畝。後舉其經歷所得。著爲論說。以告威利時人。謂由其說以行之。雖廣漠不毛之地。亦可以滋生五穀。供給人類。時柯氏已百壽矣。神明不衰猶如此。法國化學家賽味耳。壽百〇三歲。卒於一八八九年。九十四歲之時。辭去博物院管理之職。然仍擔任各學校之化學教習。吾美名醫海丁爾。今已九十五歲。猶能跋涉道途。醫治險症。上述諸人。皆老而弗衰。任事如故。將其一生所經歷者。舉而措之。故其所經營者。多較勝於常人。由此以觀。吾人苟注意人身之保護。爲益至大。而對於中壽之人。尤應特別注意。何則。中壽之人。往往身嬰要務。關係至重。一朝不測。是直隳壞一有用之機關矣。故宜更加之意也。

年來衛生之學。日見發達。醫學亦多所進步。天花喉症痢疾等病。皆有預防之法。然如中風癱症消渴心悸血管肝火腎炎等與中壽之人相關者。尚無完善防禦之法。故中壽之人。死於上列各病者。計占百分之五十有奇。此無他。近世之人。操勞過度。心血虧耗。故諸病得乘之而入也。卽以製鞋一事言之。每日約有八九小時。從事工作。機聲之無間。店務之諠囂。皆足以搖動精神。使之蒙受損害。而身體之衰弱。卽胚胎此矣。故某名人之言曰。人類身體之日遜於往昔者。衛生之學不講。致蒙其損害而不知。或雖知之而不及時治理。又何怪乎人之多早逝乎。夫早逝之人。何一非可享百壽之人。徒以疾病纏身而不自覺。或雖覺之而不思療治之術。致使至可寶貴之身體。無端而夭折其天年。可哀之大。孰逾是乎。

衛生延壽說

人類身體。恢復安寧之力。至强也。故身罹疾病。苟使此後病不續增。則其已病者誠不難於霍然。此非徒託諸空言。可以實例證之者也。吾美前大總統羅斯福氏。幼時身體單弱。嗣用種種良善保生之法。遂爲吾美之健者。從可知人類身體非不可以調治者。是在人之加意焉否耳。今舉保生之大要如左。

保生之法。莫善乎防止疾病。夫欲無賊盜之虞。當厚其垣牆。堅其門戶。欲免疾病之苦。當修其身體。淸其腑臟。使外邪不入。內滯不生。則病將安起乎。吾人行走街道。覺其氣味惡劣者。必多潢潦汚穢之積聚也。故夫人身之抱病者。必其腹部多渣滓之停留也。人如加意於此。使其腹中無所蓄滯。更時飲淸潔之水以淨滌之。則腹中淸氣常多。自不致有困惡之病矣。然如通下攻伐之品。則亦不可服。服之雖取快一時。而眞元大損。爲害至巨。最妥之策。莫如飢而後食。適可卽止。勿求饜飽致傷脾胃。日間經營事業。亦不可過於勞困。總宜長含安樂逸豫之意。勿鎭日處於愁悶煩擾之中。古希臘之名言曰。（凡百事件。均以得中爲宜。既不可過事宴樂。亦不宜憂勞逾分。務使魂魄安寧。心神定靜。一腔和氣。布於百體。則身安矣。）有味哉斯言也。

吾人對於一身之事。宜以最靈慧之眼光觀測之。和平勇敢。相機而施。總之不容疾病之逗留吾體而已。不幸而病。亦宜延訪精於醫道之人。爲之料理。其療治之法。不限於藥餌。然亦循序以進。不可求速效而施探試之療治。昧乎此義。往往致他日重大之後悔。當病未全愈之時。切忌力疾治事。蓋病既未愈。則百骸均未復元。倘用之不節。則所損愈大。凡人之偶然小病。多忽畧不以爲意。不知有病纏身。理宜早治。失時不圖。必有噬臍之悔。又況夫人之忽視者。以其無所苦楚也。不知苦楚者不必害人。無苦楚者亦未必即不害人。例如人血壓力增大。平時不以爲苦。至其病成。不可措手矣。涕流噓噴。人莫不尋常目之。不知當其微時易於爲力。一旦擴張。雖有神醫。亦無如之何。故以其疾病之無苦楚而漫置之者。致死之道也。人身一小部之損害亦足以致吾死命。則夫以病之小而輕。遂生忽視之心者。又安得謂非至愚之人乎。

夫始爲小病。因忽視之。故致成沈痾者。往往而是。若一一縷述之。則其書將汗牛充棟矣。吾且舉其要者以言之。例如流膿一症。無所痛苦。然若不早爲醫治。則將成爲筋骨疼痛之症。心中氣粗。亦至細微之病症也。然此症早治極易。遲治則難於奏效。消渴之症亦然。初起之時易治。遲則不救矣。又如血管極柔脆之物。最易破壞。尤宜於未破之先。加意保護。若既破裂。則無可設法。必致血脈凝結。而人有生命之憂。

或者將謂是皆然矣。但醫生不預言之。則吾人從何加意預防乎。則應之曰。醫學在往昔之時。未明眞理。但以治病爲職務。近今醫學大見改良。以防病爲職務。故如或者之言。在往昔則然。而今則否矣。

人生健康之論究

錄大同月報

全球人類以數十年之力。造成現今之世界。此現今世界。可謂盡美盡善。蓋物理化學生理諸科。現已非常發達。皆足爲現近之世界大增光寵。且與吾人以許多利益。吾等日常生活各事。幾皆屬於格致或工業所賜。雖然。尚有一重要科學焉。即醫學是也。蓋醫學與吾人之關係更爲緊要。無論何人。不能不聽其教訓。況醫學之宗旨。在保護吾人之身體。吾人應知凡人之幸福。全恃乎其身體之强弱。則吾人對於醫學。可不大加注意耶。現今之人。對於醫學。或不如化學等科之重視。亦大可慮之事。而亟應戒除者也。

吾人欲明此問題。當先明醫學。醫學可分二類。一爲治病者。一爲防病者。至若解剖學。身體組織學。病理學。診脈學。名目繁多。茲不贅述。今惟就此二大類言之。大凡人之生病。亦有二原因。一由微生物而生者。如肺癆霍亂等。必先有一種微生物。病乃發生。故可謂此等病症。爲由微生物而生之病。其不由微生物而生之病。如因細胞的同化作用。忽然停滯。則生停食之病。或瘤癰心跳骨痛等是也。今分言之如下。

一由微生物而生之病症　自法國巴斯德氏發明微生物後。醫學乃大改良。當氏未發明之前。人皆以得病之故。皆由氣候不良。飲食不潔。致人感受毒氣而生病。患從無疑及有微生物者。自氏將其所發明布之於世。尚有多人反對。現今之人。則無不深信氏說。然二三十年來。醫學雖有進步。但僅可謂萬分之一耳。巴斯德氏之新發明。亦僅如令吾人於昏夜之中。有天曉之希望。使吾人今日有滅害毒物之希望耳。如種痘一事。現已大收效果。又如由蚊傳染之瘧疾。昔印度國一年中因此而亡者。幾百三十萬人。然自經法國那蔚蘭氏英國羅司氏二人。證明此病由蚊傳染。欲免此病在滅去蚊蟲。而滅蚊在除去汚水。但除去房屋左近之汚水易。而除池塘之大水難。故欲此病全行消滅。今尚非其時焉。惟吾等終須努力以求其成。滅蚊雖非易事。終將發明一法以除之。其他問題。與滅蚊問題。同一繁難者甚多。如地中海有摩耳他海島(英屬)人至其地。常有熱病。至人皆呼此病爲摩耳他熱病。經多年之研究。莫明其故。後經某醫生發明。乃由山羊乳而生。乳含毒質。人因食乳而致毒入腹中。乃生熱病。而山羊乳之有毒。則因感受外界之毒氣者。自是人皆戒食羊乳。此病乃日減少。又如非洲亦有一病。大概人在非洲常中毒。中毒後卽睡眠死去。非洲人口稀少。卽由於此。復經考察。知乃由一種毒蠅傳染者。蠅之有毒。則因一種毒蟲入蠅身中。致蠅亦有毒焉。若蟲入人身。則人亦感此病。然現已有滅蠅之法。因蠅亦由水而生。人不住近水旁。卽可免此病也。由此觀之。無論何病。吾人苟竭力研究。必有救濟之法也。

現凡通都大邑。對於衛生事業。較前皆大發達。蓋既能防微生物之發生。人之身體亦因之康健也。如天花瘟疫。常片時死及數萬。現已决無此事。昔時人以爲深懼者。今已不復置意。但現所成功。不過爲後日發達之根苗。現所成者。僅萬分之一。不足以語完全也。譬如肺癆。昔時人固極以爲懼。現此病雖稍有治療之法。然仍未達消滅此病之時。他日科學發明此事。必終告成功也。蓋種痘一事。亦昔人所未及料。旣經發明此法。天花一病。乃有預防之法焉。十五年前。英在非洲戰爭。兵士當因腸熱症而亡。此次乃不生此病。則因有打針之法以防之也。可見吾人有法以防微生物之侵入身體。一病發生。醫學家苟合力研究。無不發明新法以療治之焉。無論何病。皆可有救濟之方。皆有希望。非完全黑暗。所可惜者。人民多不注意此事。既不提倡。亦不贊助。且有阻撓之者。昔年香港因檢査瘟疫而受人民反對。二十年前印度生疫。印人亦極反對檢疫。毆死英官。此等未開化之地。雖良法亦難行也。且研究醫學費用極大。非預備精美之器械及藥品。不能收效。但此等經費多賴捐助。歐美之資本家雖多捐助此項經費，然普通之人。多不注意此事。使彼等知思及危險之大。吾知其亦必力願贊助此事。世人之日用豪奢者多矣。使其以無益之費用。移諸有益之事。豈非佳事哉。夫世界之上。無處無微生物。微生物非無防禦之法。惟望世之資本家合力捐助經費。以助其成功耳。

醫學上療病之法。數十年來。雖見進步。不甚偉大。蓋醫界之人。守舊太堅。不能完全除舊布新也。如大疫發生。昔多以藥試之。不知此非根本之法也。如鼠疫一事。因鼠有虱。故應先殺鼠。則此病自消滅。此二法。一爲因病用藥。一爲消滅病之根源。用藥治病。不如用科學上手續之善。現對於疫症。亦有種痘之法。卽應用科學之意也。用藥之法。現亦較前進步。如昔日只知瘧疾應服金雞納霜。當戰慄出汗時。卽當食之。現已知戰慄發汗之時。卽新蟲發生之時。服金雞納霜卽以之滅蟲者也。

二對於同化作用所生之病症　吾人現今衞生一道。進步殊少。而調養病人之法。殊欠講求。如血虛飲食停滯筋骨疹痛心跳腰痛腦筋衰弱精神病等。皆須注意調養者也。又如闌尾炎。爲近數十年新發生之病。其原因爲飲食抑爲他故。現尙未知。醫生對於此等病症。如一軍隊之不能進攻。僅退時作戰耳。醫生對於病人。按症配藥。如藥無效。則以運動潔淨等言。搪塞病人。今日醫生之腐敗。實無可諱言。其腐敗原因。大率由於醫生自視太高。不容旁人議論。復排劑外人。不容他人瞭其內容。以便一己之苟且。凡人驕傲妬忌者。其事業必不發達。無論何事。莫不如是。醫學界愈當以此爲戒。數年前。曾有某數醫生聯名廣告。言酒無益於人。夫酒內各質。與人無益。物理家言之綦詳。而此等醫生。乃以陳言俗語。勸告世人。不亦大可異耶。現今因同化作用停滯所生之病。雖較前稍輕。然非由內科醫術之發達。乃因外科手術之進步也。現今外科手術。之以前已進步多多。美洲人士。已知因病服藥。並不足用。而人之保護身體。首在飲食之謹愼。調養之適宜焉。

吾人力求病症之根本消滅方法。實一大善事。邇來人已多注意牙之衞生沐浴推拿飲食改良等事。以視昔日禱神求福實進步多多。近今之人。多主張欲去病當先除病根。故應注意。飲食動物中以何者與人有益。每人一日飲食宜有一定。閒暇之人所食若與工作之人同。則閒暇之人其得疾也必矣。又如食物各有養人之處。西人以米不養人。而中國人不然。故滋養食品。又不可僅限於一部分之人。不可以一部分人所相宜者。而謂可通行於世界也。蓋世界上地土氣候各有不同。絕不能以此例彼。而現今醫界多不注意於此。以此事與寒暑風雨等耳。不知地土氣候。與人生關係極重也。即牀室一事。對於病人。亦有關係。某地出一新病。必須求此病之根原所在。總之。吾人當以病理學。對於各人各國人。比較而研究之焉。近英國生理家。每考究中國之生理學。考地勢與特別病症之關係。及病症之傳染。現英美所生之「闌尾」病。經醫生考察知中國獨無此病。巴爾幹諸邦。此病亦少。乃謂此病由食肉所致。此病少者。即食肉少之故也。故醫生應一方研究病之原因。一方考求去病之法。醫學宗旨。原在保人健康。無論少年老人。皆當謀免病之危險。至因感病而用藥。計之下者也。人生今日。當求一方法。令人不生病症。方求衞生之道。則人類庶乎有康强之希望矣。

徵求先岳臨終時之病理

賜示請寄蘇州陳墓鎮葉仲華

先岳蘭汀陳公。年七十四。體素健康。秉性純篤。晚年好靜默。常獨居一室。夜臥極早。昧旦必起。習以爲常。去年七月六日黎明時。家人尙睡。先岳獨起牀。啓窗牖。遽然失跌。頭顱（左角）觸坐具。出血頗多。遺糞二枚。迨家人覺視扶起。已不省人事。亟來邀余。余至則見先岳面色蒼白。四肢厥冷。脈搏遲弱。昏迷中似有欲嘔情狀者二次。少腹高突。狀如覆碗。按之堅硬如石。四週界限分明。打診上呈鼓音。初疑其膀胱中蓄尿所致。使家人察視溺器。知尿已放出體外。然老人腦部受此劇烈之震盪。病已危急。余急用カンフル油一・〇注射。冀借此藥力。稍緩時刻。藉以研究。不料上午十時。已氣絕長逝矣。鄙人才疎學淺。不知此症除腦震盪之外。何少腹有此現象。與膀胱有無連帶關係。夙稔海內外諸大醫家。學問淵博。析理精微。倘蒙不棄。將致此之理由。賜示一二。則感德無涯矣。（祖章）

諺曰。朱門生餓殍。白屋出公卿。吾主人生於富貴之家。席祖父之餘蔭。豐衣足食。不知支持門戶之不易。涉世又淺。不知世道巇巇。故所交非狡猾之徒。卽輕薄之子。當吾主人全盛之時。有利可圖。故不惜脅肩諂容。趨承意旨。其把臂言笑。握手談心。尤歡愛逾於家人父子。及至家敗人亡。短褐不完。簞瓢屢空。則皆反眼若不相識矣。吾主人當萬難之中。逼於飢寒。不得不於至親密友中爲將伯之呼。孰知人情秋雲。十叩柴門九不開。於是吾主人乃大窘矣。

譯屑

昔者吾嘗自誇於衆曰。天下最柔順最盡忠於主人者。莫吾若。今亦逞其私欲。困吾主人。患日食之太少矣。每至飢餒如焚之時。常嗚嗚然發其難堪之鳴。以告急於吾主人。反觀於吾主人者。則菜色鵠衣。束手無策。時攢其眉。伸出骨瘦如柴之手。洒其傷心之淚。似悟世態炎涼。恨前此之作惡太甚。致遭此閔凶。編入餓鬼道中者。

髮有大益

自光復以來。政體共和。俗尚文明。吾人之髮辮。亦隨勝朝之國運而同去。今者自命維新之士。見有髮辮長垂者。不曰頑固。必曰豚尾。嗚呼。其亦不思之甚矣。不知頭髮固有大功於腦也嚴寒之時北風凜冽頭不加帽則頭痛頭暈隨之矣是因寒氣直逼腦中所致也髮多者可免溽暑之秋炎威迫人不戴草帽熱厥隨之矣是因陽光直射腦血管所致也有髮可以禦之矣其餘功用尙多不及備載維新之士知其一而不知其二甚可陋也

何以有鬚

客有問於叔豪者曰男子何以有鬚曰人體各機關中放出一種液汁名倣爾明者其鬚即此液汁所生此種液汁含有一種特異之氣味於男子春機發動期而最盛當此時也喉管寬發聲大其服用諸品必有一種臭氣此氣觸於女子鼻管即能辨其爲男子之物蓋雌雄兩性之倣爾明其氣味各不相同也此氣男强於女故鬚亦隨之而特多頃讀達爾文氏之進化論則不然其言曰男子所以有鬚者爲欲向女子作威嚴狀態而使之屈服耳嗚呼是言也未免褻瀆吾莊嚴高貴之女同胞矣嗚鼓而攻之可也

鬚亦有功

男子終日營營奔走風塵其勞於女子不啻倍蓰故天特錫之以鬚以爲保護顏面之用嚴冬之時全體皆衣重裘獨顏面無求於人耐寒忍風一絲不掛吾願有鬚者愼勿

再。剃。以。免。感。冒。之。患。全。上。天。好。生。之。德。且。不。第。此。也。鬚。多。者。齒。牙。强。健。身。體。亦。必。完。全。無。缺。損。也。

嬰兒發育談

嬰。兒。每。日。身。體。之。重。量。與。精。神。上。發。育。之。狀。態。吾。國。數。千。年。來。從。未。有。人。道。及。吾。嘗。積。數。年。之。經。驗。而。研。究。之。分。嬰。兒。自。始。生。至。一。年。爲。十。二。期。分。記。其。發。育。之。次。序。其。間。雖。有。男。女。之。別。遲。速。不。無。稍。差。然。相。去。亦。不。遠。矣。

第一。月。之。小。兒。體重。六。斤。手能。動。頭能。搖。知黑。色。或。辨。光。線。之。亮。暗。

第二。月。之。小。兒。體重。六。斤。十。二。兩。好視。光。好聽。聲。好抱。飢時。口發。恩。揩。恩。揩。之。聲。以乳。頭。置。口。邊。知以。口。承。之。

第三。月。之。小。兒。體重。七。斤。八。兩。手能。握。物。頭能。上。舉。能專。視。一。物。

第四。月。之。小。兒。腦殼。不。軟。頭硬。如。大。人。手能。自。由。握。物。能視。知。鏡。中。各。物。之。映。象。

第五。月。之。小。兒。體重。九。斤。二。兩。能辨。人。能分。別。物。之。美。惡。

第六。月。之。小。兒。體重。九。斤。十。四。兩。能立。起。能俯。仰。其。首。能識。家。中。之。姊。妹。伯。叔。喜立。於。膝。喜玩。具。

第七。月。之。小。兒。體重。十。斤。九。兩。下顎。之。中。央。有二。牙。發。現。能好。甚。所。好。之。玩。物。能出。聲。而。笑。不常。以。淚。洗。面。能坐。又喜。乳。以。外。之。物。味。

第八。月。之。小。兒。體重。十。一。斤。四。兩。上顎。之。中。央。亦發。一。牙。能

課餘雜著

譯屑

三十六

匍匐而行玩具之好惡能自辨別　第九月之小兒體重十一斤四兩與上月不相上下下顎又發兩牙能親其所喜之人而遠其所惡之人　第十月之小兒體重十二斤七兩依壁能行不得所愛之物卽怒知味之美惡　第十一月之小兒體重十二斤十五兩上顎亦發二牙夢中能笑能哭能知前世事（亦能見鬼神惜不能言）第十二月之小兒體重十三斤八兩能注視遠方之物扶其手卽能步行見碗動能知爲飯時入浴室知須脫衣

此嬰兒一年中變遷之大畧也讀者不信可一試之

電燈光與他種光之比較

西儒迭更生。嘗細考吾人於燈光前瞬目之數。其結果。則燭光前每分時瞬六次。又十分之八。自來火前二次幷十分之八。日光中。二次又十分之一。電燈則僅一次。又十分之八。故各科學家謂各種燈光以電燈爲最不傷人目未知然否

哭可爲嬰兒之補藥

嬰兒悲啼實大有益於身體之發育何也嬰兒之肺臟甚虛弱甚縮小悲啼則呼氣能延長而吸氣反縮短於是聲門收縮肺臟受壓力過大乃隨之而膨脹血行循環加速

而祛痰亦較容易惟哭有兩種一爲感苦痛而哭一爲無故而哭感苦痛而哭者當除去其所感苦痛無故而哭儘可任其悲啼也

剖身奇談

肉何以紅眼何以白　人體有筋肉之部分皆爲淡紅色蓋以筋肉之中皆蔓布血管赤血球循環其中故成爲淡紅色也惟眼球則不然其所有之血管皆至爲纖細非血球所能通過故眼球爲白色

人體內部之小譬　吾人體內各種之原質若聚於一處實爲可驚日本醫學博士某君嘗設譬以喩之非盡子虛也其言曰計體內所含之鐵若聚於一處可製五寸長之釘七枚脂肪可製十兩重之蠟燭一枝半炭素可製墨七百八十打每打十二錠燐可製火柴八十二萬根糖可製角砂糖五十塊鹽二十茶匙水八升四合

心臟　吾人之心臟受血液循環之刺戟故能搏動每搏動一次有七百六十兩之血液發射至九尺之遠以一分鐘搏動六十九回一晝夜二十四點鐘計算則須搏動九萬九千三百六十回能發射七千五百五十一萬三千六百兩之血液至八十九萬四千二百四十尺之遠再以月推之以年推之以一生推之不將更大可驚人耶

課餘雜箸　譯屑

兩目不對兩頰　方趾圓顱人盡然也耳司聽目司視口知味鼻司嗅人亦盡然也而不知耳之位置左右分高低焉目之司視左右分強弱焉此顯而易見者也尤奇者左右兩頰必不能與兩目作一直線非歪即斜甚可異也

味覺之分別　人皆知舌司味矣而不知亦分三等也辛酸之物一觸舌尖立即感覺若置諸舌之中部或末稍則感覺極鈍以甘苦二味置於舌之中部則感覺銳敏他部則否以是而推可知舌尖為司辛酸之機關舌中為司甘苦之機關而其末稍乃為分燒肉或脂肪等之滋味者也

手爪與汗孔　左手之爪較右手之爪其達於同等之長度必較遲八日或十日又每八分平方之皮膚有汗孔一千餘個以五人全體之面積核之氣孔之數可達二百萬以上

排泄物　吾人所排泄之尿糞日本某醫學博士嘗積而量之一年間之總數為日權九十貫以斗計之合吾國三石六斗云（某博士之預算不盡確實何以故吾國人之食量各有不同饕餮之徒有一食十餘碗者瘦弱之夫日食祇半盂夫進口貨多者出口貨亦必多某博士所量之人適為日食半盂者則饕餮者不且十倍於原定之量耶

瀊齋戲注）

身體成長之順序　自始生至一歲其發育之順序前既言之矣而一歲至二十四歲亦可分爲五時期第一期自一歲至四歲此期名曰橫發育臏腠肥大第二期自五歲至七歲此期之發育爲背脊上伸第三期自八歲至十歲此時期仍爲橫發育第四期自十歲至十五歲此時期背又上伸第五期自十五歲至二十四歲至此時期全身皆發達平均矣

番人喜食白肉

濠洲東海岸之番人尚舊衣皮飲血之習未脫泰古食人之蠻風據彼中人云各種動物之肉以白種人爲最美食之之法切人體爲無數小塊裹以木葉蒸於土鍋中經二三時則木之香味全入肉中而此肉味之美直無可比擬論者謂近世紀創爲天演淘汰弱肉强食之說不知非弱肉强食乃白肉蠻食也

眼淚可貴

淚中含有亞爾加里之性質能撲殺致紅眼病之小蟲吾人不幸有塵埃或細物誤入眼中則眼球卽放出眼淚以驅逐之並能緩緩流出液汁以滋潤眼球故眼球之所以

能持久不罹風眼不爲紅眼不變爲可憐之瞎子者皆淚之功也故吾人每日早晚宜以溫水洗滌之以保眼球之清潔也

睡態之奇異

飛禽走獸之睡態至不一也亦至奇巧也象雖睡仍立馬睡雖立而頭下垂狐與狼之睡則鼻與前脚相盤而以尾捲之兎與蛇與魚雖睡而眼不合鳥睡則頭向尾嘴插在翅間鶴睡則一足捲縮一足立鴨在水面一足且動而睡

各種動物之力量

世界上各種動物之力量無有如人類之軟弱者較諸蟹與蜂之微物尚不及萬分之一甚可恥也據某動物學家之言海蛤蠣能載較已身重逾數百倍之二十八斤物蟹則能載較已身重四百九十一倍之物而人類僅能支持其已身之重量或且不逮焉豈長於此者必短於彼歟

睡與兒體之關係

父母對於子女愛護無所不至而對於兒身之發育則日冀其速甚有服種種補藥以達其目的不知愛之適以害之兒身未得强健且有害焉夫兒之强健與否關於發育

之遲速其強其弱兒身無自致之力者其責均在父母常見不自由之兒日遭父母之斥責兒性本好動至是則靜焉本好嬉戲至是則文質彬彬焉在父母必私心竊喜以爲就我範圍矣不知小兒日漸萎縮以日間不活動夜間亦不能成眠成爲精神過敏之症而身體衰弱隨之矣父母見其如此則又大懼百計以治之不圖其本而務其末亦維束手無策而已嗚呼日醫某曰兒之好睡乃由兒體強壯所致不第小兒爲然也大人亦猶是愈貪睡者身體必愈肥胖反之體必衰弱而多病世之爲父母者可以此言爲鑑矣

衞生要言

吾國人民病數爲各國冠嘗私計之十人中竟有七八焉嗚呼東方病夫之誚吾知其誠然矣敢貢蕪詞以祝同胞共登長壽之域

每日食前宜運動食後宜休息宜細嚼緩咽以省胃力蓋食物細嚼入胃即能消化可省胃力一半也每食不宜過飽有胃痛腹瀉嘔吐等病時宜忍飢不食平居宜減少肉食蓋肉中含毒能變清血爲濁血致發重篤之外症也宜注意烹飪宜多食油類以養體內細胞俾藉以殺滅外來之病原細菌物之沾塵汚穢及生黴者勿食過熱過冷者

不食水之不清潔者可疑者未煮沸者勿飲已用之碗箸非經洗滌不得再用酒能損傷內臟之細胞飲之必縮短壽命宜勿飲雖飲量極宏又値燕會之候不得不飲者宜少飲不宜過度西諺有曰杯中溺斃者較海中爲尤多而去年末松河之役法軍爲痛飲之故致遭敗績全軍幾皆覆沒煙能傷腦害神經其毒較酒爲烈宜戒絕滬上士女喜吸雪茄以爲時髦此不第失女子之身分且使其引鏡自照當啞然失笑不置也大便宜每日一次不可使秘結且如厠大便每日宜有一定時刻俾終身成爲習慣以上數端特舉其大略耳苟能斤斤自守期頤之年可冀矣

（譯屑完）

名醫

東關吳氏婦偶發寒熱乖姅變（不月也）醫曰暑也爲治其暑不能愈易醫視之曰濕也曰風寒也爲治其濕治其風寒又不愈纏綿四五日四肢漸腫腹漸大夜不成寐則曰榮衛不和虛矣極力補之腫不退凡城中讀素問靈樞者悉延之悉袖手無策乃請專治臌症者來曰此臌也久爲庸醫所誤攻之瀉之如故踰旬腹痛復問前醫曰痧耳至晚生子乃如前次有子孫瑞以攻補亂投致母與子俱不能生吾友鄒道剛爲余云並爲文以授之示不忘也嗚呼近所謂名醫名醫者吾知之矣出則索巨價綠呢大轎

前導後擁身價高而意氣甚盛也及乎診病以手按脈略問數語則據案疾書昂昂然去矣藥之對症不對症病之是重是輕皆漠然也逢人每自詡其藝能回天活人功高考其成績皆吳氏婦之類也若稍有天良者清夜自思當汗顏無地矣吾第三弟季傑魁梧奇偉千里駒也亦誤於名醫之手時吾方十齡也前塵影事思之不禁於邑涉筆記此不覺其言之可痛而過激也

懺悔之書

自新風潮鼓盪而入學界一切之新志士遂如春雷始聲怒芽橫茁其橫決無前不可一世之概已足潰舊隄防而有餘梅毒淋病視為常病生殖器之新名詞日以為口頭禪言笑而不怍又涉獵各國偉人傑士之傳略見其軼言軼事而適足以資其談助昔之人士偶踰行檢猶復慴於物議懍於衾影尚足以生其幾希平旦之天良今乃有若干之偉人傑士為之後盾於是塵羹仁義土飯忠信乃不惜以箝制束縛保持社會安甯秩序之舊道德盡舉而棄之其現象有令人掩耳無地者嗚呼吾觀於黃生自述之語不禁欷歔嗟歎而重有憂矣黃生武進人也家素封性亦聰穎自畢業中學後即考入某大學肄業每試輒冠其曹去年冬忽患精神病而歸不樂與人聚談喜潛居暗室

缺乏。强健之記憶力。消失敏捷之判斷力。心悸亢進。呼吸促迫。胃弱。而消化不良。皮膚蒼白。易於悲哀忿怒。夜間不眠。甫交睫。卽患夢魘。易於驚覺。父母憂之。請醫調治。百藥罔効。後讀少年進德錄之窒慾篇。陡然若有所覺悟。遂如快刀斬蔴。頓改舊癖。而病亦尋愈。所謂心病自用心藥。醫世有與黃生同病者歟。愼勿以靑年有用之才力。消磨于二手十指之間也。果如此。則余之此記。爲不贅矣。黃生。書曰。

僕自奉惠書。用冷水揩擦。以來。已稍稍獲益。近更研考理學。集得窒慾學語數條。作爲座右銘。是以此心較有把握矣。頃奉大札。廻環雒誦。益堅吾心。吾兄之所以教誨救援吾者至矣盡矣。蔑以加矣。若使此次慧劍一拔。再不能超脫苦海。正不足齒於人類也已矣。玆聞閣下將著一書。述所以預防手淫之法。不禁額首爲天下少年稱慶。今將僕初犯此病之原因。習慣。及其親身所受之害。爲閣下一縷陳之。願讀者取爲前鑑也。

吾少小未聞義理。憶年十六時。情竇初開。喜閱敘述男女之小說。如某某等書。見其敘汚穢之處。窮極無遺。其中若有大樂存焉。於是吾心怦動不已。而起犯手淫。嗣後習以爲常。恬不爲怪。初則但描摹書中之情趣而已。繼而不知不覺中見有美色亦思描摹之蓋每況愈下矣幸而吾心地明白若有善根器生平不肯爲絲毫害人之事是以吾心雖蒙百生莫滌之垢而未嘗荼毒及人也今大夢初覺每當風雨晦明追想吾淸白磊落香潔無比可寶可貴之心曾經思及人之美色而犯過意淫如白紙上塗以無數之黑點爲終身之大恥嗚呼吾每一念及輒令吾眼中出火而欲拔劍自刎也

吾垂髫時嘗在某校讀西文每以優等超級不數年間卒其業資質固不在常人以下也今犯此戕身害身惡疾以來昔之書讀三遍即能背誦者今讀三十遍尙格格不能背也記憶力盡失思考全無活潑之機盡形銷滅友朋中見吾如此皆詫爲今昔判若兩人也嗚呼吾何爲而至此哉

吾少小不自菲薄嘗欲有所自立於天地間今犯此爛心毀骨惡習以來長風之志豪邁之氣盡付之泡影流水吾現在萎靡若已殭之蛇撥之而不動若死灰槁木生氣已盡嗚呼吾何爲而至此哉

吾宿昔每見悲慘事輒泣然出涕每見不平事輒怫然動怒今則不知何故世間哀樂事漠然不加喜戚於其心蓋人身固有之善念至此已盡滅絕矣嗚呼此吾所不

得不痛心疾首者也

吾初犯手淫時尚有節度後來愈犯愈不知檢制甚至於時時思動似乎有怪物在內撥弄不期然而然者於是方知爲刻骨之病亟思改戒無如其疾浸深改之蓁難理與欲尚交戰於胸中而最後之勝利終非吾所得至多支持七八日故態亦復萌矣以致現在形銷骨毀精神衰頹腰酸足軟百病俱全兩鬢蒼蒼齒牙豁落年未過弱冠與老翁無異顧最受此病影響者莫如腦筋終日呵欠連連瞢然欲睡昏昏沉沉如入五里霧中加之以胡思亂想幻覺怪念相藉而來與患神經症者絲毫無異若無先生良方援救吾之夭殤卽在目前也今雖霍然病愈然一生之精粹榮華摧折殆盡矣閉目思之正如百千之牛鬼蛇神令人嬰然却步也嗚呼危矣

吾昔在某處遇見某君某君精通理化算學熱心世道見吾面黃無血色乃爲吾詳述少年手淫之害及其必至於死之故剴切勸導吾聞之惕然驚恐亟思戒絕無如及至妄火動時若有魔鬼來游說云某君之言讕言也吾犯了許久尚未睹大害以爲決不爾爾也距知年餘後病象乃畢顯而卽近於死云假使當年聽某君之言改戒較今便易數倍智不及此以至於今日尚何言哉尚何言哉惟望吾同病之人切

弗謂其害未睹而可安之吾卽其前途之覆轍也常人之情於已然者信之將然者疑焉及至已然雖復信之則悔何及矣

吾初立志戒惡習時嘗克抵至十數日之久戒至半途微覺不適卽有魔鬼來游說云汝今之病皆係戒惡疾所致如再不開戒病將加烈矣吾因此而投其羅網者屢矣今而後始知戒後微覺不適者正病體日見起色之時機也蓋當心中憧憧往來之際其不適當益甚乃因腦筋昏霧之故匿於其中而不自覺也今能自覺豈非大可喜乎於此可知彼魔鬼最爲可殺可恨若不驅而遠之偶一聽其言而行必陷入火坑油鍋之中終身受其鴆毒而不能自拔矣吾每謂慾念起時輒自謂曰今日姑如此明日改之無傷也及至明日又復作如是想於是日延一日而至於今日此吾所痛心切齒於已之志行薄弱也烏乎姑如此三字其喪身敗事之導火線乎

今日社會之惡毒世風之澆末得未曾有引邪誘惡靡地無之士大夫羣居終日言不及義吾每見三人聚會未有不議論婦女者夫男女之事普天下所同也天地間最平常之事莫此若矣不必談亦不足談也顧論者每津津然樂道之不去口盡情形容窮極無遺一若有大樂大快存焉目爲世間最希奇之事無怪血氣未定之少

年聽之而躍躍於心而爲狀心害身之事雖云自作自受咎由自取要其咎亦不當專歸於此也第可憐可寶之少年抱將來絕大希望者若無義理浸灌於心有所挾持未有不投入此漩渦中以去者嗚呼今日之精神教育其亦不可以已乎人生具七尺之軀渾身一包濃血裹一大塊骨頭饑能食渴能飲夫有何貴所貴者惟此心與此理耳故世之最痛苦者莫如斲喪其心也悲哉一失足成千古恨再回頭已百年身天下之可羞可痛孰有甚於予哉吾書至此吾不禁淚涔涔下矣大君子熱心救世僕之頂香祝禮者已非一日以上所言語語翔實望舉之以告人或亦有聞吾言而矍然不敢嘗試者乎十八層地獄死去活來之過來人作此現身說法猶是一片婆心耳云云

記者曰嗚呼下部之事君子之所慎言也言之稍不雅馴既不足以垂爲炯戒並有迹涉誨淫之虞搢紳先生難言之矣故青年學子多不知縱慾之害直類無韁野馬絕足奔馳而不受覊勒久之則體內之生活力日形消減肉體上精神上槪受甚大之影響蓋精液爲身體上營養之一部分耗費既多則有大害於全身之營養而發生各種疾患焉據西國醫學博士言一滴之精液必耗費四十滴血液方成其寶貴可知矣又聞

黃生言。罹是病者。校中人十且八九也。願教師注意及之。爲學生者。亦以中國之主人翁自居。有則速改。無則加勉。毋自暴棄。所頌禱也。

課餘雜箸者。吾弟叔豪於習醫暇晷而箸者也。都凡十五篇。曰鼠疫瑣談、天花瑣話、記孝賊張懷、記少林寺拳僧、印月、記紅衣新娘、記張擺渡事、貪官鑑、游惠泉山記、虎邱紀遊、酒鑑、梅毒菌物語、胃之呻吟語、譯屑、名醫懺悔之書。多有功世道之作也。雖已散見於申錫各報。余恐其久而湮沒也。特董理之。以災棃棗。吾弟所記懺悔之書一篇。述手淫之害。尤精警透闢。足爲青年棒喝。余不文。特申其未盡之意。爲誌於篇末曰。手淫者。以强制之力。恣其情感。旣致疲勞。尤招大害。是猶違犯天譴。立於秋霜烈日中也。且手淫之與男女交接。不知者視之。若無差別。然以細心觀察之。則一爲自然。一爲勉强。儼然有一大鴻溝爲之界限。而學識高深者。猶不免混然視之。無所區別。今欲知男女手淫。大於自然交接之故。觀於惡行之人。天必與以凄慘之報應。則思過半矣。抑手淫之末路。其害有不勝言者。美麗之姿。俄而憔悴枯槁。如棠棃之枝。爲風雨所摧折。眉宇間一種俊秀之氣。一旦爲惡行消去。祇餘陰森之氣。釀成種種之病狀。或軀體踉蹌。神氣黯然。或眼中無光。眼窩陷沒。或面如土色。全呈病態。筋肉弛緩無力矣。睡眠終夜不安矣。立足不穩。難支持其軀體。手指顫慄。如風中之蒲葦。加之關節疼痛。五官蔽塞。全無勇邁活潑之氣象。且默默蟄居而寡言。昔之氣如虹霓者。今悄然如木偶。昔之譽重神童者。今庸碌如凡夫。想像思考等力。全歸消滅。惟情慾之念。見物卽生。噫、可痛至此。究其因皆手淫有以致斯。甚至痛恨愧悔。皆無所用。悶悶不樂。無所排遣。卒至厭人世。悲薄命。自恨不已。至於自殺。而世之人往往訕笑之。不知彼之所以自殺者。因生存之苦。反不如速死之安。是卽近代青春士女自殺之一因也。因手淫所受之害。猶有障害消化力、及腸胃膨脹、胃脈痙攣、血液衰減、胸部充塞、皮膚腫潰、全身枯槁羸憊等。而癲癇、肺癆、潛伏熱、卒倒、夭死等症。亦易招焉。民國七年五月兒伯英萬鍾識於存濟醫院

課餘雜箸 終

蔬食養生會緣起

無錫萬鈞叔豪撰

竊以軒黃之世。享上壽者恆百廿年。洪範之章。得康寧者備九五福。是知長生之訣。莫先乎養生。而飲食之功。莫善乎蔬食。豚魚不養。神農之明訓堪稽。厚腊實毒。國語之載籍非僻。若乃滋味煎其府藏。腥膿毒其腸胃。措身失理。亡之於微。宜其視下壽爲遐齡。歸彭殤於理數。可哀也已。抑不思葷食者血液濁。蔬食者血液清。葷食者嗜慾濃。蔬食者嗜慾淡。血液濁則易罹疾病。痛害於切膚。血液清則克保永康。沈雄於體魄。況乎九穀之穎。昊天所以養人。百物之生。四時不虞乏。食必也養其小。以失大。志士羞爲。竊恐悅吾口以賊生。造物干怒。故知蔬食飲水之孔子。未必甘食細膾。鄉黨一章。未遑盡信也。以羊易牛之齊王。未能推行仁術。子輿之論。猶覺詭從也。蓋聞聲不忍食肉。君子必遠庖厨。戒殺適以廣仁。天地同爲物橐。卵胎濕化。皆彼蒼賦氣之倫。飛走蟲魚。極人事化機之樂。何必窮吾口欲。復炮烙之嚴刑。取彼生芻。備支離之痡毒。矧乃一門稱慶。寃禽方動魄驚心。聚族爲歡。屠伯竟行刑奪命。雛已孤而失撫。哀鳴思並母而眠。畜既老而多傷。憚殺與子。黎非異溯。厥生人進化。（達爾文進化論謂吾人亦係禽獸變成）不應煮豆燃萁。徵夫佛道

蔬食養生會緣起

輪迴。難解前因後果。若云薦食。太羹元酒。可盡眞誠。藉曰款賓。春韭秋菘。亦饒佳興。至若淮南之腐。酥若乳脂。園東之菔。差堪嚼味。豈必嘉肴在御。而始堪適口也乎。以言養生則如此。以言止殺則如彼。强恕而行。求仁莫近。淡泊是養。癘疾不侵。試食葛仙之米。仁壽同躋。休偷方朔之桃。神仙可致。有心人當權其利害。而淨口維修者也。鈞等自蔬食以來。神智日益。清明在躬。既得健康幸福。將欲先覺方來。爰發起蔬食養生會。有志者均可入會。不取會費。昔者香山耆老。茹素修眞。近時粵國名流。（廣東伍廷芳博士前亦有愼食衛生會之創主張蔬食自信可活至二百歲）衛生持驗。明達君子。曷興乎來。

蔬食養生會簡章

一正名　本會以肉食多毒有礙衛生且爲憐惜生物起見故發起蔬食養生會。

一規則　本會以戒殺茹蔬爲大綱。嫖、賭、煙、酒等有傷身體之物。亦在戒除之列。

一會所　本會總部。權設萬叔豪廣內如有信件函札。請寄上海南成都路蘭陵里一零七號。第一支部在蘇州陳墓鎮（以後續添）以便就近報名。如有面詢事件。請駕臨上海靜安寺路三十九號洋房。

一會員　凡能遵收本會規則者。皆可爲本會會員。（會員養親之奉。不在此限。雞蛋等無知覺之物。亦不在戒除之列）

一入會　入會諸君。請將姓名、字號、職業、年歲、籍貫、住址。詳細開示。以便編成會員題名錄。登入上海中西醫學報內。

一納費　本會不取會費。亦不派人勸捐。（如有自願捐助者聽）其一切經費。均由發起人籌墊。惟入會時須納郵資二角以爲通信及寄贈出版物之用。

一權利　關於蔬食之學說議論。隨時刊贈各會員。以交換知識。互相討論。凡本會會員。如有宏論傑著。（不論體例）幸勿吝賜教。本會當依次刊登。（本會本擬編輯一雜誌。分送會友。因經費尚未籌足。故先假上海丁福保君創辦之中西醫學報爲機關。刊登本會消息。該報爲中國醫學界中資格最老之報。已出至第八年第十期。）

一階級　本會會員。一律平等。不設會長及副會長等名目。

一分會　各省同志。如贊成此舉。願設分會者。請賜函接洽。以便彙寄出版物。惟不得收取會費及募捐。

一附則　本會章程。係屬暫行辦法。如有未盡事宜。得隨時修改。望海內通人。不吝珠玉。進而教之。幸甚。

發起人　萬鈞　舒舍予　陳仙影　戴天默　葉新民

贊助人　丁福保　黃章　葉仲華　鄭子褒　朱梅邨　趙石龍　萬伯英

新會員題名錄

高會瓊號宴春。瓊州瓊山縣人。年四十二歲。滿清縣案庠生。民國自治會員。曾充本邑應元學校教員。現受上海中西醫學研究會肺癆病花柳病皮膚病內科等學科。修業給優等證書。對于公益事務。異常熱心。本會會員中之佼佼者也。

陳其熊字兆男別號仙影。江蘇陳墓鎮人。年十八歲。曾肄業南洋公學。因兄輩皆求學異省。家中承歡乏人。遂奉嚴慈之命。家居自修。天性聰穎。記憶力又强。故於學無不窺。又無不登堂入奧。近與本會會員萬叔豪先生等。發起蔬食養生會。茹蔬戒殺。嘉惠畜類。誠青年之有志而且傑出者也。

葉新民。別字飼鶴生。年十八歲。江蘇陳墓鎮人。爲名醫葉仲華先生之子。家學淵源。既潛心靈素之學。又工文章。亦預蔬食養生會發起人之列。其志趣之高。理想之正。於此可見矣。

萬寶瑾字允瑜。江蘇無錫人。年二十歲。爲萬叔豪先生之妹。年十六。即執教鞭於合肥張靖達公家。現潛心內典。精究醫藥。孜孜不倦。頗有心得。誠女界中之佼佼者也。

醫藥衛生淺說報廣告　本報同人。素以醫藥界之大革命。衞生家之新福音。爲應盡之天職。主張診病用西法。治病用中藥。並將中藥用西法泡製。抵制西藥。以期挽回利權。然欲達此目的。收此效果。非著書立說。徵求同志。共謀進行。不爲功。除黎君雨民。著有新醫學淺說易解已登本報外。尚有拙著中西醫藥合參。（又名新醫學漢藥治療法）古方新解。（又名古醫方新醫學解說）家庭藥物學。民間治療法。通俗新本草。通俗新藥方六種。自下期起。陸續照登以餉閱者。凡中西醫藥學家病家及衛生家均宜訂閱一份以資研究。又本報自出版以來因係施送性質索閱者日見其多。自第二十五期起。仍每一或二星期出一張。隨時分送不取分文。如願長期閱本報者。先交半分之郵票五角。卽送至全年爲止。若索閱二十五期以前全份者。須補寄半分之郵票二角五分。卽行送上。所存無多。遲恐不及。請從速函向天津東門南盧氏醫院發行所訂閱可也。

皮膚病新藥出售價目

（效用用法及成績報告訂閱醫藥衛生淺說報卽知其詳請醫藥學家注意）甲種萬能油　每磅大洋二元　乙種萬能油　每磅大洋一元五角　萬能油精藥水　每磅大洋三元　萬能油精藥粉　每磅大洋二元　以上四種非醫家購買並不出售

丙種萬能油　每小瓶大洋三角　萬能油硬膏　每塊大洋二角　萬能油精藥水每小瓶大洋四角　萬能油精藥物每小盒大洋三角　以上四種外埠各藥房有願代售者須交現欵每打六折十打五折　總發行所天津東門南盧氏醫院

中華民國七年六月出版

中西醫學報

第八年第十一期

本期之目錄

本報全年十二冊本埠洋八角四分中國境內洋九角六分日本臺灣洋一元零八分香港南洋各島洋一元三角二分零售每冊洋一角上海英大馬路泥城橋西龍飛馬車行西首間壁三十九號丁福保醫寓發行

九問一答

汝有患過重病而後復元之親眷否
汝是乳母乎
汝因年老以致脾胃軟弱乎
汝有患體弱兼欠睡否
汝要戒飲烈酒或同等之物乎
汝所愛之兒當其處出牙及斷乳困苦之際要用一特別舒服兼滋補之食物否
汝有患瀉痢否
汝心懼其可畏之癆病否
汝臨睡之時要飲一暖胃而有補之品以速安睡乎
且待雀巢牌牛奶粉
爲汝解除一切煩難

雀巢牌補身粉（俗名牛乳粉）

此粉補而不熱

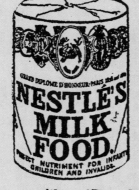

夏令服之尤宜

主治胃滯第一良品

日商仁壽堂大藥房廣告●醫療用各種藥品●醫療用各種器械●工業用各種藥品●棉花繃帶材料●閨閣用各種化裝品●代售各售賣藥

敬啓者本大藥房專向日本著名各大廠販運上等原封藥品並寄種仁丹　日月水　中將湯　胃活　靈效丸等著名靈藥茲值交易伊始特廉價發售以廣招徠　賜顧者請認明牌號庶不致誤此佈

上海虹口吳淞路○字第一五○號　仁壽堂大藥房謹啟

電話第四〇五七番

佛學叢書

一律實價並無折扣、外省買經者該款可從郵局滙。款到卽行寄上。總發行所在上海靜安寺路三十九號醫學書局

一	八大人覺經箋註	六分
二	心經箋註	六分
三	四十二章經箋註	一角四分
四	佛遺教經箋註	一角三分
五	觀世音經箋註	一角五分
六	高王觀世音經箋註	六分
七	金剛般若經箋註	三角
八	佛經精華錄箋註	三角六分
九	阿彌陀經箋註	一角三分
十	盂蘭盆經箋註	六分
十一	無量義經箋註	
	圓覺經箋註	

尊勝陀羅尼經箋註
大悲心陀羅尼經箋註
佛學指南
大阿彌陀經箋註
妙法蓮花經箋註
觀普賢行法經箋註
維摩經箋註
楞嚴經箋註
大乘起信論箋註
佛學小辭典
佛學碎金錄箋註
佛教宗派箋註

家居衛生舉要（錄青年進步）

錢泰基

家居爲人生最重要之部分家居之行動浸久卽成生活之習慣一生之康健繫焉世每有中年之人疲弱多病不堪任事推其原由乃平居不合衛生之種種習慣有以致之故言衛生者深注意於家庭起居飲食之間茲編所述務求簡捷苟能持久行之祛病延年一人一家之健康將基於是矣

一　睡眠　睡眠時間之多少與年齡最有關係嬰兒於晝夜二十四小時內須睡二十小時年齡漸長逐漸減少十五齡之兒童睡九小時至十小時已足十五歲至二十五歲約須睡八小時二十五歲以後可睡六小時至七小時至年老又須加長其睡眠之時間毋令過少雖然以上云云不過舉普通言之不能强人人以盡同往往同一年齡之人或因體格之有殊或因操作之不同或因供養之差別睡眠之時間可大相懸殊故究而論之睡眠以至滿足爲適度例如中年以六小時爲最低之限八小時爲最長之限過此皆不適度矣迨完全清醒後宜立卽起身切勿輾轉牀褥用腦力者於睡眠之前宜稍行動或作笑談使腦力靜息則入寐可速早寢早起最能使精神爽健臥室須靜寂黑暗清涼通氣若睡眠不適治事失其精神飲食失其滋味害事傷身非淺鮮

也。

二空氣　空氣之於生命最爲重要人窒息三分時之久即死欲保身體之健康尤宜多吸新鮮空氣罹病之原因以呼吸不潔之空氣爲多空氣之主要成分爲養氣淡氣炭養二及水氣動物之呼吸吸收養氣吐出炭養二與水分中又含有機體之穢質多人處一室不久即穢氣蒸騰者即此有機體之穢質爲之若炭養二雖無益人身亦無大害人欲得豐足之養氣以常處戶外爲最宜能寢於戶外尤佳法將身體用被包裹溫暖令面部全露於外但須用適宜之障蔽不致受烈日狂風雨雪而已其次則居於室內洞開窗牖使室中空氣常常流通惟不可當風而臥無蚊之時切勿御帳即有蚊亦當以珠羅紗或粗夏布製帳懸之求其能透空氣爲最要大抵一人每小時能有三千立方英尺清鮮空氣以供呼吸方不致混濁房屋空氣之流通每小時須換三次每人所佔居室之大小當在一千立方英尺以上居室容量宜高然不必逾十二英尺以上因混濁之氣鮮有能升至十二英尺以上也市廛之空氣多塵灰中含乾馬矢煙氣工廠中各種酸質之臭味最不合於衞生故居室宜遠市廛擇僻靜空曠之地而居之屋之四周多植樹木蓋植物於日間收入炭養化析之爲炭氣與養氣將炭氣留體內

助製澱粉質將養氣吐出因之得與吾人吸入之養氣呼出之炭養互相調劑身體疲弱之人能居山上或海濱尤爲適宜因其地空氣中含阿純 Ozone 之成分甚富阿純者乃一種變形之養氣當平常雷電交作時多有之有絕高鼓舞精神之能力山居海濱之人多健壯非無故也

三飲食　食物之要素有五(一)蛋白質(二)脂肪(三)炭水化物(四)水(五)鹽也蛋白質類之物爲瘦肉麥中之漿質荳之漿質蛋之白皆是脂肪如乳油乳酪及葷素油類皆是炭水化物如糖及澱粉皆是平常之人每日須用炭質五千英釐(每七千英釐爲一磅)淡氣三百英釐然以上五要素中惟蛋白質中含有淡氣炭質則蛋白質脂肪炭水化物中均含之故每日能食麪二磅瘦肉十二英兩則身體需用之淡氣與炭質已足矣

顧吾人選擇食品必需兼三者言之一適口二效力三撙節何謂撙節如含淡氣之食物必較脂肪及含有炭水化物之食物爲貴再分之同此含有淡氣之食物而蛋與乳酪較諸禽獸魚類之肉爲廉豆類更較蛋與乳酪爲廉撙節者與其食肉毋寧食蛋與其食蛋毋寧食豆以其所得之益等也所惜者豆類消化不如肉食之易則效力較遜

或曰吾國之豆取豆腐之精華而成既易消化價又極廉兼擅節效力二者而有之誠食物中之無上佳品也大凡坐而工作者之消化力不如勞動者之强故前者當食易消化之物後者即多食不易消化者亦無妨也至食物之適口與否與養生至有關係所進之食物須常異其種類常異其烹飪之方又宜多食菜蔬蓋菜蔬之葉綠素中含有纖質於血輪至有功用其不能消化之成分為利便之絕好資料此外宜常進水果因水果中酸質大有裨於健康也

多人同食肴蔬以每人一分為最善否則於每人應用之箸匙外每碟用特別箸匙為過渡以防病菌之傳染食物必須嚼爛然後下咽食宜遲不宜速食間宜作諧譚不宜沈思不語更不宜存憂慮傷感忿恨之念因此均足以阻礙消化力也食不宜過飽肉類尤戒多食一日三餐以外勿進零食使胃力得有休息之時每日宜進開水五六杯惟飯後勿多飲恐其解淡胃汁也以茶代水亦可但茶葉泡於水內三分時後即發出炭匿酸 Tannin 足以阻滯消化故茶葉泡後將茶水傾入他壺則可免炭匿酸之患

四 準時大便

大便固結糞內發生毒質由大腸吸入血內周行全身為身體之大害故必須養成準時大便之習慣每日至少一次多則三次每日三次者可於每餐後行

之每日一次者可於早餐後行之因進食爲下便之刺激物一日不當下日再爲之每日如是久之即成習慣既成習慣勿以一二日之不能準時而遽間斷之當耐心繼續事務繁忙之人晨餐後急須赴公者可移其時間於晚餐之後

五　運動

運動大有益於身心之强健能鼓舞血液之運行增進消化之能力使睡眠酣適又使皮膚發汗多爲排洩廢料之活動可以救濟胃臟過度之動作皆運動之效也運動可分二種一爲遊戲運動一爲改正運動

遊戲運動能引起運動者之興味使心意呈活潑之氣象自較板滯之體操爲佳而戶外運動空氣暢爽尤勝於戶內如馳馬游泳網球手球足球隊球等不勝枚舉可各隨性之所好及情勢之便利選擇數項或每日爲之或每星期擇一定之時期爲之能恒心練習技術日精興味日濃但中國篤舊之士以運動易遭不測避之若魅不知吾人之於運動如能審愼從事決無他險若鹵莽之人則飲食起居何一不中潛危機乎且凡能運動之人腦筋靈敏體魄雄健入繁盛之市足以避車馬衝撞之處至荒涼之區足以爲防身之需則避危之方莫善於運動也何況運動有益康健能袪病延年稍有新知識者莫不知之今乃以避萬一之險甘受無窮之害甚至促其壽命以此較彼可

以。知。所。去。取。矣。然。或。因。風。氣。未。開。家居。之。人。欲爲。種。種。運。動。苦無。伴。侶。有伴。侶。矣。無相、當。地。點。故宜。設。法。能。得。運。動。之。伴。侶。與。地。點。是爲。最。佳。否則。用。他。法、以。補。之。莫若。步。行。每。日。清。晨。或。旁。晚。遊行。郊。野。登涉。山。嶺。以爲。各。種。運。動。之。代。替。行宜。速。不宜、遲、每。七。八。分。時。行。一。里。至疲。乏。時。可少。休。息。以十。里。爲。度。登山。則。可。畧。減。爲之。既。久。則成。效。自。見。矣。

矯正。運。動。乃所。以。矯。正。平。日。不。良。之。姿。勢。者。也。凡安。坐。操。作。之。人。身。體。之。姿。勢。往。往。失。當。據。醫。生。考。驗。不。良。之。姿。勢。每。釀。成。腦。筋。病。及不。消。化。症。如。人。於。坐。時。作。傴。僂。之。狀。以致。胃。與。小。腸。之。處。灣。曲。胃中。食。物。流。入。小。腸。維。艱。爲。害、實。深。且坐。立。行。動。作。傴。僂。態。既失。美。觀。又。欠。便。利。如能。將。簡。易。柔。軟。體。操。（如八段錦及他種通行體操書）倣而。行。之。歷久。不。倦。則不。良。之。姿。勢。不難。逐。漸。矯。正。矣。

起。始。練。習。之。時。動作。須。正。確。可對。鏡。爲。之。視每。項。動。作。與規。定。之。行。動。是否。適。合。因動。作。失。當。即減。少。運。動。之。效。能。也。每一。動。作。須奮。力。爲。之。時。間。以。淸。晨。爲。最。善。能稍。早。起。即可。行。之。吾人。當。養。成。早。起。之。習。慣。勿令。一。日。間。斷。運動。後。能。洗。浴。或爲。疾。速。之。步。行。作深。呼。吸。事畢。然後。進。早。膳。平常。行。走。時。宜挺。胸。向。前。當常。至。窗。前。或。戶。外、作深。呼、吸。

尤有大益

六清潔

身體衣服房屋之垢穢易爲疾病之媒介欲防身體之垢穢莫善於勤浴浴有冷水浴溫水浴二種冷水浴能激起血流之反應有補身之效力溫水浴則使聚於腦中及臟腑中之血外散生舒適之感覺故最自然之法晨興後行冷水浴就寢前行溫水浴行冷水浴之法宜在溫暖室中爲時宜速出浴後以乾毛巾徧擦全體至血流起反應爲止若身體孱弱不能起反應者則不可再行冷水浴便利之法以毛巾蘸冷水迅速拭全體再以乾毛巾擦之洗浴勿至公共浴所以免傳染疾病在冬令置一火鑪以爲洗浴時取暖之用爲費不巨而全家獲益矣

牙齒於人之康健至有關係故牙齒宜常潔淨以牙刷刷牙於臨睡之時亦宜爲之不僅限於清晨也牙粉須取有防腐性而不堅硬者此外肥皂水鹽水及洗濯之白堊均可用牙籤宜以毛管或木爲之切不可用金屬牙齒如有損壞或疼痛急宜就牙醫治之髮宜每日用清水洗之勿常用肥皂卽偶用淡肥皂水洗之亦宜立卽用清水洗淨衣服宜勤洗裹衣尤甚起居行動之房屋除置必須應用之器具外勿置雜物地板器物日用清水拭之廚房尤宜潔淨勿使爲蚊蠅之巢窟

七心意之愉快　身心有至密切之關係身體不暢適思想因而窒滯固無論矣世之以憂慮致疾者甚多而能放懷自適之人身體易能强健須知世間苦樂初無定程同一境地同一際遇以悲觀之心理觀之卽以爲苦以樂觀之心理觀之卽以爲樂實則世無絕對之樂亦鮮絕對之苦吾等能注意於樂之方面自能心廣體胖且人之眞苦多由自取貪心嗜欲忌刻忿懥爲悲觀之紹介物亦卽爲戕身之利斧斤果能懲忿窒慾杜絕不公不平之念則心意泰然更益以攝生有道何健康之不可臻哉

上海哈佛醫學 譯美國科學世界

嚴枚

中國之醫界能獲現世之醫學知識者綜全國計之六十萬人中僅得一人而已濟世活人之重任大都操諸舊學之醫師顧其爲道也上溯歧黃侈談盧扁而於黴菌之學解剖之術胥懵焉昧焉茫無所得斤斤然執二千年前之古書而謂是蘊窮生理之玄奧極醫術之精微亘古今而莫能外焉尤可憫者病夫遘災乞靈異物神方仙藥貽害無窮彼世界各國所謂官署衛生之政與夫家庭衛生公共衛生之理非特尙鬼神者不足語此卽古來之醫典方書亦忽焉不載羣生林林死生聽數不綦悲乎故今日中國少數之人士能精世界之新醫學而以之發揚於中土者蓋不啻醫學界之傳道使者一粟萌芽戰嚴霜而暴烈日目前之責任綦重異日之效果至大也夫中國醫術之不精衛生之不講至於斯極國中有識之士固皆怒焉憂之而在外人之有遠慮者亦未始不引以爲患何以故病菌流行無遠弗屆初何嘗限於國境毒氛既播非特域內之大憂抑亦鄰封之隱患治本之術厥惟昌明醫術教育耳今日者上海一隅乃有哈佛醫學焉挺然而出以播醫學之良種矣由前之說則哈佛醫學實福利中邦由後之說則哈佛醫學且有功世界

上海哈佛醫學

二

夫以中國人之墨守古書迷信神鬼而欲以一哈佛醫學抉破藩籬譬猶期孺子以關賁育戞戞乎其難矣顧跬步不息終致千里基礎既樹異日之成效寧有涯哉不憚辭費敢舉哈佛醫學之歷史摭拾而論列之以告當世

哈佛醫學之宗旨務期以現世內外科最新之醫學授中國之學子且造就醫學教師及改良醫業之人材以謀全國醫術之進步不寧惟是該校之計畫且將請於政府共謀改良衛生上必要之政以昌人道藉以杜疾疫之災之波及於世界也至若東方發生之病若核子瘟若虎列刺若痳瘋若血毒症皆將詳爲研究以謀救療弭防之術該校生徒更須習衛生醫官之職務今者不出數月將實行訓練矣

哈佛醫學之成立千九百十二年三月也未幾革命之師一朝飈舉而此新產之哈佛醫學且有飄搖風雨之處既而中國紅十字會以房舍地畝供該校之用校中復增兩教員皆紅十字會外國醫生也紅十字會學生之入校者咸得免費該校與紅十字會之聯合就今日之情狀觀之當成永久之局校址距上海市場可三英里蓋紅十字會之產而該校所完全執掌者也今該校復須設一完美之醫院院地已購院舍將建一俟款項充足則醫生及看護婦之數亦將驟增院中且設門診則其造福於滬人士者

尤匪淺鮮焉。

千九百十三年夏戰事發生於滬遂以該校爲臨時醫院病室也講堂也宿舍也廊廡也草地上所架之蘆棚也靡不徧容傷兵及平民之被流彈者戰雲迷漫中此其慈航焉觀於去歲救傷之事則中國人對於西法之外科醫術益當憬然而悟其價値之重需要之亟已。

向者此美國人士所創之哈佛醫學未出現於上海之租界時遍中國之習外科醫學者欲研求解剖之術從無剖解尸身之實驗僅憑理論曷克有濟即如天津某陸軍醫學其畢業生員竟未嘗奏奇能於戰地此徒恃醫書以習外科之弊也中國數千年來社會之心理皆尊重死者之遺體以爲損及骸魄則殃其在天之靈坐是剖解尸身懸爲厲禁而醫術之進步遂遭此莫大之阻力積重難返至今爲梗然而國中之明達君子固已汲汲焉以掃除迷信爲志矣時會所趨一般普通之意嚮亦大有轉移之勢吾人默察時運綜觀現狀而知哈佛醫學之挺生於今日正如大旱望雲奇峯忽作爲霖爲雨時哉時哉夫歷年來中國各地傳教之醫士秉其熱誠竭其棉力以灌輸西方醫學之良種惠此中國者或藉學校之造就或盡個人之薪傳觀其養成醫學之良材而

因以普濟民生者成效不可謂不巨矣顯絀於經費格於剖解尸身之禁困於教授時必用華語故歷嘗艱難恆不免有事倍功半之歎迺者數月之前河南省傳教之醫士已言於當道請開剖解尸身之禁以供醫學之研究矣中華傳道醫士聯合會已舉派醫士編訂漢文醫學名詞以矯數千年來不適當之字義矣此不可謂非中國醫學界革故鼎新之氣象也且今日中國政府已注意於衛生政策而濟濟多士留學歸國者將爲國家肩防治疾疫之任於斯時也乃得一哈佛醫學立於中土則其效力之大尤有不可限量者蓋莘莘學子胥能不出國門而獲最新之醫術教育前乎此中國人士非遠涉重洋窮年累月弗可得也且該校教授純用英文尤爲當務之急西國醫學之書譯成漢文者爲數寥寥殊不足以供實用故必逕授英文方無困難異日人材輩出將見西方醫學上應用之文字及醫學界之圖書墳典閎論精言盡播行於中土則哈佛醫學之功也夫哈佛醫學非欲強中華以成一流行英語之國也其目的所在蓋求中國之人於衛生防疫諸端誦西方學者之書而咸能有西方學者之思想耳

青年易犯之傳染病譯 S. Stell 原著

北洋陸軍軍醫學校學生劉季雄來稿

社會者。由個人與個人相聯繫而成者也。個人之一言一行。無論善惡邪正。必直接或間接影響及於周圍。在彼穢行醜德。不知自愛之青年。結果所至。不僅一已蒙羞。而與之相關者亦必受莫大之苦惱。所謂一人獲罪。一家憂。一家獲罪。一族辱。宛如一部受創。全身蒙楚。沼池落石。波紋四溢。馴至純潔高貴清廉無垢者。亦被牽率而墮萬刦之旋渦。父母何罪。兄弟何罪。親屬朋友復何罪。乃因一人之故而相率以殉。寧不可痛。終其極爲人類之賊。社會之蠹。亦意中事也。證之醫理。由淫行而得之疾病。殆終其身不能根治。而其瀰蔓傳染之力。尤爲可懼。在淫蕩放逸之夫。不但貞操之妻。純潔之子。蒙其毒害。而與之過從之友。亦受其殃。又因彼等接觸之物。悉染病毒。不慎而使用之。即被感染於不自覺。使此病毒而得目覩手觸。尚得從事預防。阻其蔓延之勢。然而芟除之法至難。以今日科學之力。尚有萬一之漏。豈不可懼。且斯病徵候。感之固易。而外觀之消失亦易。初症已過。有潛伏十年。二十年。或至數十年。外觀已如全治。而一朝暴發。猶疹被身。驟見之餘。直足令人警倒者。宛如碧草如茵。百花競艷之火山。陡然暴發。使一般探幽訪勝。徜徉其間以自適者。胥蒙其禍。其事正復相同也。

青年易犯之傳染病　二

由不法行爲及不潔交接所得之花柳病。其徵候。適與他異。世人徒知有劇烈之傳染力。而究不知其結果之至爲可懼也。嘗見罹此疾者。初症已過。欣欣然以爲全治無何病毒復發。始悟前見之妄。嗚呼。世人患此者多矣。安得躬親其難者執塗人而盡告之乎。

花柳病專門醫士有言。國無分文野。人無分男女。社會無分高低。花柳之毒。所在多見。其數約占百分之二十五。雖然此中其始多爲清廉純潔者。是不外淫夫淫父播傳之結果也。千金之子。英俊之士。因之喪身促壽者。比比皆是。蚩蚩者氓。苦無常識。視若無覩。良可慨也。使吾儕而處其間。則在在有四面楚歌之懼矣。

關於茲病之記述。坊間專本汗牛充棟。然偏於學理之點既多。每使閱者墮於雲霧。誠爲恨事。今特簡述於後。青年讀之。宜有以自惕也。

淋疾爲花柳病之一。世人惑於五行之說。輒目爲風邪。實則該病之起。係由一種雙球形之微菌。最易繁殖於尿道。淫蕩之婦最多患之。使不慎而與之親。即傳染於不自覺。

症候至雜。倘必一一羅列。不惟有煩閱者之目。轉恐眞相亦不能明。唯著名博士奈海氏所著之生命變換論中有一段。可以概之。其言曰。一人不幸而患淋疾。亘其一生。至爲痛苦初則尿道發炎知覺銳敏疼痛不堪甚至糜爛遺精陰萎隨之而起至中年或老年則來皮膚發疹全身酸痛遷延纏繞以迄於亡是皆青年時代一時失檢之報酬也」

嗚呼奈氏之說言簡意長何其悲慘之甚也然其毒害尚不止此使以纏綿之筆悱惻之詞表而出之吾人讀之當有不勝凄凉之慨矣

淋疾既襲人身病勢時休時作日益加重尿道因糜爛及腫脹而起狹窄或閉塞此時放便至難且感劇痛雖藉器械之力尚可排除然其困苦之情足令見者腸斷又於腿根部與腹部相隣之處每發卵大之腫物疼痛極烈即吾人所謂橫痃是也因化膿或出血全身陷於貧血形容憔悴狀至可憐然此不過短時之痛苦而已倘病毒侵及生殖器主要部分(如副睾丸)不但生育絕無希望而肉體苦痛尚十倍於前苟不除其病根每陷於死又偶不愼而將病毒誤入眼中(如附有病菌之手巾每爲傳染之媒)必至失明娠妊之婦因淫夫之傳播產生之子十九患盲

傳染力之頑固無逾淋疾嘗見治愈後亘數年之久而始婚娶者其病毒仍不免傳授於其妻羅笛痕博士曾舉一實例曰「有青年某於秋間因不愼而患淋六週後始獲

全治。於聖誕日飲酒過量。病勢復發。遷延數月。始漸輕快。如此亘十八月之久。不過略有痕跡而已。後娶一妻。不二月而此可憫之新婦。竟患隱疾。瀕危之日。由醫生檢查其夫之尿道。果發現無數淋菌。衆始恍然。然已不及救矣云云。」

淋疾之外。則爲下疳。於此分爲軟性及硬性之二者。前者於不潔交接後二十四乃至四十八時間發之。即於局部（多生於陰莖之包皮）生一個或數個之腫物。小腹部之症狀。略如淋疾。後者（即硬性者）反之。傳染後二週乃至六週。始發見其病毒。初於局部（亦多生於陰莖之包皮）生一針頭大之小疹。然此時病毒已遍布於全身。故此小疹即使全治。將來仍不免發生可恐之全身病。庸醫誤人。每將兩者混而爲一。以致中水銀之毒者。爲數正不少也。

然則兩者果何由而得區別乎。即軟性者發現速。腫物軟。且其數多。硬性者發現遲。腫物硬。其數祇一。前者每易治愈。而治愈後。可不再發全身病。後者即使外觀已治。多不免再發可懼之全身病也。吾人日常所謂梅毒。實指後者（即硬性下疳）而言。侵害人類。至爲廣大。今特詳其症候於後。所以促青年之醒悟也。

梅毒之經過。共分三期。第一期。謂之硬性下疳期。始於皮膚（尋常多見於陰莖之包皮）發一泡疹。繼則破潰。繞以赤色之輪。頗爲硬固。治療得宜。甚易治愈。然多不免發生第二期。第二期病毒主侵皮膚及粘膜。（所謂粘膜者卽各竅孔內如口腔鼻孔等之皮膚是也）卽於全身發生多數薔薇色之小疹。尤以顏面及頭髮之四周爲最多。漸由紅色而轉黃色。治後則遺銅色之印痕。經驗之士。一見卽能斷其曾患梅毒。是不啻酒家之青帘。商家之牌號也。此期之傳染力最富。觸接傳染。多於此時。見之。又此時全身淋巴腺。胥腫脹膨大。舌背口唇。均現破潰之溝。因咽喉之糜爛而聲音嗄嘶。腦府之被侵。而神智溷濁。他如毛髮脫落。體力衰憊等。實其小焉者。此時至可懼者。爲因病毒傳入眼中。之故。每至失明。

骨質之外。包有骨膜。按之生理。無異武人介冑。故些微病毒。每難侵入。然遇此毒則不然。輒被侵害。吾人常見是項患者。訴皮下有劇痛。以手觸之。覺有硬固之隆起。此卽骨膜被毒之徵。如此一年或數年。遂向肉筋皮膚破潰。而成所謂梅毒性潰瘍。至第三期則病毒現於身體表面者少。而侵襲骨質之內部者多。卽俗稱骨爛是也。此後則來全身酸痛。痲木不仁。其痛多發於頭部及下腿。夜間較白晝爲劇烈。此時患者以肉體精神。盡陷悲景。轉輾反側。極難安枕。嘗有亘數週或數月而眼不交睫者。據實驗所得。是項患者之骨質。甚易破折。著名博士奈倍氏。曾目擊其事。其報告曰「有患第三期梅毒之青年。叩余求治。余命自脫其靴。不意用力稍猛。其大腿骨至被折斷如此呻吟床蓐凡二年。始赴白玉樓之召云云。」

余嘗（著者自稱）一度遊華盛頓府之醫學解剖室。目擊爲梅毒所破壞之人頭纍纍列前。有鼻樑鼻翼共被破碎。而呈所謂馬鞍狀鼻者。或片片剝落鼻梁之痕跡毫不能認者。或有穹窿凹陷相交錯。而已失人形者。奇形怪狀。觸目皆是。余此時有如身入鬼獄。幾不知已身之作何狀也。

霍里庫博士有言。人不幸而患梅毒。苟不於適當時間。叩醫求治。其後。即使治愈。亦必。重發。余嘗爲一患是毒之紳士。費幾許之苦心始獲治愈。不意八年後口腔咽頭仍被侵害而至破壞。無他。病毒既深。終非人力所能挽回耳。

美國某醫科大學之一教授。於臨床時。曾引一梅毒患者。立於學生之前。而出以極懇切之言曰「諸君乎。余願代表北美全土。不使此可畏不情之惡疾。侵害吾同胞。寶貴之軀。云云。」

余（著者自稱）一日訪某名醫於醫室。恰來一患梅毒之青年。醫士爲之診治既畢。諄諄囑其求治宜勤房事宜絕。以免害己而兼害人。幷爲之述此病最後可恐之結果。時青年愕然徐徐仰其首向醫士曰「先生之言信乎若然寧死爲愈」醫士應之曰「然爲公衆安寧計君誠早死爲愈也」余聞此凄凉悲惻之言正不知藏身何地而後安也。

以上所述各種危痛。非謂患之者爲必有之現象。吾人不過概論之耳。實則此病徵候。千變萬化。至難捉摸。醫士於此。一如戰爭。我以正。彼以奇。防不勝防。隱憂百出。有病勢將次就愈。忽現異態。宛若敵軍埋伏。伺人之隙。奮然而起。頃刻陷人於危境者。有外觀似已平夷。經過數年或數十年。而捲土重來。或與他項疾病同時並起者。塊然一身。百孔千瘡。無足補救。遂至於亡。

凡此固爲日常所目擊者。閱者或猶疑吾言乎。雖然。試一遊世界之病院。見夫爛膚折骨。醜形怪狀者。叩其故則十九曰。梅毒也。掘夭亡之墳。而檢其生前之病。則十九皆梅毒也。餘如狂顛之夫。痴呆之衆。則又多梅毒所致也。是故梅毒者。極世間之罪惡。不是過也。閱者天良具在。而謂躬臨其境。能不怛然驚心乎。吾不信也。

記者述至此。一念人類前途。不禁不寒而慄。何致再以危懼之言動閱者之魄。然其猖獗至此。而竟無人過問。抑又何耶。是不外民間缺乏衞生智識之結果而已。然則大聲疾呼。振聵啟聾。其事愈不容緩矣。夫鼠疫霍亂。患僅烈於一時。地僅限於一處。而防之撲之。尚不遺餘力。而謂慘酷十倍於彼之梅毒。可視若無覩乎。大痲瘋富有傳染力。人人引為深懼者也。然梅毒之害。實有過之。乃不預防。有是理乎。忍使蔓延於社會之中。戕賊人類至億萬數。愈因循。愈作祟。前途險象。至大且深。是望青年之有以自愛。而執政者有以善其後也。於此有一懸而未決之問題。即患梅毒者。藉藥物之力。可得全治乎。就此諸家所得之成績不一。故其所論列亦各不同。有以軟性下疳作為梅毒治者。（軟性下疳之病原菌與梅毒異）則成績自然佳良。有第一期之症候既過。該患者再不叩醫士之門。無從知其究竟者。有因患者求醫之地不一。先則甲醫。後復乙醫。而甲醫以其不至。或竟認為全治者。凡此種種。皆為業醫者所習見。然則欲確定其能全治或否。實不易言。當今科學日明。關於是毒之療法。亦日益進步。藥到病除。屢見不鮮。然謂其必能根治。則吾人期期不能下此斷語也。著名博士開爾奇氏有言曰「余以多年經驗。患梅毒者。能以適當時間求治。多屬有效。然其病毒。仍不免流傳於子孫。執是以言。似不能目為全治也。云云」

近世醫學大家。多謂倘能持久求治。必能斷根云云。然反對之者亦不少。總之梅毒初期。多能根治。第不能於短促時間而奏效耳。若阻於羞愧貧苦之故而敷衍因循。必至不可救藥可斷言也。

此外又有一重要問題。不能不及之者。卽梅毒全治後可否結婚是也。法國名醫異口同聲僉謂絕對不可。而著名醫士廐爾氏亦不謂然。其言曰「余記述及此。余心怦怦矣。嘗見一倜儻少年。偶失檢而染梅毒。耗費千金。始獲治愈。數年後。與一淑女婚。已亦從事社會事業。不多年。大博世人之信仰。咸以慈善紳士稱之。中年之頃。華閣瓊樓。子女滿前。儼然一富豪也。後罹重疾。遍請名醫。以期速愈。而醫士檢查之餘。不約而同曰。「此青年時代罪惡之報酬。實不治之疾也」紳士聞之。愧恨欲死。無何竟飲恨以終」

又奈海博士曰「梅毒果能全治。則結婚亦復何害。然所謂全治者。多爲不可憑之事。有青年醫士某。偶因接產之故。指染梅毒。旋卽遍及全身。幸以猛烈療法而獲治愈。及後娶妻。連舉四子。亦皆健康。不意十四年後。其血中潛伏之梅毒。忽現於頭部云云」

夫結婚爲人倫之聖典。淸潔純淨。當然事也。若以不潔之疾病。直接傳之於妻。間接授之於子。背情逆理。莫甚於此。然則曾患梅毒者之不能貿然求偶。不待言也。

又患梅毒者。其及於妻子之影響。果何如乎。於此言人人殊。霍里庫博士曰「父患梅毒。或不能病其母而由病的精液所成之胎兒。於其分娩之前。每足病其母云」又曰。病毒之存在。不僅皮肉。亦潛伏於血液。試取一滴之血液。接種於他體。卽能明見其發病。故不潔之男子。能否傳染於其妻。固爲未決之問題。然揆以血液傳染之理。能由患毒之胎兒。轉於其母。實爲應有之事也。

奈海博士曰。母體梅毒在潛伏期中。不無舉健兒之望。然疾病之徵候既現。則不然。是因父母既染重毒。小兒周圍所接觸者。在在爲傳染之源故也。小兒既染病毒。於是授乳之保姆。提携之親友。莫不分受其殃。故爲公衆安寧計。此種罹毒之小兒。撫育之責。尤宜生母一人任之。且初生兒之梅毒。其傳染力。適較成人爲烈。霍里庫博士有曰。以健全無病之保姆。撫育患有梅毒之小兒。則保姆必受其害。反之。以清潔無染之小兒。受育於染毒之保姆。則每不爲患。是不外傳染力之有強弱也。而小兒之染傳於成人。每由接吻。是宜愼之。

奈海博士其論花柳病之傳染力有曰。「花柳毒之害人。有如戰地猛烈之敵軍。苟不愼而染之。不僅一身有生命之憂。子孫有蒙垢之羞。而社會亦必受其波及云」又曰。

「病毒之隱險。無逾於花柳病者。毒人血液。枯人生命。由夫而傳之妻。由父而傳之子。由子而傳之媳。遞演遞廣。有如蠶食。終其極人類前途。遂不堪問」

嗚呼。花柳毒害。既如上述。其代價可謂鉅矣。然犯之者。多為青年。是誠有不能已於言者。吾人昂然七尺。立於天地間。果為何事。不能建勳立業。炳耀宇宙。已愧此生。何居復以害己而並害人者。蹈之而不悟。方自詡於人曰。吾為安樂也。嗚呼。命且盡矣。樂於何有。可憐哉。彼不自愛之青年也。

蔬食養生會開成立大會誌盛

記者

節錄五月三十一號及六月一號之申報、新聞報、時報、新申報、神州日報、時事新報、民國日報、亞洲日報、中華新報、滬報等本埠新聞。

蔬食養生會。以茹蔬戒殺、不嫖賭、不吸煙酒為宗旨。前日由發起人萬叔豪、舒舍予、戴天默等。柬邀同志。在南成都路總部開成立大會。到會者百數十人。首由萬叔豪君宣告開會宗旨。及入會之利益。一時掌聲如雷。次由丁福保君演說伍廷芳博士創設慎食衛生會之歷史。及人類不應宰殺下級動物之理由。並願捐助經費。勉發起人以堅持到底。俾是會有始有終。衆又鼓掌。後揚州會員任魯門君起立發言。主張先辦雜誌。

以交換知識。互通消息。由舒舍予君說明新報初創。難以發達。且未籌有的欵。卽勉出數期。亦壽命不長。難免半途而廢。故暫假上海中西醫學報爲通信機關。次由南京高等師範學校教員。前大律師顧實君。請修改會章三條。衆贊成。議决於第八年第十一期之中西醫學報內更正。次由存濟醫院院長萬伯英君發言。入會者應畧取會費。以資維持。由戴天默君答覆。謂因力避時下藉端斂錢之弊。故永遠不取會費。會務之能延長與否。視發起人之經濟力爲轉移。衆又拍手。餘人亦多紛紛發言。各抒偉論。至七時。該會特備素筵十餘席。以爲會員終身戒除肉食之紀念。席中首由丁福保君慨助經費五十元。萬伯英君三十元。餘亦望風興起。傾囊捐助。共得五六百元。及鐘鳴十下。方各盡歡而散。誠盛舉也。聞該會章程共十條。入會者祇須開具姓名字號職業年歲籍貫寄去。待該會認爲會員後。卽編入會員題名錄內。刊登報端。並贈送極有益於身心之出版物。故創辦未久。新舊會員已達千人之多矣。是日由舊會員介紹之新會員。亦達數百人之多云。

兒童飲食品之研究

陳庭悅女士

飲食衞生之學至近世紀而大昌一般衞生學大家著爲種種論說告戒世人汗牛充棟累千萬言不能休盡善盡美吾無間然矣然吾獨怪今世之人對於兒童之飲食問題究未大加研究俾得曲陳所以供吾人之採擇此非一絕可憐惜之事乎因不揣冒昧將兒童之飲食品畧事論列爲天下之良母告度亦爲讀者諸君子所樂許者乎

予今所述乃以最普通之文字發爲極簡單之學說俾人能領會無窘枯之弊若夫專門術語艱深學理則一例删去務收普及之效今且以已經斷乳之兒童爲例兒童斷乳以後齒已生齊體格逐漸長大食慾因之頓增數倍非復從前牙牙學語時矣若猶欲拘泥前日之定量而飲食之則於兒童之身體發育必有妨礙若任其逞志大嚼聊快其意則亦必大不利於兒童之健康然則兒童之飲食品果以何者爲適宜乎果以幾何爲最適宜之定量乎此實爲吾人亟當研究之問題也

按兒童當發育之時。需要各種滋養量最亟。以兒童所消化之食物。須履行下列二種之職務。(一)修補身體內因日常勞動而損壞之細胞體。(二)扶助身體之完全發育。此可知兒童之需要榮養品。實較成人爲亟。一至成人。便無需第二類之榮養品矣。故講究飲食衛生固爲吾人今日之所有事而講究兒童之飲食衛生更爲當今之急務也。

兒童之需要滋養料。既如彼其亟。而兒童之消化力。又極薄弱。若予以同於成人之飲食品。則殊難消化。反於身體之發育有礙。故兒童之飲食品。既須富於滋養料。而又以易於消化者爲度。經種種之研究。乃得下列之三類。

(甲)第一類爲牛乳雞蛋肉類。

(乙)第二類爲五穀脂肪糖質。

(丙)第三類爲菓子蔬菜。

以上三類。爲兒童飲食品中一朝不可或缺之物。蓋每類所具之滋養料。對於兒童身體之發育。均有特殊之功效也。請說明如左。

第一類……增長氣力。營造肌肉。

第二類……供給體中之燃燒力。以保固有之溫度與氣力。

第三類……滋補血液與筋骨。

三者爲榮養身體不可缺之要素。凡育兒之人。宜將此三類食物。配成適宜之量。每日按。時。食。了。則必。能。得。有。美。滿。之。效。果。幸。勿。以。老。生。常。談。目。之。也。然此三種食物。尤須善爲準備。方始有益無損其準備之法維何。則請於下文詳述之。

（一）牛乳

牛乳爲兒童獨一無二之滋養品固矣。然倘不善準備。或原質不佳。則飲之反受大害。以牛乳一物。最易滋生微菌。稍一不慎則飲者已受病於不知不覺之間。可不懼乎。故兒童所飲之牛乳。須先煮至沸點十分鐘或十五分鐘之久。方可無虞。至於乳質已發腐臭者。則雖煮熟亦不可食。但兒童所飲牛乳之容量。究有一定之標準乎。此亦不能不爲之一推敲也。嘗見多數兒童。恣飲牛乳之際。常雜以各種食物。調和其味。父母用意非不甚佳。特以予觀之。滋養料過富。反於兒童之消化力有礙。不若於每日食用之際。限以一定之量。俾易於消化。其限量大約以一快脫爲度。（約合中量三合而強）如兒童不喜飲乳。則可將牛乳和於餅乾及其他食物之內。其所和之量。與上述同。

（二）雞蛋

富於滋養料之食物。牛乳而外。厥惟雞蛋。然雞蛋最貴新鮮。若產生多日之雞蛋。食之反受害也。兒童於每日早膳時。宜進用雞蛋一枚。每間二三日。則進以雞蛋牛乳合製之糕一次。以引起其適當之食欲。準備雞蛋之法。一如下述。先將雞蛋浸於冷水內。於臨食時投之沸水中。自七分至十分鐘之久。然後取而啖之。蓋斯時蛋白質尚未凝結。最易消化。煮之過久。即不復可貴矣。

（三）肉類

肉類之最易消化而適合於兒童之胃納者。厥爲雞與牛肉羊肉三種。火腿亦佳。惟鮮猪肉則宜勿食。爲是每日所食之定量。大約以二兩爲率。過與不及。皆非計也。其設備之方法。以燒至爛熟爲度。否則兒童消化力不佳。即有積食之虞。肉之新鮮與否。更宜注意。

（四）穀類

養育兒童以何種穀類爲最適宜。常爲一般人研究之點。而言者紛紛。傳說不一。據記者觀之。則以燕麥粉爲最佳。餘如米粉麥粉亦爲佳品。兒童每日所食之定量。可隨兒童胃納之强弱而量爲增減。準備之時。宜燒之極熟爲度。

（五）脂肪與糖質

脂肪為人體中不可或缺之質。而對於兒童為尤甚。兒童當發育之時。體中需要脂肪質為亟。父母能每日食以定量之脂肪。毫無間斷。則兒童必可強壯異常。獸類肥肉含脂肪質最富。以食兒童亦最合宜。惟兒童多有不喜食肥肉者。則可以橄欖油或牛酪代之。兒童多食脂肪。有百利而無一弊。為父母者。不可不知之也。

兒童食糖太多。常致齒疾。然糖亦為人體中日常需要之原質。微此則體中燃燒力減弱。將有妨於身體之健全也。對於兒童亦然。故養育兒童。當每日食以定量之糖質。至多。不得過半盎司。（半盎司合中量三錢七分強）而糖質之清潔與否。尤為應當注意之事。

（六）菓子與蔬菜

菓子之有益於人身。度人人知之矣。然凡未及學齡之兒童。消化力較弱。進用之水菓。宜先煮熟為佳。洎年齡既長。則生啖亦無妨礙矣。惟菓子之新鮮與否。成熟與否。當在在留意。不可忽視。橘汁李汁及煮熟之棗與葡萄。皆為冬間最合宜之菓品。其餘三季之菓。尤美不勝收。可任意啖食之。惟須時時注意。及於清潔。及成熟之端。

香蕉一物。食之最宜。然以青蕉為最佳。妙若顏色一經轉黃。則內含之小粉。均已變成糖質食之殊難消化也。兒童啖食香蕉。去皮以後。尤須剝去其外肉之一層。然後切而食之。否則恐有黴菌滋生其上。不得不為此防微杜漸之計也。嘗見多數之人以香蕉煮熟。而後食者。其味甚佳。以之食兒童。亦最合宜。蓋既易消化。又免危險云。

蔬菜之設備。第一在於熟煮。而對於有堅靭纖維之植物。更須特為注意。不則兒童胃汁薄弱。易罹積食之病也。

以上所述。舉為普通之品。而其設備方法。亦最易最簡。育兒之人。果能身體而力行之。則兒童能獲有健全之效果也必矣。

皮膚美麗法

詠香女士

皮膚美麗爲何。即面生光澤。不施脂粉。特呈一種活潑現象之謂。質言之。亦爲美容法上色白之一語也。蓋人之黑白。常因人種而異。我儕本爲黃種。縱不如印人之黑。亦難如西洋人之白。唯其不能白也。故一般人之心理。恆不十分滿足。或謂女子天生麗質實較男子爲美。而白色之中。尚帶有幾分蒼色。據衛生思想發達者言。彼等實爲結核質之人。終不克與歐洲婦女相提幷論。是可憾也。

徵之學理。色黑乃由色素濃厚所致。除上述人種區別外。尚有先天的關係也。彼歐美人中。不嘗有極黑之人。較甚於中國人乎。中國人中。不亦有極白之人。致等於西洋人乎。然此爲僅少之例。彼其人大都足不出戶。深閉閨中。若使之每日耕於田野。或漁於海洋。則日光中之紫外線。必與皮膚作用。使色素沈著。遂使蓮花之貌。失其本來面目矣。

亦有閨中少艾。杜門不出。而面目黧黑。無法可治者。此不得不試以人工之裝飾也。但彼市間所售之雪花粉鏡面散等物。婦女購之。輕塗淡抹。以爲變媸爲妍之計。或用有毒鉛粉。雖使無鹽嫫姆。撫鏡對照。亦覺顧盼自雄。不知其皮質日益粗糙。色豔日益惡劣。擲金錢於虛牝。徒爲奸商愚弄。茫然不知。於自己皮膚之美。曾無絲毫補救。能不爲彼等婦女深惜哉。

蓋婦女之好粧飾。本爲其天性。一聞有新奇之法。足以改頭換面。增其容顏之美。遂不惜費力耗財。多方試驗。果其有效。已足以償其苦心。不幸勞而無功。其失意爲奚若。故吾今列舉有效之皮膚美麗法。以貢獻於女界。倘亦彼等所樂聞乎。

(一)觸新鮮空氣　欲皮膚之美麗者。不可不觸新鮮空氣。無論何時。(合四季言)早起必出外散步。實行冷風浴。冷風浴者。即單衣行於冷風中之謂。由是而至寢時。或出戶外運動。或開窗行換氣法。又一日之中。必解帶寬衣二三次。排除身體中不潔之炭酸瓦斯。日積月累。皮膚漸生光澤。不呈蒼白色。此係觸新鮮空氣之證。欲求皮膚美麗者。宜一試之。

(二)觸光線　新鮮之空氣。既已觸矣。而不見太陽光線。其皮膚仍少血色。於此有一人焉。日中而臥。日沒而起。終夜動作。雖飽受新鮮空氣。而皮膚絕不光豔。殆與不觸空氣等。然則家居之時。務必多開窗戶。且時時出外散步。實行日光浴法。受適度之光線爲人所不可忽也。明矣。若當炎炎夏日。汗流夾背。亦必奔波道路。以求合乎是道。亦大非所宜。所謂過猶不及。在人之好自為之耳。

(三)運動　茍有人焉。既觸新鮮空氣。復受適度日光。終日遊行戶外。出必乘輿。不求自動的運動。其皮膚亦可以美麗乎。曰不然。蓋觸新鮮空氣與適度日光時。必更使筋骨運動。血液循環。促起全身之新陳代謝作用。然後皮膚之色(含毛髮在內)日見佳良。彼運動不足之人。非但皮膚粗糙。且幼年即面生皺紋。無怪其不美觀也。

(四)取滋養食物　每日出外工作之人。既觸日光與空氣。復從事運動。如農夫車夫馬夫等。其度膚焦灼而黑。全不美麗。其道何在。緣彼等平時食多粗惡。少進滋養食物。甚至如下等貧民。尚多面有菜色者。此可知皮膚之美惡。亦關係於食物之精粗也。

(五)睡眠宜足　睡眠不足。亦皮膚蒼白之一原因。閱者疑吾言乎。試徹夜不眠。坐以待旦。至來朝觀其顏色。必全無活氣。帶有青色。此為明證。即不然。每夜睡眠不足。積之既久。不但皮膚少潤色。且恐釀成神經衰弱症。

(六)沐浴宜勤　以上五事。俱見實行。而沐浴一事。不加注意。則皮膚常留污垢。漸失光澤。且易生種種皮膚病。儻所謂西子蒙不潔。則人皆掩鼻而過。不其然乎。夫人之皮膚。時時分泌汗汁。汗中含有鹽類。與皮膚表皮或外界塵埃。積累成垢。漸塞皮膚之孔。

汗與皮脂之分泌作用概行停止。幷有妨皮膚呼吸。此種種皮膚病之所以生也。故凡好沐浴之人。其皮膚病必少。沐浴之種類如何。可大別爲溫浴與冷浴二種。再細分之則如下表。

- 溫浴
  - 天然浴
    - 溫泉浴
    - （日光浴）
  - 人工浴
    - 熱水浴
    - 蒸氣浴
- 冷浴
  - 天然浴
    - 海水浴
    - 淡水浴
    - 瀑布浴
    - （冷風浴）
  - 人工浴
    - 冷水灌注
    - 水槽浴
    - 冷水摩擦
    - 雨浴

表中有括弧記號者。乃不重去垢之目的者也。

表中各種浴法。與皮膚有無關係。不待說明。閱者當能自知。此外有乾浴一法。係屬換衣服。移垢於衣。時常洗濯。雖不必身入中。其功用與沐浴同。但此事頗不經濟。且雖十分去垢。唯老病者或重病人行之。姑錄於此。似與本編無甚關係。故不詳述也。

實行種種浴法。究於皮膚有何功用。閱者如不憚煩。請詳細論之。溫泉浴與熱水浴。有同一去垢功效。能開皮膚之孔。戟刺表面。促其新陳代謝作用。於血液體溫上。亦有多少良好影響。日光浴可以增皮膚色素。使抵抗力日強。熱水浴與溫泉浴。有同一功用。

雖如上述。然此外尚能使上皮細胞。有膨脹軟化之用。同時排去老廢物或皮脂與汗之附著物。即皮膚溫度之調節。皮膚神經之刺戟。亦在在皆呈功效。且窮其結果。足以助全身血液循環。頭部鬱血。能導至下部。月經不調之症。可以防患未然。至食慾增進。精神爽快。更可勿論矣。蒸氣浴無特別效能。祇能發汗或減輕僂痲質斯性之疼痛與皮膚無甚關係。故不贅述。海水浴與淡水浴。皆可達其皮膚衛生之目的。瀑布浴不過爲冷頭法之一種。於皮膚亦無何等功效。唯冷風浴一法。如上所述者。於皮膚有直接利益。定能行之有效。次則冷水灌注冷水摩擦水槽浴與雨浴等。其功用大畧相同。皆能增皮膚之抵抗力。或起皮膚之反應作用。促其血液循環。茲所謂反應作用者。即皮膚由冷而溫由溫而冷之謂。例如身浴於熱水中。片時即覺身體涼爽。或以赤足行雪

上漸覺足部轉溫皆是此各種浴法之大畧也

要之沐浴一事不可不推爲皮膚美麗之唯一良法卽不當入浴之時手面各部皆易染塵埃者宜常以清水洗之幷不拘拘於朝晚二次也西洋人之諺曰水爲天然之化粧水此語實可玩味吾儕何不以廉價之化粧水洗濯皮膚而一博天人之譽哉

(七)精神活潑　精神之於形骸猶國之有君神躁於中而形喪於外故皮膚之美惡實於精神有大關係焉精神活潑者則皮膚自然豔美若終日憂鬱悲憤不獨顏色晦暗且身體衰弱毛髮脫落(亦有白者)孰謂一怒不足以侵性一哀不足以傷身哉則精神之衞生足重也

以上七事果能實力踐行則色之黑白尙爲別一問題其必能合於生理衞生之道而使皮膚美麗可操左券吾諸姑姊妹盍一試行之

醫林改錯之改錯

香港大學解剖選科廣東惠華專門校院畢業　程祖培

處廿世紀醫學發達時代。泰東西發明之新理新法。皆挾其奔濤駭浪之潮流。震撼吾東亞大勢所趨。醉心歐化者。執優勝劣敗天演淘汰之公例。創醫界革命之說。欲驅全國之醫。悉變爲西醫。使舊醫無立足之地。因而吾國數千年之漢醫學。遂失其眞諦。無人闡發幽光。爲仲景延一線命脈。殊可異矣。孰知若祖若宗之前烈。大有足稱者。如王勳臣先生其人。在勳臣之學術理論。不無矯枉過正之處。然讀其醫林改錯一書。凜凜英風。錚錚偉論。非面壁構虛。甘作古人之奴所可仝日而語。余爲表彰學術。溝通中西起見。雖欲不言。烏能已於言哉。

勳臣在有清道咸間。實驗人身臟腑。著有臟腑圖說。力攻古人紕謬。是時西醫學說。尚未輸入中國。而勳臣獨具隻眼。不辭勞瘁。不避毀譽。以四十餘年之考求。著醫林改錯一書。當時學者。莫不駭目咋舌。詆爲狂妄。及今視之。誠醫界清夜之晨鐘。當頭之喝棒也。惜其所考驗。乃是借觀。非由實習。故其錯誤之處。仍與古人等。茲援不阿所好之例。

評其得失如左。

勳臣論會厭左氣門、右氣門、衛總管、榮總管、氣府、血府、一段。以古人論喉管主呼吸。胃管主飲食。為欠明白。吸氣則肺滿。呼氣則肺虛為錯誤。特申其說曰。人氣向裏吸則肚腹滿大。非肺滿大。乃氣府滿大。氣向外呼。則肚腹虛小。非肺虛小。乃氣府虛小。人之出氣入氣。吐痰吐飲。唾津流涎。與肺無干。又考得衛總管由心左轉出。粗如筆管。從心左後行。由肺管左邊過肺。入脊前下行至尾骨。乃行氣行津液。又考得榮總管。在衛總管之前。相連而去。其長相等。其內之血。由血府灌溉。又考得血府。即人胸下隔膜一片。其薄如紙。最為堅實。前去與心口凹處齊。從兩脇至腰上。順長如坡。前高後低。低處如地池。中存血。即精汁所化。又考得氣府乃抱小腸之物。小腹在氣府是橫去。小腸外氣府內。乃存元氣之所云云。

按此段議論。完全錯悞。夫肺主呼吸。胃主飲食。固前人所主張。亦世界醫學所公認也。唾津流涎。與肺無干則是。吐痰吐飲。與肺無干則非。蓋唾涎乃腮腺所出。痰飲乃肺胞所濾。稍明解剖學者。類能言之。無庸贅述。其所考得衛總管、榮總管、血府、氣府、四說。則指鹿爲馬。誤孰甚焉。請詳言之。其所指之衛總管。卽西醫所指之大動脈。（博醫會又名總脈管）凡人身之淸血由心左房。循此管出而運行週身。其濁血復循大靜脈。（一博醫會名迴脈總管）由心右房而歸於心。總名之曰大循環。另有一管出肺經呼炭吸養復變爲淸血而再營循環之作用。是謂之小循環。是衛總管具運血循環之功能。勳臣誤以爲行氣行津液。並誤認氣之出入屬氣府。其所指之氣府。就西醫所考得。乃是腹統膜。不過包裹大小腸。並無所謂存元氣之說。又以榮總管乃盛血之用。似是而非。蓋以爲血行之道路則可。以爲盛血之具則不可。因別有盛血之心在。安可淆混。況其所指之榮總管。不是指西醫所云之大動脈。而竟誤認爲西醫所云之大靜脈乎。又其所指之血府。卽西醫所謂之膈肌。（日本名膈膜）不過人吸氣時。此肌卽下降。呼氣時此肌則上升。更無處可以存血。勳臣知其部份。不知其功能。終覺迷離惝恍。幾等癡人說夢耳。

勳臣論氣血合脈說一段。以氣府存氣。血府存血。衛總管由氣府行週身之氣。榮總管由血府行週身之血。又以衛總管體厚形粗。長在脊骨之前。與脊骨相連。散佈頭面四肢。近皮骨長卽週身氣管。榮總管體薄形細長。卽週身血管。氣管行氣。氣行卽動。血管盛血。靜而不動。頭面四肢按之跳動者。皆是氣管。並非血管云云。

按此段亦錯悞之極。以云氣府存氣。血府存血。卽是。第其所稱之氣府。卽西醫指肺而言。血府西醫卽指心而言。並非如勳臣以腹統膜爲氣府。以膈膜爲血府也。其以血管行氣。氣行則動。血管盛血。靜而不動。則尤爲錯誤。血管勳臣誤爲衛管。運淸血而行。由心之壓力而舒縮。故見其動。非氣行則動之謂也。迴管勳臣誤認爲榮管。運濁而返。其靜而不動者。因離心太遠故耳。勳臣未知之也。

勳臣論心無血說一段。以古人心統血脾生血爲錯誤。特申其說曰。心無血。引殺羊者割其頭不刺其心。心內亦無血以證之。又以心內之血因刀刺破其心腔子內血流入心云云。

按心臟乃貯血之池。血管乃運血之路。已屬不磨之論。萬無可改。勳臣偶從屍體檢査。誤以心爲無血。血乃存於血府云云。此因考驗之少。不無錯誤。又以宰羊爲證。更未可以此定斷心爲無血。雖割頸不刺心。心則無血。蓋血於此時已從左右頸總脈（勳臣誤認左氣門右氣門）流盡。譬如將自來水管割斷。放盡其水。則自來水池。安能有水耶。其駁古人脾生血。心統血爲非是。則更無理取鬧。以片面之實驗。遂見疑於古人。不佞嘗證西法以糾正之。西醫體功學書云。脾似津核。能生白血胅。又曰脾能生紅血胅。人久患痳拉利亞症（即瘧症）則脾多生白血胅。而脾遂見其過大。此說中西最相吻合。中醫所云瘧母。即脾多生血胅之謂也。西醫以心爲貯血之池。血液循環。週而復始。內經所謂一息不運則針幾窮。一絲不續則霄壤判。非心統血而何。勳臣又未之知也。綜上數說言之。勳臣具絕大之眼光。評古人之瑕隙。其改良醫學之苦衷。振醫風之委靡。誠醫界空前之偉人。惜乎其實驗無多。不過稻地鎮一遊。非從實地剖解。未窺臟腑全豹。不無謬誤之點。惟所論腦髓主記性。靈機不主心之一段議論。足垂千古。第創津門、津管、遮食、總提、瓏管、出水道、等說。則瑜瑕參半。又誤者多而是者少。更泥氣府血府之說。立通竅活血湯。氣府逐血湯。隔下逐血湯等。以之治瘀。間有獲效。無如本源一失。則萬慮皆失。未可認爲眞實之論。余生古人後。讀古人書。又得從西醫以實習解剖。乃余之幸也。非余能過古人也。今作斯篇。亦非輕薄古人。不得已耳。

讀書探驪錄

葉祖章 仲華

讀書探驪錄 六

內經一書。漢醫家奉爲鼻祖。數千年來。不能出其範圍。其魔力之深。亦可驚矣。細繹其旨。決非歧黃當時問答語。後世僞託歧黃。以之取信於人也。愚以爲此書不問其眞僞。如將全文中風寒暑濕燥火等字。以及一邪字。統作菌字解(例舉數條以概其餘)庶可與西醫學理一致貫通。古人以風寒暑濕燥火可以病人。爲其原因。不知風寒暑濕燥火中。另有一種肉眼不得見之病原菌在也。是故風寒暑濕燥火爲病之誘因則可。爲病之原因則不可也。古人事事簡單。科學尚未完備。未可以內經所言。遂成爲萬世不變之鐵案。質諸閱者。以爲然否。

風者。百病之長也。玉機眞藏論 邪之所湊。其氣必虛。評熱病論 邪氣盛則實。通評虛實論 脈風成爲癘。脈要精微論 夏傷於暑。秋成痎瘧。生氣通天論 氣虛身熱。得之傷暑。刺志論 汗出見濕。乃生痤疿。生氣通天論 帝曰。人傷於寒。而傳爲熱。何也。水熱穴論 風勝則動。燥勝則乾。寒勝則浮。濕勝則濡瀉。陰陽應象大論 諸燥狂越。皆屬於火。諸痙項强。皆屬於濕。諸暴强直。皆屬於風。諸熱瞀瘛。皆屬於火。至眞要大論 清靜則肉腠閉拒。雖有大風苛毒。弗之能害。生氣通天論 秋傷於濕。上逆而欬。發爲痿厥。生氣通天論 地之濕氣。感則害皮肉筋脈。陰陽應象大論 故邪氣勝者。精氣衰也。玉機眞藏論 肺熱葉焦。發爲痿躄。痿論

予之必奇羅丁之用法及其成績

盧謙

日本醫學博士松浦有志氏之 Pityrol 與余之必奇羅爾（有甲乙兩種）是否爲同一物質。余於前次之報告。曾爲疑問。其后又由特別裝置製造萬能油之際。發現一種溶解於水之成分。名之曰萬能油精。其液卽名之曰萬能油精液。其色雖爲黑褐色。加水則變黃色。而不若用甲種萬能油氣味之難聞。且不汚染皮膚及衣服。性質緩和無刺戟性。試用各種皮膚病。其効力亦不在萬能油以下。而止痒之効尤有過之無不及也。其主治與萬能油一致。玆將用法述之於左。

一、可爲塗布料用之。用原液不加水。塗布患處。一日數次。二、可爲洗滌料用之。於原液加熱水五至十倍。用棉花蘸洗各種瘡症癬症皮膚搔痒等症。三、可爲沐浴料用之。1、對於全身皮膚病。如全身慢性濕疹、全身疥癬、全身搔痒等症。可於浴水內投入半磅左右而后入浴。2、對於一部皮膚炎。如各種瘡症、癬症、脚氣、（此係俗名卽一種濕疹。非內科之所謂脚氣也。）肛門陰門搔痒等症。可用五錢至一兩。加於一盆熱水內洗之。四、可爲藥粉用之。將萬能油精液之濃厚者煉乾。與亞鉛華滑石澱粉之等分者相合。爲十%研成粉末。對一切瘡症。先以精液加水洗之。塗油后撒布

余之必奇羅丁之用法及其成績　二

此粉。再貼硬膏。更能增加効力。治脚氣濕爛。尤爲相宜。

茲將治療之成績一二例述之於左。

一、余曾自罹肛門瘙痒症。係由結紮痔核后藥力刺戟而起。塗布萬能油。止痒之効。只持續四時間。如是者一星期。不見痊愈。改用萬能油精液。加熱水洗之。數日卽愈。二、余又曾自罹痒疹。行糠浴有効。因而改用萬能油精液。加熱水洗之。止痒之効。尤爲顯著。而痒疹全愈。三、又余之姪女頭部罹濕疹。以萬能油甲乙兩種混合塗布之。數日之間。瘙痒濕潤。稍見減輕。遂以萬能油精液加水拭淨。而后塗布不加水者。則二三日間。瘙痒全止。乾燥而治。四、對於外來患者。雖已有二三之經驗。其成績亦殊佳良。一據患者傳述、効驗甚佳。惟不得目覩其經過。故不述之。將來目覩之經驗稍多。再爲詳細之報告可也。

(結論)余所發現之萬能油精。是否與松浦氏之Pityrodin相同。此又爲一疑問焉。然據松浦氏云。精製Pityrol之際。於分液所得之水。有可溶性之物質。名之曰Pityrodin。其効力作用。由二三經驗之結果。有優於Pityrol而不劣者。則彼之Pityrodin似與余之萬能油精。不謀而合。而余之甲種萬能油。當亦爲彼之Pityrol。蓋無疑矣。惟乙種萬能油。則色雖與Pityrol相似。而氣味則不甚惡。恐由於原料之不同歟。

火車病院

自英京倫敦市至映蘭地北方之鐵路。有特別火車。以供醫療之用。名火車病院。每日往復其間。此車內住有醫師看護婦。奢美寢牀及各般醫療上儀器一切概稱完備。運轉時極形平滑。且毫無震動者。火車病院之特色也。故凡瀕死病人與須施外科大手術者。往復倫敦。可安心無慮云。

嬰兒靑痣之解說

中國日本之嬰兒。生後其身體之一定部分。如臀部。必見有痣色帶靑黑。大者如手掌。小亦似銅元。約閱二年左右。全行消散。或謂此乃與黑人血統相混之印象。又有名學者。謂此爲蒙古人種之特點。然據最近研究之結果。人間之特色。正以有痣之故。白人種中。非無是也。因無發現於身體。故不加注意。美國紐約某報記事內。謂此靑痣。美醫社會中知者殆罕。此斑點於生後一星期。仍逐漸發現。至二三年後。乃盡退散。中國嬰兒之無痣者。百人中不過二三已耳。其餘蒙古人種亦然。用顯微鏡檢查後。知爲有色細胞。深入眞皮內。其狀如卷絲。或放線形。一千九百零三年。日本某氏曾調查白種嬰兒。自生後三個月至二歲者二十四名內。臀部眞皮內有細胞者。計發見十名。然無靑色耳。又他實驗者。亦謂白種有靑色斑點。馬來爪哇等種亦然。據勃雷氏報告。一歲以下之美產黑人四十名內有斑點者計三十六人。帶靑黑及濃紫色。大似銀元云。要之蒙古人種之特色。不如稱爲人間之特色。白種眞皮內有色細胞其分佈疎鬆不似黑人之集中一處。故斑點一物決非蒙古人種之特色也。

職業與壽命之關係

七月十六號巴黎阿爾克報載職業與壽命之關係。亦一饒有趣味之問題也。據云細查歷年各國人口冊。而知壽命最短者。大多數爲客棧之茶房。大餐房之侍者平均一年間死亡千分之二十三。次爲賣酒賣食物者約千分之十六。又次爲掃除汚穢者。建築者及屠宰牛猪各物者。約千分之十四。又次爲製鉛鐵泥水油漆等匠。約千分之十二。又次爲礦夫約千分之十。若最強壯最長壽者。大抵以花匠園丁農夫漁翁爲第一。平均一年中死亡者僅千分之五云。

蚊煙香之臆說

日本人造蚊煙香。用之極效。香味如荷葉之類。絕不似舊式蚊煙之刺鼻。行銷極廣。獲利無算。偶讀古書見宋儲泳所著之祛疑說云。自幼愛接道友。有一人能呼鼠羣聚久之遺去。亦能祛蚊。自謂以法追禁。始亦疑之。久相與處。察其動靜。悉非咒法。每欲呼鼠。必先期收市狼糞黑犬皮之類。惟祛蚊之術不可知。一夜醉寢。取其篋中香末試燒。蚊悉遠去。但不知其用藥。然正作荷香。來日叩之。微笑不答。想亦荷花之鬚耳。以上爲儲氏原文。似宋時原有此方。今失傳耳。若業香作之家。試取荷葉梗荷梗荷花荷鬚蓮蓬之類。一一試驗。倘有祛蚊之効。亦收回利權之一法也。

案我國現時亦有類此之物。曩居京城。夏夜必購雄黃香一二柱。燃點牀前。蚊卽不出。頗具功効。且雄黃香之氣味平和。與滬地素用之蚊煙條之煙蒸惹人腦痛者迥異。此物若稍加改良。其銷路當能超出日本蚊煙香之上無疑也。

光線療疾

丹麥。某醫學博士。近發明光線療疾法。博士最初驗太陽赤色之光線於皮膚上。無甚關係。驗青色之光線於生理上頗有影響。次驗以能通赤色光線之室。使羅痘患者入居之。痘瘢均不留殘痕。曾以患痘者八人實地試驗。其言悉合。次又驗青色及紺色光線。可爲治狼瘡之用。始用太陽光線通過空氣時失其青色。終用電燈試驗。其成績頗優。

馬蹄忌鹼

法京巴黎居民喜用鹼以除塗中之雪人稱爲奇而醫生察出云此法實傷馬足白倫伽尤申言謂馬蹄爲鹼水所侵後三四日內其皮肉皆落下筋骨可立見且有因而斃命者故現已禁止以鹼掃雪云

再生新法

德國某博士云凡人之死皆身體先壞然後腦失營養失指揮而人以斃者十日內死者能設法以機械輸入營養汁於眞腦中以代血更以電氣運其四肢則其人能生活如常但不能離機械耳

按摩術

英國有一種皮質體的按摩術其術異常効驗凡損傷跌撲等症一經療治無不奏效現又於街巷之間凡有遭遇意外之損傷者立即代爲按摩又恐獨力難行已遞請願書於警察署要求準其佩帶警笛以便隨時呼喚警吏已認爲慈善事業許之矣

增進身長之醫術

英國某學生年方十八欲入烏魯威大學肄業校章向有身長之規定該生身材短小

僅四尺九寸。恐以體格之關係。致遭擯斥。乃謀之醫生基布孫氏。氏固極有名譽之醫學專家也。爲之剖開頭部。拔去甲狀腺。治後六閱月。而身長竟增七英寸。遂得入學。學術成績均佳。是雖拔去甲狀腺。而於健康及腦力均無恙也。此固醫術上之一大進步。而一般侏儒者流。當爲之距躍三百矣。

動物之懷姙時期

動物之懷胎至於生產。爲時俱甚短也。奚鼷則二十四日。野兎則三十二日。若初胎之鼠。則五週間。初胎之猫。則八週間。獅子則十四週。象則二十四週。最長者爲熊與小猿。俱在三十九週間。如人則須十月。卽在四十週以上也。

舊書傳疾

美國康塔紀州學校。多用舊書。疤瘡及其他傳染病。蔓延全校。各醫盡力檢査。始知皆由使用舊書之故。迺倡禁買舊書之說。又醫學博士安德梨曰。舊書爲傳染病之媒介。購者所節甚微。至因傳染病而所費者。其數反鉅。故使用舊書之法。廢之可也。又醫科大學長麥爾因曰。歷舉醫家測驗。知衣服圖書玩具。實爲傳染病之媒介。凡舊書曾爲傳染病者所用。卽宜燬之。因置員調査合州圖書館所藏之書。果爲傳染病之媒介與

否查畢後施以消毒法并將舊書上之黴菌納之瓶中出以示人云

西人男女之比較

據科學家最近考察之結果稱歐洲北部及美國之男女平均高五尺五寸其腦平均重一三六一格蘭姆髮或直或曲平均長一一・八一寸多鬚膚紅色如玫瑰花然目棕黃每人每年平均入薪金一千二百元女子平均高五尺另四分寸之一其腦平均重一二九〇格蘭姆髮平均長二五・五九寸曲與直皆不及男子之甚亦間有生鬚者膚作玫瑰色而美曼過於男目棕黃而較淡每人每年平均入薪金七百元科學家之意以謂人類之最可貴者乃平均數之高至於一二人之出類拔萃非不可貴然其影響之大終不能及全體之平均數也譬諸一軍非常之將號知兵矣然使部下皆偷懦之衆則強敵終不可勝知此則教育之普及尤不可緩矣

人身之測量

人長成至十五歲者大約有骨一百六十節肌核五百個血二十五磅心長五寸徑三寸一分時躍七十次一小時四千二百次一日十萬零八百次一年三十兆七十二萬二千二百次每一躍心內經過之血二兩行於遍身皮膚淺處可按而知一日經過心

內之血周而復始不少於七噸是世界最善之吸水機氣尙不能如人心之靈動肺能容氣一軋倫一日之中吸進呼出者二萬四千軋倫肺中氣孔取而布列之得三萬方寸腦重三磅腦之筋絲十兆條皮膚之厚凡三層或八分寸之一或四分寸之一以一身皮膚平鋪有一千七百方寸人在空氣中每方寸壓力十五磅故全身壓力一百二十七噸又每方寸有汗孔三千五百全身合連之長二十萬一千一百六十六尺約合四十英里云

生產奇談二則

鄕民王國順年六十餘其妻某氏亦四十許人昨產一女既生而腹不消疑爲雙胎當請穩婆至家手脚初動忽一物從產門出長尺許狀類冬瓜無耳目手足惟一口尖如猴嘴隨時啓動似索乳不得者國順以爲不祥立命斃之四鄕播爲奇談

又南昌省城之南門外戚家灣有某甲之妻自民國元年懷孕至今未產始於十號夜二鼓時頓覺腹痛知係分娩至天明產下一物形如黿鼈其大如盤有四足而無爪有首無尾產婦見而驚恐死而復甦有數次其夫以爲怪物遂擲入厠中

名醫診疾

閩諸生。李中梓。字士材。有文名。並精醫理。名重一時。時金壇。王肯堂。字泰。亦精歧黃術。年八十。患脾泄。羣醫咸以年高體衰。輒投滋補。病愈加劇。乃延李診視。診畢語王曰。公體肥。多痰。愈補則愈滯。當用迅利藥。盪滌之。能勿疑乎。王曰。當世知醫。惟我二人。君定方。我服藥。又何疑。遂用巴豆霜。下痰涎數升。疾頓愈。魯藩某。病寒。時方盛暑。寢門重閉。牀施氈帷。懸貂裘。身覆貂被三重。而猶呼冷。李往診之。曰此伏熱也。古有冷水灌頂法。今姑變通用之。乃以石膏三斤。濃煎作三次服。一服去貂裘。再服去貂帳。三服而盡去。外圍。體蒸蒸流汗。遂呼進粥。病若失矣。其醫之神效。類如此。特素自矜貴。非富貴不能致也。余謂是非見之甚眞。不可。否則。不幾以人命。爲嘗試乎。

醫林軼事

相傳清初名醫葉天士未著名時。懸壺於市。門可羅雀。時龍虎山張天師來粵。偶患風寒。延葉爲之醫。瘥。酬以金。不受。問所欲。笑而不答。固問。葉前席耳語。天師笑頷之。天師瀕行。當道皆蒞舟中祖餞。酒半酣。岸上有三人肩輿。疾趨而過。天師急起拱立。其容若甚恭者。當道詫問其故。天師曰。適天醫星過此。故爲禮矣。當道急使人偵之。則葉天士也。由是官場中有病者。皆延葉施治。互相羅致。而葉天士之名乃大噪云。

徐靈胎同里某甲。事母甚孝。然家赤貧。徐深憐其困乏。思有以濟之。某家植有烏欖樹一株。自是有病者到門求診。徐開方必用烏欖葉二片爲引。病者遂取求於某家。蓋里中無此樹。惟某家獨有之。由是甲遂居爲奇貨。家道賴以小康云。或謂此亦葉天士事。未知確否。

狗醫院

倫敦鉛林頓街。有一獸醫院。於一千八百八十八年。爲英人亞根生所創。醫院之經費。全恃一般英國貴族婦女。隨時捐助。來院就醫者。十之八九。爲貴族婦女所豢之愛犬。院中常住專門獸醫數人。司事五六人。看護婦十餘人。院中有內症室。外症室。有割症室。每日平均就診之犬約二三十頭。凡送犬住院就醫。例須付醫金膳資。若犬主貧苦。則該院有施診之例。且住院亦得豁免膳資。一經治痊。若犬主無力捐取犬照。則該院且爲之出資購照。俾使領歸。完聚承歡膝下。院中又常備大號汽車三輛。用以舁運病畜入院。若街市中遇有病倒之驢馬牛羊猫犬等畜生。不論何人。可用電話通告該醫院。當立即派汽車到場。將病獸載入醫院。且通信者例有酬金。以資鼓勵慈善之心。凡無主之貓犬。及凡人家欲遺棄之家畜。可隨時送入該院。代覓豢主。使之各得其所。故

每年所救家畜不下數千百頭焉

造夢之奇法

夢爲神經作用夫人皆知然人何以有夢則自古及今爲心理學上之一大疑題莫能解其奧義近西報載法國有侯爵「挨里婁麥」氏積多年之實驗研究夢之結果其說謂凡欲得佳夢者須注意於睡眠之方法爲惡夢所擾者皆由於寢法之不正故人睡一夜之中半夜宜右脅下向半夜宜左脅下向俾輾轉自由則得佳夢境大凡發夢起於睡醒前一點鐘者易憶起於熟睡中難憶侯爵自言三十歲時卽研究夢理不論何日均追思其前夜之夢而編爲日記前後紀載已達千九百四十五種之多各次附插圖繪以期明於目而印於心蓋侯爵乃有名之畫家也侯爵既專心於是遂收其研究之功有見侯爵所繪夢境之畫有一幅是繪某村落氣候溫和名花夾道侯爵之契友居焉侯爵平素酷愛彼地恨不能常至其處遂欲以夢中見之一日親至其地命僕購上等香水一瓶攜之而去比卸裝後逐日用香水灑衣歸時堅塞其口携帶歸來夜間偶思戀彼地卽命僕於明早將醒時約一點鐘前將香水點滴於枕上僕如命爲之果如願夢遊其地歷試不爽云此法亦甚簡便黃粱中人請嘗試之

託爾斯泰之勞働主義

心 譯

一 虛僞之文明

今世之文明皆虛僞之文明也

因少數階級者之淫樂及虛榮而多數之平民不能得一飽者不知幾千萬也

自然之法理莫不以殺人爲天下之大罪然今之國家則強迫吾人以殺人矣苟不之從則嚴罰隨之

科學益進步而應用進步之科學者皆惡魔之手也然則虛有文明之名而文明云者僅一部分少數者之文明耳彼多數人惟有餓死惟有被殺

是豈非虛僞之文明哉豈非可怖之文明哉

二 革命之眞諦

人生好誠不堪虛僞今之文明既虛僞矣故不可以不革命

然則革命云何

革命者人類共同之思想感情苟遇眞正醒覺之時機一旦覺悟決心以去其舊惡而改就新善此一種心理的變化而表現於外部者是也

是故舍『悔改』二字之外再無他語足以表示革命之眞諦

三 吾人速悔改

欲個人道德之改進則有一不可越之門焉悔改是也不悔改則不可以進德個人如是時勢亦如是國家亦如是蓋今之個人既爲罪惡之個人而時勢亦爲罪惡之時勢國家亦爲罪惡之國家吾人乎盍速悔改 國家乎盍速悔改 時勢乎盍速悔改悔改曩昔之罪惡而之於較善

四 何謂善

何謂善吾人自然之理性與良心所共有之權威是也

五 何者爲善

如何而可以爲善乎

最大之善安在乎

勞働者最大之善也亦百善之首也

無勞働則無人生

苟生煩惱則先以此語熟審之我等之所以勞碌終生者豈非爲生活之故乎然則勞

祿終生者又豈不能得勞働之代價乎

世無不勞働而生者則不勞働安可以生活哉是以知勞働實爲人生最大之義務故亦爲最大之善行也

人生之義務既盡而後始可以了解人生之意義也

離却勞働而欲求心安求悟道實則皆虛僞而已姑息而已謬誤而已

六 勞働之定義

勞働非他蓋卽藉四肢之勞力以生產人生必須之衣食住三要素者是也

七 勞働苦事乎

勞働非苦事也能勞働者卽不感痛苦今之勞働者則痛苦非常何以故則以彼等非爲自己而勞働且爲人所掠奪故也

換言之則以彼等之背後有奸惡之國家制度故也

八 理想之勞働國

人人皆勞働

吾人以半日之勞卽可容易以得衣食住之代價

所餘之半日則費之於娛樂及修學之中因勞働而人類身心得健全社會之病氣絕跡矣

婦女衛生之研究

厄公

卻病延年以求長生人所同樂而婦人尤宜注意於此壽雖未必百齡要能永保健康蓋婦人操持家政爲一家主必先康強而後勝任苟體弱多病家事必失主司至於紊亂所育子女體亦羸瘠卽或壯實以主母不耐管理教育之勞勢必付託他人體育衛生遂至疏忽終成怯弱故爲主婦者不可不時加戒懼而注意於衛生事項也

若人既犯疾而後舉家倉皇求醫問藥已覺其遲須在平時未疾之前格外保攝注意衛生則疾病自遠所謂衛生者簡言之不外乎呼吸新鮮空氣多見日光平居清潔常時運動食物相宜生活規則正當之數事而已第婦女尤須有特別注意之處茲略舉之

運動之注意

婦人主理家事足不出戶常鮮運動雖間爲井臼洗濯等操作究非適宜之運動可比而閨閣中夙重幽嫻貞靜之說起居動作尤覺束縛此於運動活潑大相反對故婦人

女子。於平時勤勞操作之外。宜多擇暇日。散步郊外或海濱之地以矯正平日靜居之弊。

食物之注意

婦人之天職在於生育。育兒尤須注意身體之滋養與康健。然普通婦人。平時則習慣蠶食。不樂珍饈。以示儉樸。(主婦尤甚)而妊娠期中則又多方進以滋補之品。臨時補救。實已無及。此須於平日量爲滋養。揀擇少精細而有益之品。食之。不第孕體結實。胎兒健育。卽產後。乳水亦自充足矣。據日本統計家言。婦人多半患肺病。而蠶食實其致病之一因也。願吾婦女界戒之。

牙齒之注意

牙科醫生之言曰。牙齒與人。殆有生命之關係。而婦女間。患齒疾者尤多。此因婦人孕娠之時。分其自體之營養於幼兒。體力自然朘削。齒之營養。亦從而衰。牙根動搖。遂成齲齒。食物因而不能細嚼。致害胃腸消化力弱。故孕婦或產母。必多取滋養有益之品。以維持營養之衰弱而平時尤宜不怠於齒之保護每晨起必洗齒洗齒非僅求齒之表面美觀而已。當兼擦牙根。與以刺戟。使新血液循環。以堅牢之。其法以指卷手巾蘸洋胰牙粉擦之可也。

婦女多嗜甜物。食之過多。大不利於牙齒。故食甜物後。宜漱口洗淨。使無傷齒。

孕婦之注意

姙孕爲婦人應有之事。本無所恐。常人每於初胎時。非常注意。惟恐有失。既二三胎後。便任其自然。不甚留意。因而胎兒在腹內之位置不佳。以致難產者有之。或產後血出過分。致生危險者有之。而孕婦尤易患兩脚虛腫之病。人每輕視之。不知其利害。患者急應由醫生診視。檢其小便。察其心臟。爲尤要也。

病時之注意

婦人常有諱醫之習。雖病猶必自以爲無病。聽其放任。最爲不妥。有多數婦人。每日雖不發熱。而患頭痛。常貼太陽膏以爲了事。其實原因頗深。必延醫診視。查有因腎臟不良致頭痛者。必檢查小便。以爲施治。有怔忡驚悸而頭痛者。必察視心臟。並檢其小便。以爲施治之計。故所患雖小。决未可以輕視不問也。

我理想中之說鬼

丁福保

人死則爲鬼。鬼有形有質。雖非人目之所能見。而禽獸等則能見之也。人以靈魂爲之主宰。鬼亦以靈魂爲之主宰。故人以心肺不動爲死。鬼以投胎爲死。而靈魂則終不滅也。

靈魂自無始而來。生生死死。死死生生。歷萬刦而不滅。其爲人時。則前世之事已不能記憶。及爲鬼則反是。有能記憶前生之一二世者。亦有能記憶五六世者。其記憶力之强弱。與宿世之道力。爲正比例。

天高無極。地深亦無極。故以欲界天色界天無色界天十八層地獄而記其高深。皆實有其境也。人之功德學問。其淺深至不一矣。及死而後。或上升碧落。或下入黃泉。悉視其生前功德學問之深淺。而定其位置。無絲毫徼幸於其間也。

人有最高之功德學問者。其靈魂如百鍊精鋼。其鬼亦有偉大之體力。卑視塵世。無一當其意者。所以不入輪迴。雖經歷數千年。而靈爽常在也。若普通人類。在生時每多欣羨之事。爲鬼則本其欣羨之一念。復爲人矣。

然普通之鬼。生前雖無功德學問。亦有不願入輪迴者。然久之則面目糢糊矣。手足殘缺矣。靈魂雖無恙。而形體已不能支持矣。惟有再入輪迴。徐俟百年之後。而鬼之形體。始復完全。此不得不入輪迴者勢也。

想像之力甚大。飢時思得何等之食物。卽得何等之食物矣。寒時思得何等之衣服。卽得何等之衣服矣。故冥間無飢寒交迫之時也。惟飢時以想像力所得之食物。究不若得人間之食物爲有力。

人間祭祀。鬼吸其氣。亦能回復其體力。使不至面目糢糊手足殘缺。此鬼所以喜得人間飲食物者此也。

鬼之行動甚速。雖千萬里頃刻可至。雖遇高山大川。亦可超越而過。其行動眞自由也。

鬼之頭上。各能放光。以便自照。其光之大小。亦與生前功德學問之深淺爲正比例。其光易爲烈日所奪。以致不能自見。故鬼之行動在上午者甚少。至午後則日光漸西。鬼亦漸漸出矣。

爲人時、其靈魂爲軀殼所束縛。故靈魂處處不能自由。一日身患痛苦。則靈魂亦痛苦。身患病而精神昏瞶。則靈魂亦昏瞶。迨身死後。靈魂離軀殼而出。則疾病上之痛苦與昏瞶、皆與靈魂脫離關係矣。故生前有病痛者。死後則盡失之。雖受刃斃槍斃而爲鬼後受刃受槍處無所苦。雖溺斃縊斃、而爲鬼後、亦不以氣閉而難受也。

人有急難。自以爲非死不可之時。則靈魂與軀殼。其分離亦頗易易。如吾鄉高忠憲公赴止水盡難時。平立水面。冠不濕。履無泥。滴水未入口。顏色如生。而已化去矣。是其例也。

鬼之强者。能借他人之軀殼而發言。惟不能久占耳。鬼又有借他人之屍體而重生者。若屍體之血脈已停。或內臟已有重傷。鬼亦不能借之而重生矣。

冥間亦有書籍。亦有學問可求。又有自撰箸作而成一家言者。

人在夢中、鬼亦可與之談話。惟頗不易易耳。

人死之後。遇回煞之期。其鬼卽回至家中。凡歲時伏臘以及生忌死忌等日。人間設祭時、其鬼亦至。人間之所謂陰壽者。鬼亦頗以爲榮。祝壽之日。鬼亦引朋儕而羣至家中。普通之鬼、凡家中之事。均時時不忘。如親老子幼家貧之類。無一不縈於心也。惟愛莫能助耳。

鬼之傑出者。或生前之道力高深。或宿世頗有來歷。回憶數世之事。淸淸楚楚。卽能洞澈生死根原。徑往淨土者亦有之。復入輪迴者亦有之。居欲界天色界天者亦有之。

鬼見人之有夙根者、有功德學問者、其頂上之光亦頗巨。人爲惡則其光漸小。或至於無。倘深通內典每日誦經、念佛名號。則其光漸大。或如火炬。惜人不能見之耳。鬼之生前有爲善而願力輕微。不克往生淨土者。其再入世時。大抵能獲富貴。然亦有因富貴而造業墮落者。

民國七年一月六號上午十時、劉靈華先生來余寓所。余告以北京有一京官、能誦密教之呪、將觀音大士之像、顯於牆上。此乃孟潤生先生爲余言者。劉靈翁謂此乃小術。余亦能之。遂將白紙一張貼於牆上。令十餘歲之童子數人。專心目視紙上。約半小時。有一十歲者、即云紙上有白衣女人。其下有水。似海。有一十四者、僅能見白衣女人之長髮。懸於胸前。誤認爲鬚。餘人均不能見。靈翁云、此乃飄海觀音之像。非女人也。久之靈翁始去。去後約半小時。再令十歲之童子視之。仍云所見如前。又停一刻鐘視之。所見仍如前。迨午飯後。再令視之。則一無所見矣。余謂此乃冥間之一幅飄海觀音像也借來挂於壁上、約二小時、即行收去耳。童子天眞未漓。心如一顆瑩淨圓珠、朗然清淨。故能見之。若年稍長。則心爲物欲所蔽。不能見矣。然聞成人亦有能見之者。惜甚少耳。

新道德叢譚序

新道德叢譚吾師丁仲祜先生所手輯也夫道德曷爲有新舊乎此隨於時空兩間之遷移流變而不得不然者也昔韓子退之著原道詆老子道其所道非吾所謂道德其所德非吾所謂德韓子文人其去於知道尙大遠道德之稱本道儒兩家之通名也道者今哲學家言所謂世界觀也德則又所謂人生觀也根據此兩觀念以立倫理道德之標準因時因地而互殊者吾故曰隨於時空兩間之遷移流變者也今世界大通時地之觀念頓殊往古祇知盈天地間皆春夏秋冬四時（據周髀楚辭諸書、古人實不局於此四時、局此四時者、後世民智之陋耳、）今則寒暑兩帶破四時之觀矣往古慮天圓地方而四角之不掩今則圓輿五洲泯四角之疑矣如是猶故步自封不務會通則可與地下殭石爲伍而不克偕生人同存也必矣此道德之所以不得不新也

新道德叢譚序

二

且夫新者果何謂也總而言之今世圓輿諸國之畛畦幾盡破可大別之爲東洋中國、印度、日本諸國西洋歐美兩方道德而又融和之故有新舊也夫西洋爲道德二字之解釋曰良風善俗之慣習也此其義亦根據世界人生二觀念而來豈異於吾東洋古來道德之觀念哉惟善風良俗之標準於何定之要以是否爲損益於世界及人生二者而定之也是則吾師新道德叢譚之輯亦知有爲益於世界及人生而已心目中何嘗有新舊之見存乎哉强名之曰新則謂之曰新云爾抑大學日新之謂何篤舊而惡新者固君子之所棄而小人之所嗜也書既成敬述其大義如此中華人民建國之七年五月十三日門人孫祖烈謹序

聖哲畫像記

無錫萬鈞叔豪箋註

曾國藩字伯涵。號滌笙。湖南湘鄉人。道光進士。授檢討。洪楊事起。以丁憂在籍侍郎。督辦團練。遂編制鄉勇。連復沿江諸地。封毅勇侯。爲同治功臣第一。以大學士任兩江總督。卒於官。贈太傅。謚文正。清道光以後。文武泄沓。自國藩以公忠誠樸倡率其僚屬。風氣爲之一變。治軍居官。皆粹然有儒者氣像。其論學。謂義理考據詞章三者。闕一不可。所爲古文。亦卓絕一代。爲世所宗。著有求闕齋集及詩文集奏議箚記等各種。此篇依王先謙續古文辭類纂改過本。

國藩志學不早。（志學、一志於學也、（論語）子曰吾十有五而志於學、）中歲側身朝列。（側身、戒愼恐懼、不能安其身也、）竊窺陳編。（陳編、昔人之書也、）稍涉先聖昔賢魁儒長者之緒。（涉、經歷也、緒、事業也、）駑緩多病。（駑、最下之馬、才能下等者之稱也、）百無一成。軍旅馳驅。（軍、萬二千五百人也、旅、五百人也、）益以蕪廢。（益、加也、）喪亂（詩小雅、天方薦瘥、喪亂弘多、）未平。而吾年將五十矣。往者吾讀班固藝文志及馬氏經籍考。（史志、以當時所有典籍、彙錄於一編、謂之藝文志、漢班固、始依劉歆七畧爲之、爲漢書八志之一、其後各史及志乘、多倣此例、正史中有藝文志者凡六、漢書、隋書、新舊唐書、宋史、明史是也宋馬端臨、撰文獻通考、內有經籍一門、見其所列書目叢雜猥多。猥、幷雜也、作者姓氏至於不可勝數或昭於日月或湮沒而無聞。湮沒、猶爲水所埋沒也、及爲文淵閣直閣校理。文淵閣在京師紫禁城內東南隅、中貯四庫全書、置文淵閣領事、及校理等職以司之、每歲二月侍從宣宗皇帝入閣。宣宗皇帝名旻寧、仁宗之子、在位二十九年、年號道光、得觀四庫全書。清乾隆三十七年、開四庫全書館、徵求天下書籍、十餘年而成、統計計十六萬八千餘冊、其富過於前代所藏遠甚。而存目之書數十萬卷。尙不在此列。嗚呼。何其多也雖有生知之資。生知、不待學而知也、（論語）生而知之者上也、累世不能竟其業。累世、積世也、竟、盡也、况其下焉者乎。故書籍之浩浩。浩浩、水大貌、著述者之衆。若江海然。非一人之腹所能盡飲也。莊子逍遙遊篇、偃鼠飲河、不過滿腹、要在愼擇焉而已。余既自度其不逮。度音鐸、心所計慮也、不逮、猶言不及也、乃擇古今聖哲三十餘人命兒子紀澤。曾紀澤字劼剛、文正公長子、襲一等毅勇侯爵、官至兵部右侍郎、贈太子少保、謚惠敏、有全集、圖其遺像都爲一卷。都、總也、藏之家塾。塾、外庭旁之耳室、延師教授子弟於其中、後人謂之爲家塾、後嗣有志讀書。後嗣、子孫也、取足於此不必廣心博騖而斯文之傳。莫大乎是矣。昔在漢世。若武梁祠武梁祠、在今山東嘉祥縣武宅山、漢從事武氏墓前、有四室四壁、刻古帝王忠臣義士孝子賢婦畫像、各以小字識其旁、有爲之贊文者、共三石、石分五層、見石索、魯靈光殿。漢景帝程姬之子魯恭王餘、建魯靈光殿、內有畫像、自上古五龍九頭伏羲鱗身女媧蛇軀以及黃帝唐虞忠臣孝子烈士貞女等、靡不圖之、皆圖偉人事蹟。而列女傳亦有畫像。烈女傳、漢劉向撰、凡七卷、又續傳一卷、四庫著錄、題古烈女傳、內有晉顧凱之圖畫、列於上方、文選樓阮氏有復宋刻本、感發興起由來已舊。

習其器矣。器、成形者、進而索其神。陰陽不測謂之神、通其微。微、幽微也、合其莫。莫、與漠通、唐書司馬承禎傳、遊心於淡、合氣於漠、與物自然而無私焉、心誠求之。仁遠乎哉。國藩記

堯舜禹湯。堯舜、唐堯與虞舜、古聖德之君也、皆以揖讓有天下、爲君主之極則、禹夏、開國之君也、禹父鯀治水無功、爲堯所誅、禹續父業、鑿龍門、決大河而放之海、在外十年、三過家門而不入、受舜禪爲天子、湯、商王謚、除殘去虐、代夏有天下、史臣記言而已。史臣、司記載之官也、古左史記言、右史記事、皆直書君臣之善惡功過、以垂鑑戒、如堯舜典、皋陶謨、禹謨、湯誥等、至文王拘幽。文王、周武王父、名昌、爲殷之諸侯、好行仁政、爲崇侯虎所讒、紂囚之於羑里、散宜生以美女珍寶奉紂、紂釋之、後其子武王有天下、乃追尊爲文王、始立文字。演周易。周孔代興。周卽周公、孔卽孔子、周公繫三百八十四爻之象辭、孔子作十傳、周公名旦、文王子、相武王伐紂、武王崩、成王幼、周公攝政、誅武庚、殺管叔、放蔡叔、定制度禮樂、制冠婚喪祭之儀、天下大治、謚元或曰文、孔子儒家之祖、名丘、字仲尼、春秋時魯人、初仕於魯、爲司寇、攝行相事、其後不用、遂周流四方、道終不行、歸魯、刪詩書、訂禮樂、修春秋、以傳先王之舊語、時人弟子以論語孝

經弟子三千人、身通六藝者七十二人、六經炳著。六經、詩、書、易、春秋、禮、樂也、樂經亡於秦、今所傳者、五經而已、炳著、明著也、師道備矣。秦漢以來。孟子蓋與莊荀並稱。孟子、戰國鄒人、名軻、受學於子思之門、著有孟子七篇、其說尊王賤覇、重仁義、輕功利、創性善之說、謂人皆可以爲堯舜、後世稱爲亞聖、言亞於孔子也、莊、即莊周、荀、即荀況、周學宗老子、況宗孔子、皆戰國之大儒也、至唐韓氏。唐韓愈、字退之、謚曰文、其先世居昌黎、故後世稱韓昌黎、獨尊異之。而宋之賢者。以爲可躋之尼山之次。躋音霽、登也、尼山、山名、亦名尼丘、在山東曲阜縣東南六十里、叔梁紇與顏氏禱於尼山而生孔子、故名丘字仲尼、崇其書。以配論語。論語、孔子應答弟子時人及弟子相與言而接聞於夫子之語也、當時弟子各有所記、夫子既卒、門人相與輯而論纂、故謂之論語、後之論者。莫之能易也。茲以亞於三聖人後云。

左氏傳經左丘明、魯之太史、述孔子之志而作左傳、所述事蹟皆徵國史、說春秋者、必以是爲根據、多述二周典禮。二周、東周西周也、而好稱引奇誕。文辭爛然。文辭、文章也、爛然、有光明也、浮於質矣。浮、過也、質、本也、太史公即司馬遷、稱莊子之書皆寓言。莊子名周、戰國蒙人、其學無所不窺、其要歸本於老子之言、寓言、有所寄托之言也吾觀子長所爲史記。漢司馬遷、字子長、爲太史令、撰史記百三十卷、起黃帝、迄漢武、序事質而不俚、辨而不華、有良史之材、寓言亦居十之六七。班氏閎識孤懷。東漢班固、字孟堅、博通載籍、父彪、繼司馬遷之史記、作漢書、書未成而卒、固續成之、時人比之遷董、閎識、識大也、不逮子長遠甚。然經史之典。六藝之旨。六藝、禮樂射御書數也、文字之源。幽明之情狀。幽明、有形無形之象也、（易）是故知幽明之故、今常用爲人鬼界域之義、因謂爲冥土爲幽、陽土爲明、粲然大備。粲然、盛貌、豈與夫斗筲者爭得失於一先生之前。斗筲、言器小也（論語）斗筲之人、何足算哉、姝姝柔、儒也、（莊子）暖暖姝姝、而自悅者哉諸葛公當擾攘之世。蜀漢諸葛亮字孔明、謚忠武、佐劉備成帝業、被服儒者。穿被儒者之服也、從容中道。從容、舒緩也、中道、無過不及之道也、（中庸）從容中道、聖人也、陸敬輿唐陸贄字敬輿、德宗時爲翰林學士、甚見親任、從幸奉天、詔書旁午、皆出贄手、所下制書、武夫悍卒、聞者無不感泣、後爲裴延齡所讒、謚宣公、事多疑之主。馭難馴之將。燭之以至明。燭、猶照也、將之以至誠。譬若御駑馬登峻阪。縱橫險阻而不失其馳。何其神也。范希文宋范仲淹、字希文、舉進士、嘗與韓琦富弼同率兵拒西夏、爲朝廷所倚重、謚文正、司馬君實宋司馬光字君實、寶元初進士、後以議安石新法之害、出居洛、高太后臨朝、光入爲相、謚文正、著資治通鑑、詳於治亂興亡之迹、爲中國編年史之最善者、世亦稱涑水先生、遭時差隆。差、較也、然堅卓誠信各有孤詣。各有造其極也、其以道自持。蔚成易云、君子豹變、其文蔚也、風俗。意量亦遠矣。昔劉向稱董仲舒王佐之才。漢劉向字子政、漢之宗室、爲人簡易無威儀、專積思於經術、晝誦書傳、夜觀星宿、或不寐達旦、爲人所把持、官終不遷、漢董仲舒、少治春秋、下帷講授、三年不窺園、後爲江都相、仲舒學有原委、正誼明道之言、度越諸子、爲漢醇儒、王佐才、言其可佐人主王天下也、伊呂無以加。

伊呂、伊尹與呂尙、商周開國之元勳也、管晏之屬。管即管仲、晏即晏子、齊之賢相也、殆不能及。殆、幾也、而劉歆以爲董子師友所漸。漢劉歆、字子駿、初名秀、向之子、歆欲建立左氏春秋及毛詩逸禮古文尙書、皆列於學官、大爲衆儒所訕、且忤執政大臣、乃出爲太守、及莽篡位、引爲國師、漸音尖、染也、曾不能幾乎游夏。幾、近也、游夏、孔子弟子、子游子夏也、二人皆文學之科、以余觀四賢諸陸范馬、者。雖未逮乎伊呂。固將賢於董子。惜乎不得如劉歆父子而論定耳。

自朱子表章周子二程子張子。表章猶言表明也、漢書、卓然罷黜百家、表章六經、宋周敦頤、字茂叔、別號蓮溪、著太極圖通書、後諡元公、宋程顥字伯淳、諡純公、文潞公題其墓曰、明道先生、程頤字正叔、號伊川、諡正公、明道弟也、宋張載、字子厚、號橫渠、諡明、皆提倡理學、爲宋大儒、從祀孔子廟庭、以爲上接孔孟之傳。後世君相師儒篤守其說。莫之或易。乾隆中。乾隆、淸高宗皇帝之年號、閎儒輩起。訓詁博辨。理越昔賢。別立微旨。號曰漢學。擯有宋五子之術。擯、斥也、宋五子、或云周邵程張朱、或云二程而無邵、以爲不得獨尊。而篤信五子者。亦屏棄漢學。以爲破碎害道。齗齗焉而未有已。齗齗、爭辨也、吾觀五子立言。其大者多合於洙泗。洙泗、二水名、孔子設敎於洙泗之上、修詩書禮樂、弟子彌至、何可議也。其訓釋猶言解說也、諸經。小有不當。固當取近世經說以輔翼之。又可屏棄羣言以自隘隘、陋也、狹也、乎。斯二者亦俱譏焉。

新會員題名錄

龔延國。年三十七歲。原籍南京上元縣。明洪武三年。先祖隨師征南有功。授南甸宣撫司世職。自昔迄今。遂居騰越南甸。先生急公好義。爲善不懈。騰越一埠。幾於有口皆碑。對於醫學。尤具熱心。提倡不遺餘力。誠會員中之佼佼者也。

張殿傳。雲南昆明人。現寓香港跑馬地成和道三號張宅。向學西醫於粵東醫院。登堂入奧。造詣精深。而尙孜孜勤求。手不釋卷。誠醫學界中之全材也。

新撰解剖學講義

解剖學者。醫學之基礎也。醫生不知解剖學。雖謂其不知醫學。亦非過論。藏府位置不能明。病源所在不能辨。雜投方藥。未有不至僨事者。我國古時。非不尙解剖學。然謬誤之處。在在不免。肝居右而以爲居左。肺五葉而以爲六葉。心運血而以爲知覺所出。腎泌溺而以爲藏精之區。俗醫據此自足。不復推究。因循至今。遂爲外人所譏。苟長此以往。吾國醫學。必全失其信用。丁福保先生有鑒於此。東游日本。搜集解剖學書二十餘種。擇其尤者。迻譯付印。以爲同志研究解剖學之助。即此新撰解剖學講義是也。此書爲日本森田齊次氏所著。即慈惠醫院醫學專門學校之講義也。全書分爲八編。第一編爲上肢之解剖。第二編爲下肢之解剖。第三編爲背部之解剖。第四編爲頭頸部之解剖。第五編爲胸腹部之解剖。第六編爲外陰會陰部之解剖。以上各部之骨肉、靭帶、內臟、血管、神經。無不各隨其部位。分條縷述之。第七編爲感覺器及總被。詳記眼耳鼻舌及皮膚之構造。第八編爲中樞神經系。詳記脊髓腦髓腦脊髓膜及神經中之血管。附圖六百餘幅。精刻入微。學者隨讀隨解。隨處可以按圖實習。體例嚴整。學說緻密。過於舊譯之全體闡微、全體通考、體學新編等。不可以道里計。有志研究解剖學者。不可不一讀此書。　每部大洋八元

生理學中外名詞對照表

無錫孫祖烈編纂。生理學名詞之別名最多。有吾國古時本有之名。有教會舊時所譯之名。有近年博醫會新譯之名。有日本人所定之名。學生理學者往往爲名詞所苦。不得其會通。孫君將生理學中各名詞之別名依筆畫之多寡爲次第編爲一表。又附西文原名。檢查極便。研究生理學者。不可不備置一編。爲參考也。 每部四角

醫師開業術

是書日本立神正夫著。無錫萬鈞譯。上編總論分五章。第一章述開業之難。第二章述社會與醫師之情狀。第三章述爲醫之術。并所以羅致患者之策。第四章述醫師應有之學識經驗品性及態度。第五章述學生時代至於開業時代之準備。而都野之利害。診察室之設置。亦備載焉。下編各論分三章。第一章述診察之機樞。而望聞問切諸方法亦備載之。第二章詳述診斷疾病生死之法。第三章詳述治病之方法。全書凡八章三十八節。於醫師開業之法則詳載無遺。且適合於現在社會之心理。醫者茍熟讀是書。則必爲社會所歡迎。營業之發達可操左劵焉。 每部八角

皮膚病新藥出售價目

（效用用法及成績報告訂閱醫藥衞生淺說報即知其詳請醫藥學家注意） 甲種萬能油 每磅大洋二元 乙種萬能油 每磅大洋一元五角 萬能油精藥水 每磅大洋三元 萬能油精藥粉 每磅大洋二元 以上四種非醫家購買並不出售

丙種萬能油 每小瓶大洋三角 萬能油硬膏 每塊大洋二角 萬能油精藥水每小瓶大洋四角 萬能油精藥物每小盒大洋三角 以上四種外埠各藥房有願代售者須交現欵每打六折十打五折 總發行所天津東門南盧氏醫院

中華民國七年七月出版

中西醫學報

第八年第十二期

本期之目錄

本報全年十二冊本埠洋八角四分中國境內洋九角六分日本臺灣洋一元零八分香港南洋各島洋一元三角二分零售每冊洋一角上海英大馬路泥城橋西龍飛馬車行西首間壁三十九號丁福保醫寓發行

有益於中華民國誠非淺鮮

西醫李達夫先生學問淵博閱歷最深近年來行道海上其對於韋廉士大醫生紅色補丸之功效知之亦最深茲將其高見幷來信略述於後以供衆覽其函云余囑病家服用韋廉士大醫生紅色補丸確有轉弱爲强之功故余往往開方給病家服用屢見奇功卽如有一老翁年已七十有九精神倍弱服用是丸精獲强健足見補虛之功確有實效也再近來有已婚少婦月經不調形容憔悴週身軟弱疾病垂危投以韋廉士大醫生紅色補丸日見强健且月事有序及至十分全愈而後已余以爲此丸有益於吾中華誠非淺鮮蓋是丸能生乳汁幷使乳母有力乳汁濃厚一切虛弱婦女服之定必强壯凡因血虧腦疲所致各症均見奇功卽如　血薄氣衰　少年斲傷精力衰殘　胃不消化　瘋濕骨痛　一切瘋濕各症皮膚諸恙或婦女月信不調產後虛弱腰背酸痛均可藉以療治余竭力舉薦是丸爲以上各症之保障萬無一失者也西醫李達夫君所稱頌之天下馳名韋廉士大醫生紅色補丸凡經售西藥者均有出售或直向上海四川路九十六號韋廉士醫生藥局函購每一瓶英洋一元五角每六瓶英洋八元郵力在內

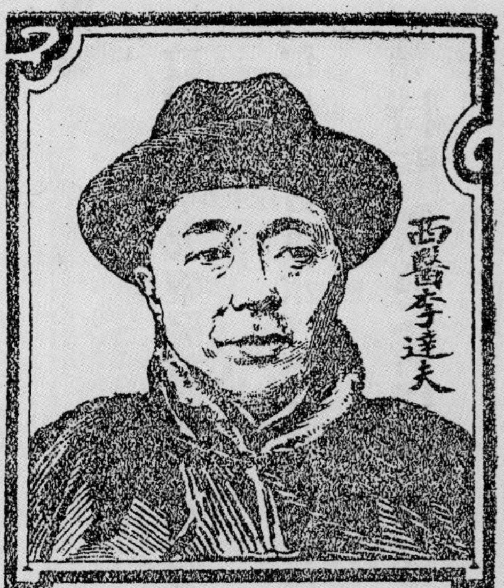

奉送小書

茲有精美衛生小書一本如欲索取卽須寄一明信片至以上所列地址原班郵送一本可也

謹謝特別捐欵

陳無爲先生熱心醫學。對於本會。提倡不遺餘力。茲承慨助經費五元。拜領之下。莫深銘感。特此登報鳴謝。以揚仁風。　中西醫學研究會啟

新會員題名錄

鄺鳴相字直軒。廣東人。函授新醫學社花柳病科最優等畢業。爲人慷爽有志氣。辛亥癸丑年間。毀家奔走革命。謀推翻滿清及袁政府。事成以民風頹唐。難以救藥。乃奮走美國及南洋羣島。以開通華僑知識爲務。俾增其救國熱心。現懸壺舊金山僑民之往診者。門庭若市。無不口碑載道。云吾國人之開業國外者。寥若晨星。先生其有足多矣。

張炳炎字少歔。少好騎。墮馬傷足。乃一志專攻素問靈樞活人之學。旣已登堂入奧。因父歷官蘇閩。先生隨侍任所。得聞新醫學之務實而効速。乃更入函授新醫學講習社爲社員。得最優等文憑。後因應親友之請。懸壺荊州城內。並分廌沙市宮殿巷云。急公好義。今之有心人也。

函授新醫學講習社改章

謹啟者。本社爲謀醫學普及起見。特仿照實業函授學校之例。以通函教授法。教授各科淺近普通新醫學。開辦以來。已歷四年。成績頗佳。自本月起。大加擴充。擬添招新社員五十人。並減少學費。初定每月三元者。現均改收一元。一切另有新章。函索卽寄。惟信內須附郵票二分。

上海靜安寺路三十九號丁福保醫廌啟

米食乎肉食乎（錄青年進步）

任　夫

譯美國健康雜誌Health Culture

一　米食主義之提倡

人類生存之最大問題飲食耳飲食之是否得當首視其是否有充分之滋養料而經濟問題尚在其次倘人所食之物滋養料充足則能抵禦各種疾病回復人體健全態度增進腦力擴充體力獲益最大然常人飲食祇尚其味之適口含滋養料之多寡絕不注意須知五穀之中有益於人者以米為最觀於世界產米區域之廣食米者之衆即可知其關係據近人之調查人類食物其種類雖大有不同但世界人口三分之一乃至二分之一皆專藉米食以養生例如中國人口占全球人口百分之二十八所恃以養生者惟米為最要印度人口三百兆亦然日本人口四十二兆恃米以生者占百分之五十七此外亞非兩洲米食者亦有九十五兆統計全球米食之人共得八百一十兆則米食之於人類其關係豈淺鮮哉歐美各國人民飲食費用浩繁比之東方人當增數倍其通病在不講食物之滋養料故耗費鉅而效益少倘能於食物上注意改良則所節省難以數計就美國人口一百兆每年共需食費六千兆金圓苟倣照東方

人採用米食則至少可節省四分之一

常人用度最大者爲飲食之費蓋人之健康全恃乎食物乃世人狃於習慣不加考求於食物如何養身如何省費所食者能否合乎人身之需要類此問題皆非所注重以致購置及烹調之間多所損失又礙健康結果惡劣殊不値也

今之醫生療病常囑病者米食所以然者以米易於消化也彼米食之勞動家孔武有力能耐勞苦並因是而知飢餓夫力與飢餓爲人生快樂所必需非專事講究膾炙者之所有也人當童年精神活潑體力強壯正以其順食米之天性至成人時則消化不強食量漸減精神亦隨而衰頹則以其多食肥膿之物違反此一天性耳

凡米食諸國其人民異常強壯中國之民米食者惟勞動界爲甚而其勤苦耐勞之美名亦遠播歐美無論熱帶冰地或瘴氣盛行汚水瀦積之處莫不能生活健康泰然安居若常人之消化不良及與胃病連帶而起之各種病證彼輩固絕無僅有也他如日本亦爲米食國之一其民皆在家庭社會擔任勞役而其軍人之體魄亦特強東方各國世稱爲多疾病之國但其死亡之衆不與疾病之多有同等之比例苟使歐美人易地居之恐不能有此徼倖也而東方人能處若無事者何歟此無他因米食中所含之

療病質素較其他五穀爲強其大原因尤在米食易於消化並能堅強人之精力故也查各等穀類其滋養料之多消化力之強均無過於米至其生熱之量亦足與西國各種食品相頡頏茲分列比較表如下

米與各物含滋養料之比較表百分比例

米	八六·〇九	玉黍	八二·九七	麥	八二·五四
蕎麥	七二·〇四	肥牛肉	四六·〇三	薯蕷	一三·二四

米與各物消化力之比較表

米飯	一小時	玉黍	三小時十五分	麥製麵包	三小時三十分
麥粥	三小時	薯蕷	三小時三十分	魚	一小時四十五分
煎牛肉	三小時	煎蛋	三小時	生蘋果	一小時五十分
生番茄	二小時三十分				

米與各物生熱量之比較表

生蕎麥	一七六七單位	玉黍	一六六二單位
米	一五四六單位		

現時歐西各國之食品除麵包外最推重者惟薯蕷一物廣行種植不遺餘力以爲薯蕷富滋養料與米同爲含炭食品其所含炭素即其滋養料今與米兩相比例薯蕷因有種種消耗其滋養料僅占全體五分之一而米之滋養料則有全體百分之七十八故在平時四磅半薯蕷其滋養價値僅抵一磅之米設如銀幣一角購薯蕷一斤剝脫外皮及無用者去其五分之一則其價値增至一角二分半其他四成水分占其百分之七八又五三所餘者乃爲滋養料如是則所耗去者當居百分之九十九矣比之米含小粉〇・七九蛋白質〇・〇七水分〇・一二用之者既省金錢又多滋補知乎此可見米爲最高貴之食品人類常食者如使米占四分之三豆類及其附屬品占四分之一則用費廉而滋養多有益於吾人之身家殆非小矣

二 肉食不如果食

世人有以肉價之貴欲屏除之者而近日多數人之主張須戒肉食則僅欲增加其身心靈三方之能力於物價之貴賤烹調時間之久暫以及滋味之美惡皆非所計及焉其言曰食物何能補身即視所食之物能否補益身上之虧損與保存其清潔爲斷若能達此二目的則無論爲何物其平均價値總較之他物爲廉由此果食主義尙焉蓋

果物製法甚簡並可隨時應用隨人取量每日三餐獨食共食皆得其宜例如進飯一餐用核桃十枚花生二兩大而成熟之香蕉一枚又以葡萄乾一兩與牛乳一杯每日和食之如此不惟肉食可省即所費價值調製亦廉簡多矣若在強壯兒童照上述量數可以減半嗣後視其年齡體力隨時遞增至果品中以香蕉為最滋補麵包補力尚不及也惟必須成熟者否則難於消化易致疾病凡勞動者省去各種食物祇食香蕉儘可活命然須增加其量方能強補體內虧耗以收新陳代謝之效此就節省金錢不廢光陰二事觀之肉食決為可免之物也

但戒肉食更有大原因在各種肉類經化學分析雖富滋養料而內含毒質及刺激性不適於人體動物之一滴血一絲肉皆含毒質人食其肉此毒質乃隨入人體加增其體內必須排洩之物苟人為虛弱者排洩力不強則毒蘊體內引起各種疾病據化學家考驗動物體內之尿酸及其他毒質與啡咖中之開粉 Cdfrfein 茶中之梯 Tein 煙葉中之尼古丁 Nicatin 無異又若肉羹肉汁其種類亦與咖啡茶煙草及其他含毒之振奮劑相同故多食肉類之人易感情慾及染煙酒之癖人類患病如傷寒尿酸證不消化證便秘小腸炎癱疽肺結核天花等雖由起居飲食不慎所致而其最大原因則

在食肉過多中其毒質使然也

凡人保身之道最宜戒絕肉食萬不得已而求其次則宜肉與蔬類同食庶可減輕毒害因菜蔬多鹼質能滅肉類毒菌常人食肉不顯然受害者賴有蔬類調濟之功耳故若不得已食肉者務宜多食菜蔬能生食者更佳惟一切食品如牛乳薯蕷等物皆不宜與肉同食即食菜蔬亦必俟肉細嚼下咽後再食多汁清菜方爲無害今人皆知肉之有毒乃覓得普通之代替物其中第一爲蛋類然此猶非完美食品以其或則阻塞消化或則在體內發生酸毒汁及腐敗等氣亦宜少食食時須與菜蔬水果相和其次爲豆類但多食亦易致病使人體軟弱故亦宜與蔬果同食且減少其量爲佳普通人最宜之食物莫如各種硬果如花生核桃等惟食硬果仍不宜加以煎炙煎炙之則其滋養料減少并阻消化蓋硬果之爲食品有特優之點雖經風日之揚曬不致腐爛轉生甘味食時所費手續較肉食米食尤爲便利人至夏令宜食花生及應時所產之鮮菜水果冬令則食核桃葡萄乾牛乳蘋果香蕉等物使人體所需要之滋養成分無慮缺乏最爲有益茲將硬果中各成分列之於下

蛋白質　百分之十至二十

脂肪　百分之五十至六十

礦物質　千分之十至二十　炭素　五至十

觀此可見蛋白質及肪脂之强弱比肉類已增大三倍可明本篇之主張爲不謬矣願世之衛生家亟起效法也可

素食與道德

凌霜

主張素食者之言曰人類生存之最大問題。飲食耳。飲食之是否得當。首視其是否有充分之滋養料。而經濟問題。尚在其次。肉食經化學之試驗。內含毒質及刺激性。不適於人體。若富於滋養料而無毒質并適於人體者。莫如素食。（見美國康健雜誌素食與肉食論錄進步雜誌譯論原文）此主張素食而完全以衛生爲前提。不佞亦極端贊同而實行之一人也。

雖然素食爲今日改革人類生活之大問題。衛生經濟。遂足以盡素食主義之理由乎。素食與道德。實有密切之關係。而人類道德進化之表徵。亦可於斯主義窺其梗概。未開化以前之民族。人與人競爭。强者則虜弱者以爲食料。在昔日視之。固不見其殘忍。或猶以爲榮耀。若今有以人肉爲食料者。吾知人人必斥之爲野蠻生番。相率屏棄之。不與於人類之列。可決言也。

人類進化。既知以人食人爲背乎正理。遂轉而食他種較人爲弱之動物。（如牛羊豕鷄鴨鵞魚鳥等）豈知此種動物身體內部之組織與人相去無幾。不過人類進化較早。（生物學家如達爾文等發明人由下等動物變化而來）有腦筋以思想。有文字以紀載。而他種動物進化稍緩。遂爾無之。人類以彼爲可欺。復利其肉之厚味。於是不顧正誼。不憐死者之痛苦。烹宰而食之。以恣一己之口腹。曾不念彼亦與我同時生於世界。同爲動物。同爲強者。剸割之資料。又何忍取以爲食乎。

吾人既知以人食人之不道德。豈不知以人食他種動物。亦不道德乎。或謂弱肉強食。乃天演公例。人類強於他種動物者也。取之以爲食。豈不甚當。曰不然。動物之最弱者。莫如嬰孩。人類何不取而食之乎。此可見弱肉強食之斷案。完全無成立之價値也。（採精衞君論見旅歐雜誌）故吾敢决言曰。素食匪特關於衞生經濟實攸關於人類道德進化焉。

讀者疑吾言乎。請以托爾斯泰爲證。托氏道德家也。生平沙礫富貴。去與齊氓伍。不食肉。不飲酒。提倡萬物同胞論。謂人類進化。當聯合宇宙間一切有生命之物。爲一大同胞。其所著書第一級。其言素食爲人類道德進化之第一級。其所謂道德者。情愛也。其不犧牲動物以為一己之食品。卽其情愛之表見乎外者也。明乎此者可以言道德矣。

佛氏戒殺生。雖屬迷信。然在人類智識薄弱時代。彼欲行其愛物如己之心。又乏眞當之理由。自不得不飾為因果之邪說。以傳播其主義。若今日科學昌明。肉食有害於人體。證據確鑿。吾人自無須此。吾人但能充我愛物之心。相戒不殺生物。其功德已不可限量。（害於人類之動物如虎豹蛇蝎等吾人自當抵禦之幸勿誤會）

且嘗觀之英法素食團體林立。反而求之海內。則未見焉。豈吾人道德觀念較為薄弱歟。是非愚之所敢言也。善哉眞民先生之言曰。知賭博狎邪之非。盡去之可矣。知飲食衣服之理。取其適於衞生。無耗時力體力財力者而用之。去一切之非要者可矣。此均可以科學求之。以達於適當之點而已。（見旅歐教育運動釋德篇）進德會與心社均有肉食之戒約。意在斯乎。意在斯乎。

抑猶有進者。吾之所謂道德。非拘迂之論也。吾之所謂道德。人生術之代名詞耳。衞生者。人生術之最要者也。若不自衞其生。豈道德之所許乎。質言之。談道德者不能不自衞生始。談衞生者不能不自素食始。且素食較肉食為儉。儉又吾人之所謂美德也。綜是以觀。則吾人甘於素食。所謂衞生問題經濟問題道德二字可以包括之矣。

夏季之衛生

吳德亮

時屆夏令。天氣炎熱。其影響於吾人之健康者頗大。故衛生之道。最宜講求。茲將吾人應行注意之點。縷述於左。

(甲)夏與黴菌

夏季空氣之溫度最高。適於種種黴菌之繁殖。斯時黴菌若得適當之養分。則非常繁殖。夏季食物(動物性物質與植物性物質)之易於腐敗者。實黴菌之作用居多。且其種類甚繁。如虎列剌(卽霍亂)腸窒扶斯等。有直接爲害於人之身體者。有使飲食物先行腐敗。吾人飲之食之。則起急性胃腸病者。此等菌類。謂之腐敗菌。推其繁殖之由。實因不潔所致。故吾人夏日之一切飲食。均以清潔爲最要。

所謂清潔云者。其實際果爲如何。非從學術上嚴密講述。不易明瞭。惟如此講述。殊屬繁難。茲就清潔之必要。約畧言之。

腐敗菌之繁殖。其要素有四。(一)高度氣溫。(二)含有水分。(三)適宜養分。(卽黴菌之食物)(四)不見日光。夏季氣溫頗高。(氣溫卽空氣之溫度)其含有水分(卽澤氣）及可爲黴菌之食物者能令黴菌盛行繁殖蓋黴菌之食物與溼氣乃不潔之二要素也試舉例證之玻璃與石不含水分與黴菌之食物故不腐敗黴（黴菌之一種）亦不生而生炒魚片及溼飯則腐敗而生黴以含水分及黴菌之食物也他若汚垢手巾亦生黴汗染衣服曝而乾之則黴不能發生諸如此類大都水分與養分之關係也前述清潔之意味即無水分及黴菌之食物之謂二者能去其一亦足以妨止黴菌之繁殖由此擴而充之於清潔之道其庶幾乎

（乙）夏季食物之貯藏法

夏季食物不宜昨日煑今日食所謂貯藏法者幷非長久貯藏乃暫時貯藏耳

食物之品類甚多勢難枚舉請畧言之大凡食物煑熟後其蒸氣未盡即用蓋密閉而置之者則蓋內滴下之水分易使空氣中之黴菌或食物中未死之黴菌盛行繁殖其物之腐敗者進行尤速據某學者之實驗米中之黴菌雖煑之成飯尚未至死此黴菌能藉表面之水分而行繁殖故夏季煑熟之食物務使蒸氣去盡而後貯藏或加以蓋或置於食櫃始免黴菌繁殖之患我國食櫃之製法不一或用竹製或用木製而設鐵網務期周圍有孔能透空氣使食物之水分易於蒸發以防其腐敗且免蠅等之侵入

此種方法。多由經驗得來。

(丙)食物與蠅

夏季昆蟲中之爲人害者。以蠅爲最著。蓋蠅能傳播病毒。例如虎列剌赤痢腸窒扶斯等險症。常以蠅爲傳播病毒之媒介其餘昆蟲。亦有種種之危害。故吾人貯藏食物時。對於此等昆蟲。宜特別注意。如前述之食櫃。係防蠅之極善裝置。而蠅多之處。尤宜設法捕滅。(如撲蠅器捕蠅紙之類)室之內外。亦須灑掃清潔。且施行消毒法。以防蠅之聚集。

(丁)廚房之注意

食物當烹調時及食後所棄之物質。易使廚房之器具及陰溝等處。多致不潔。而爲腐敗醱酵之原因。故廚房內外固形之物。宜速取之而送於渣滓場。流動之物則宜掃滌而使之清潔。且空氣必須流通。日光必須映射。廚內地面及各種器具均宜乾燥

(戊)渣滓場及陰溝之注意

渣滓場堆積不潔物質過多。且有水分時。則盛行醱酵。放散一種惡臭。令人聞之。即生不快之感。斯時宜用石灰水。止其臭氣。且急掃除之。若無石灰水。爐灰亦可代用。陰溝

宜時流通以便宣洩勿令不潔物質流入致生醱酵且阻塞水之通路使周圍地面常帶溼潤也

(己)夏季飲食

暑氣愈盛身體愈感不快胃腸之運動亦不活潑故夏季患胃腸病者頗多如虎列剌等疫症往往到處流行爲害甚烈斯時欲保衞健康豫防惡疫實以注意飲食爲最要請縷述於左

一未習慣之飲食物　未習慣之飲食物一旦入於胃腸勢必不能相容而大加騷擾於其間此等飲食物宜於禁止蓋已成習慣者雖消化稍難之物亦無防害未成習慣者則往往損傷胃腸此亦世人所熟知者也

二難於消化者　難於消化之食物無論何時皆宜注意而夏季尤宜禁止其物維何即固形之物及其脂過濃之物是也(例如炒豆油炸魚肉糖食等)

三食量　吾人之食量夏與冬異蓋夏季體內無需充分之燃料也然亦不必故求少食以適度而止惟暴飲暴食最宜愼之

四不食不好之物品　食物之消化與精神之感動有密切關係此爲生理學所闡明

之定理。故吾人對於食物之類。苟非所好者。不宜食之。縱有他人相勸。亦不可徇人之請。而勉食其物。蓋食厭忌之物。則氣味不順。而消化亦難。

五生物與生水　生物與生水。均有礙於衞生。不可嘗試。若當吐瀉病流行之際。尤宜嚴禁。

六不時之飲食（卽間食）　胃腸當必須運動時。固宜竭力運動。此外則宜休息。不可令其過於疲勞。吾人每日三餐。最適於身體之健康。而不時之飲食。均宜禁止。否則有害於胃腸。於夏季尤甚。

七過熱過冷之食物　過熱過冷之食物。亦宜禁止。食過熱之物。則傷口舌與胃。食過冷之物。其害亦然。至若飲冰。則不宜急吞。稍含口中。然後飲下。如此方可少減其害。

上述各條。爲夏季飲食衞生之綱要。玆更就飲料言之。人當夏時。體內之水。蒸氣由皮膚毛孔。盛行排出。甚至汗流如注。以此之故。渴而思飲。實爲勢所必至。惟飲料過多。亦受其害。而生水尤宜禁止。且虎列剌病流行之際。在已設自來水地方。其水固較淸潔。而未設自來水地方。則飲水及用水（卽使用之水）均有危險之處。以病毒混於水中。爲傳染之本原也。當此之時。吾人所用之水。均以煑沸者爲善。

（庚）衣服之注意

衣服宜常清潔。一經汚垢。即浣濯之。若汗垢閉塞衣服之細孔則妨礙皮膚之蒸發作用。而爲身體之害。且衣服雖經浣濯。而所置之處。亦宜留意。如置於濕處。則易生黴。故衣服之浣濯者。必須曝於日光。乾後收藏之。臥具亦當時加浣濯。暴於日光。

（辛）夜眠之注意

暑氣蒸溽往往至晚不解。斯時吾人就寢。宜開窗乎。不宜開窗乎。欲解釋此疑問須先知各地晝夜氣溫之變化。大凡晝夜氣溫之變化。無大差異之地。開窗而臥。尚無妨害。我國南部諸省大抵如是。若其地晝間之氣溫。雖高。入夜則倏忽降低。與晝間大相徑庭。者。如北部京津一帶。不惟寢時不宜開窗。且須以衾被身。方無冒寒之患。至於小兒其眠時尤宜注意。他若露宿一節。勞力之人。往往有之。然於衛生終有妨害也。

（壬）夏季出外及作事

烈日如火。光燄逼人。日中外出。必須注意。熱帶地方之人。多患日射病。我國內地。亦恒見之。此病由曝於烈日而起。其病狀則爲發汗面赤。言語不明。呼吸困難。人事不省。痙攣等。乃險症也。夫冒暑出外。則覺頭重面赤。全身發汗而疲勞。此通常所經驗者。如是現象。雖非日射病。實於身體大有妨害。故當此盛夏。弱者及小兒。不宜輕於外出。凡白色之物。反射日光。黑色之物。吸收日光。故熱帶地方。常用白色衣冠。以避日光之熱。我國人士。每居夏日。多服白色之服。蓋合乎自然之衛生者也。

夏季從事職業。至日中炎威凛烈時。無論勞心勞力。均宜休息。以此之故。夏季必須早起操作。日中休息。日昃則再理未了之事務。方合衛生之道。

宰予晝寢。孔子斥責。我國至今猶存古訓。恆以此判別人之勤惰焉。惟是時地不同。道貴變通。當盛夏時。天氣既熱。日晷方長。午後少眠片時。實可恢復精神之疲勞。亦未爲無益。

食肉十不宜說

食肉背乎人道一不宜

人道在仁民愛物。殺而食其肉。豈愛之之道乎。○因五戒業報得人身。今食肉殺生。後失人身矣。

食肉不如禽獸二不宜

禽獸食肉。各有專嗜。人之食肉。偏食無限。○牛馬羊豕。尚能素食。可以人而不如。

食肉是自殘眷屬三不宜

凡屬有情。輪轉六道。無非眷屬。以秉體有殊。致各不相識。食肉者猶自掩耳目以賊父母兄弟妻子也。是可忍。孰不可忍。

食肉是出佛身血四不宜

一切衆生。皆有佛性。目前禽獸。一經覺悟。盡是佛陀。今食其肉。奚啻出佛身血。當墮無間獄。萬刧莫贖矣。

食肉之惡等於殺生五不宜

食肉十不宜說　二

殺生爲十惡之一。食肉者未必親自殺生。然彼殺生者。固因食肉者而爲之。與食肉者自殺何異。○古人聞聲不忍食肉。然對此鼎俎中物。當時斬割情形。豈難推想而知。纔動吾箸。便生不忍。何待聞聲哉。況此肉不食則已。一既入口。卽預殺生之惡。掩耳盜鈴。奚益之有。

食肉之罪重於殺生六不宜

食肉與殺生同罪固矣。今因吾食肉之故。而使爲吾食肉而殺生者。陷於殺生之罪。是又增一罪也。推而言之。則凡此殺生者所得之罪。皆食肉者之罪也。可不懼哉。

食肉者死後必遭怨對七不宜

怨必相報。事理之常。殺食其肉。怨毒深矣。豈有不報復者。生前縱免。死後難逃。○每有一生忠厚。而死時如受陰譴者。稽之皆因食肉太過之故。

食肉者生前已具獸身八不宜

食肉者之皮肉筋骨。皆賴肉以滋養。若一生食肉。則全身盡獸肉所成。不幾爲獸身已乎。○食羊牛者身有羶氣。食猪魚者身有腥氣。習染既久。不知其臭。哀哉。

食肉者多瞋釀成兵災九不宜

殺生食肉。兇殘已極。習與性成。易生瞋恚。故動輒鬥爭。殘殺不恤。世上兵災。皆由此造。○殺人之具。泰西優爲。良以彼土肉食較此爲盛也。

食肉者易病釀成疫癘十不宜

肉質易腐。食之者筋肉脆弱。易致疾病。往往釀成疫癘。及疫癘時行。乃斷屠以禳之。然與其斷於疫癘既行之後。何如斷於未成之前乎。○近衞生家。考査肉中有寄生蟲微生物等。令人腸胃生病。及生霍亂寒瘟痧等諸傳染病。食肉者奈何不懼。

頌　食肉不宜　廣說無邊　舉要言之　十目已全

曰　願我同胞　發大悲心　永斷肉食　長養善根

勸戒食肉偈

爲來舌上片時歡　結盡無量生死寃　你道値不値

總是積習難破除　究竟腥臊有甚甘　你道是不是

斬割烹燒地獄相　饔飧敢與結良緣　你道怕不怕

試思生物捨命時　慘狀悽聲苦不堪　你道忍不忍

食肉十不宜說

何况肉類多微菌　翻作肺腸疾病源　你道苦不苦
蔬菜噉來口清淨　把盞下箸心泰安　你道好不好
豆品滋養推第一　衛生家言試取看　你道差不差
孰甘孰苦任取捨　剖心瀝血作此言　你道煩不煩

四

叔豪閒話

昔人云、良辰美景。人逢之而色喜。物遇之而心悲。人於此時。骨肉團圓。珍羞羅列。物於此時。母子離散。魂魄駭飛。故節日多殺生。最爲殘忍。試觀割一雞而羣雞皆鳴。屠一豬而羣豬不食。念及此。雖嘉肴在御。黯然神傷矣。昔有句云。欲知世上刀兵刧。試聽屠門夜半聲。最爲悲切。佛家以不見殺不聞殺不疑爲已殺及自死鳥殘爲五淨肉。則可食。

一日之衛生

吳德亮

人無貴賤貧富之差男女老幼之別一日之間莫不有食與寢二事無論何人均不能脫此範圍然則所謂寢食二者實與人間有重大之關係人能悉心研究此中頗饒趣味也夫常人之寢食惟據習慣與經驗幾成無意識之行爲茲篇所述不過欲改良此等事項使合乎衛生之道而已

(一)朝起

雞鳴報曉東方漸白晨星數點黯澹無光斯時吾人宜披衣而起以淸水漱口幷洗面淨身事畢然後從事操作顧早起之利益果安在乎我國自古以早起爲勤勉之第一要義聖賢垂訓昭示來茲數千年來罔敢蔑棄惟吾人對於早起一事必立一定之標準俾全國人民知所適從而收正確之效果標準維何卽以衛生爲要義也夫夜闌人靜萬籟俱寂道上無車馬之往來天空少塵沙之飛起空氣淸潔莫甚於此時者矣吾人早起以呼吸新鮮之空氣最有益於衛生此早起之所以可貴也

(二)飲食

夏日腸胃易生炎症。當霍亂病流行之際。食物尤宜注意。然吾人苟善保衛腸胃。則霍亂病亦不足慮。蓋健全之身體。不易生病。理固然也。嘗見呼吸器強健。無肺病遺傳之人。雖有肺結核侵入肺臟。亦能驅出。強健之腸胃亦與此同。雖有病菌侵入。亦可從大便排出。而其人依然無恙。若腸胃虛弱之人。染霍亂病之先。必患腸胃炎症。恰值傳染病流行之時。霍亂病菌即乘機侵入。而變爲眞正之霍亂病。故平日對於腸胃。不可不加意保衛。苟腸胃無病。不惟不患霍亂病。且易消化食物。吸收養分。以強健其體。

我國習俗。頗有急食之弊。究之食物在口內。不可不依齒牙作用。咀嚼細碎。然後呑入胃中。方易消化。此外尚有二種目的。一爲食物中如飯菜之類。含有澱粉。（即含水炭素）入口時。依唾液之化學作用。使澱粉變爲砂糖。二爲食物與唾液混合。則滑澤而易嚥下。以此之故。食物宜細加咀嚼。不可急食。或以一日三餐。一年共計一千零九十五餐。一一注意。所宜幾何。不知此事雖微。實與壽命之修短。頗有關係。

食時高聲笑語。則食物有入於氣管之害。惟從容談笑。細加咀嚼。最有益於衛生。西洋風俗。每當食時。家人團聚。其樂融融。誠有合乎衛生之道也。食之時間。至少需四十分鐘。且食時不宜多飲。即食之前後。亦不可多飲。蓋食物入胃。因其刺激分泌胃液。而行化學作用。使之消化。若此時多飲液體。則胃液爲之稀薄。而運動亦形遲鈍。又如辛味之有刺激性者。不宜多用。如胡椒大椒生姜之類是也。香味中如茴香之類。亦宜相物少用。凡辛香等物。可因其刺激以助胃之運動。而奮興其分泌作用。惟久之則使胃力疲勞。反生不良之結果。

（三）入浴

入浴一事。可以淸潔皮膚。且大有益於衛生。人之皮膚中、有汗腺與皮脂腺。不絕分泌汗液。而皮膚表面。又有上皮隨時脫落。此三種物質。與塵埃混合而成垢。以附着皮膚。不惟妨礙汗與皮脂之分泌。且爲黴菌之適宜棲息地。蓋不潔之處。黴菌最易繁殖。人之皮膚。實寄生無數之黴菌。試檢浴後之湯。則見黴菌之數。大爲增加。

指甲決不宜長。長則藏垢納汚。最害衛生。往往因此釀成不測之患。蓋其附着之黴菌甚多。若用以搔癢。則爪傷之處。有致病之黴菌。自其爪端侵入爲害。甚大。如丹毒之黴菌是也。（丹毒係生於頭耳及面部之創傷傳染病。皮膚赤色腫脹疼痛。且發熱）又有嗜齧指甲。或用指甲搔撥鼻孔者。均屬危害。宜嚴禁之。

入浴時宜用肥皂（一名胰子）肥皂之重要成分。爲亞爾加里。此物質有與皮脂結合之性。入浴時則變爲流動物。與皮膚分離。亞爾加里與皮脂結合之現象。名曰鹼化。肥皂亦有種種。宜購良者用之。若惡劣者。則其亞爾加里失之過強而害皮膚。彼粗糙之浣濯肥皂。恆令皮膚生泡者。職是故也。

入浴又有益於血液之循環。蓋浴時皮膚之血管。因溫暖而擴張。致血液集於體之表面。體內之鬱血。因之流去。且增進血液循環之速度。盛行新陳代謝之機能。匪但此也。血液多集於體之外部。則皮膚之營養得以充足。能使皮膚強健。且對於皮膚病之抵抗力。頗大。至若人當疲勞時。一經入浴。則體內因酸化作用所生之老廢物。易於排除。而精神亦得以恢復。是爲顯而易見之功效。

入浴之時間。因地因人因時而畧有變更。大抵以晚餐後二三時爲宜。惟過於疲勞或腹饑。酒醉時。不宜行之。又食後一時以內。不宜入浴。冬季易於冒寒之人。宜用溫湯浴之。若用熱湯。則血液集於皮膚。外部甚覺溫暖。然浴後血液返於內部。致令皮膚冷却頗易冒寒。冷拭法宜於每日晨起行之其法浸手巾於冷水中用手絞起徧拭全身次用乾手巾摩擦之此法無論老幼男女皆可實行初行時宜自夏始從此終年不斷凡易於冒寒及神經衰弱之人施行此法大可強壯其皮膚且能醫治神經過敏之病拭時宜閉戶以防風入。

(四)夜眠

睡眠時間之長短因人之年齡而異小兒宜任其酣睡普通婦人以七時爲合度六時亦可至五時則有害男子亦然。

睡眠方法以不仰臥爲貴孔子云寢不尸殆以仰臥爲戒歟晚食後二三時就寢宜向右側臥晚食後五六時就寢宜向左側臥蓋吾人食後五六時以前食物尚在胃中胃之幽門(卽胃通腸之口)位於體之右方故宜向右側臥以便食物輸入腸內食後若經五六時或至七時則食物已入於腸故宜向左側臥可免停滯之虞此係專就關於腸胃之點而言至若普通眠法左右交臥可也。

睡眠方向。宜順地球磁石之方向。以地上物體。均受此大力之宰制也。居北半球之人。枕北而臥。最爲安神。

中國經驗良方

金鼎編

治頭風時常疼痛方

細辛一錢　白芷二錢　良姜一錢　蓽撥一錢　茶叶一錢五分

蘇薄荷叶一錢五分　氷片少許　共研細末時時吸鼻內。一服可以全愈。重者兩服神效。原方中若加入原寸六釐　更妙。

治頭風秘方

雄貓一只　愈陳愈妙用生姜擦貓鼻。其尿卽出。用荷叶貯存。取貓尿滴入患頭風人耳內。男左女右。隨時卽止痛不發。

治對口瘡方（俗名落頭疽）

好旱烟。（煙店內買、衆人皆吸吃、大約每兩念多文可用、）如瘡口腐爛。先將去濕毒藥煎湯薰洗。去其汚毒。用旱煙厚敷患處。暑天每日換一次。冷天間一日換一次。能敗毒消腫止痛收功。痊愈。不可輕視。其效如神。

又方

用活鯽魚一尾。去腸鱗。搗爛。加髮垢四兩。白蜜少許。攪勻。從瘡外圈入裏面。敷之極厚。留一小孔出氣。外以紙貼之。一二日卽愈。

又方

用活鯽魚腦。同旱煙打爛。厚敷。卽能消毒止痛。立效。

又方

婦人頭上油垢三錢　黑背鯽魚一個重一兩　猪眼稍肉一錢　共搗爛。厚敷立效。

又方

雄猪眼稍肉三錢　剁爛如泥。滑石末四錢　和勻。敷患處頂上。以膏藥貼之。拔去瘂肉。放出黃水。卽愈。

治走馬疳方（一名金棗丹）

黑棗一枚去核　紅砒一粒如赤豆大研末　上腰黃如赤豆大一粒研末　共研細末。納入棗肉。放在瓦上炙灰。出青煙爲度。取起。灘在地上。出去火毒。再研極細末。如重一錢。加氷片一分

又方加上血竭二分　原寸五厘　眞犀牛黃七厘　共和研極細末。先將新靑藍布一塊。醮米泔水洗腐爛肉。去淨汚毒。卽將金棗丹藥敷上。卽能止痛止痒。去腐生新。其效

如神。

若不效驗。必死無疑。唇腮穿破者。齒牙落者。不治。

又方（專治走馬牙疳　一名玉骨丹）

白狗屎內碎骨一錢將青尿即童便洗淨屎汚。將碎骨取起。放在瓦上炙灰。每骨灰一錢加氷片一分或二分共和研極細末。用青藍布一塊。醮米疳水。將腐肉洗淨。即將此藥敷上。即能止痛止痒。其效無比。如三叉路口牛屎上有白狗屎。將屎放在童便內洗淨。取屎內白碎骨。放在瓦上炙灰名金盔托玉丹。

治口疳口瘡方　治口內破碎腐爛等症

硼酸一錢　兒茶五分　元明粉五分　薄荷叶一錢　青黛一錢　氷片三分　共研細末。吃之。

雄黃解毒丸　治急救鎖喉風症

此症先一二日胸隔氣急。呼吸短促。忽然咽喉痛腫。手足厥冷。氣閉不通。危在頃刻者。急用此丸。清茶調下四五丸。如口噤咽塞。研末用小筒吹藥喉中。淌茶過下。須臾吐利即愈。

咽喉異功散

專治咽喉急症。爛喉。痧喉。風喉。閉雙單鵝喉等症。用尋常膏藥一張。取此散如黃豆大。貼項間左患貼左右患貼右中患貼中。貼至二三時刻。則起泡。用銀針挑破。刮去清水。即愈。其效如神。姙婦忌貼。

班毛一錢去翅足糯米炒黃去米研末　上血竭三分　淨沒藥三分　淨乳香三分　全蝎三分　元參三分　原寸一分五厘　氷片二分　共研細末。磁罐收貯。勿令洩氣。

治喉諸症（名十寶丹）

治纏喉風閉喉。一切急症。通治口喉諸症。

梅礬（製法取青梅圓大而脆者、用刀切下圓蓋、去核、將明礬末捺入其內、仍以蓋復上竹頂簽好、過一宿、用炭火煆之、去梅灰、則用其礬白如膩粉、味極平酸、名梅雪丹、出涎甚捷）蘇州薄荷叶。（去筋梗、淨末一兩、入青魚胆汁內陰乾、）殭蠶。（擇細直腹小者爲雄、洗淨析斷、無筋連者佳、去頭足、瓦上炙脆、各四錢、）孩兒茶（嫩紅者）二兩　頂上血竭三錢　生甘草五錢　氷片四錢　西琥珀三錢　如症重。加西牛黃珍珠更妙。

右藥共研細末。收貯磁瓶內。勿令出氣。

治喉鵝法

凡喉中生毒。須看頭上紅疙瘩。卽用針挑破。或生紅髮。卽拉去。其毒自解。凡治喉症。初起宜用表散風火痰藥之劑。又外用米醋調皂角末塗頸與下頰。乾則換塗。乳鵝自破。

又方。

雙單鵝皆治。麻雀屎廿一粒　浸糖少許。和成三丸。每用一丸。以薄綿裹之吞嚥下。其甚者不過三丸。立見奇效。

試男女新久諸病生死法（名一枝梅）

珠砂一錢　靈脂一錢　銀砂五分　巴豆一錢六分去殼　蓖麻仁一錢六分　原寸一分

共研細末。加油胭脂杵爲膏。揑成一餅。貼於印堂。約一炷香時。去之。如貼處紅腫非散者。可生。如皮色不變者。已危。可決生死如神。　又此方用蜜丸貼眉心低蓋。可治禁口痢疾。

治大痲瘋方

鎭江丁叅領得此秘傳。治全愈。又醫治數人。無不取效如神。患此症者。眉毛若已脫落。其症難治。眉毛未落。雖手足骨節有塲損。皆可取治。若初起未深之症。百試百効也。先服湯藥四劑。每日服一劑。服完再服丸藥。

湯藥方 陳皮 白芷 苦參 天麻 秦艽 防風 荆芥 羌活 風藤 牛膝 當歸 蒼朮 木香 桂枝 連翹 甘草 苡米（各一錢） 引黑棗二枚。生姜一片。水兩碗。煎至一碗服。渣再煎服。

丸藥方（每丸藥一錢加楓子膏）春秋八厘 夏六厘 冬一分 大胡麻一斤四兩 小胡麻一斤四兩 牛膝四兩 白蒺藜一斤四兩 苦參一斤 防風八兩 荆芥八兩 當歸六兩 茅朮六兩 苡仁米四兩 續斷四兩 共研細末。水疊爲丸。每日早午晚三服。每服或二錢三錢。照數加楓子膏撚丸攙和。毛尖茶湯送下。

楓子膏方

大楓子肉。銅鍋內炒。至三分紅色七分黑色爲恰好。太過無力。不及傷眼。炒後研成細膏。如紅沙糖一樣。用銅杓盛。向火上熬四五滾。倒在紙上。放地面上。以物蓋之。如用時上面有霉霧。拭之。照常用。百日內忌房事。忌食鹽。並忌食醬醋及一切魚肉動風發物等件。又不可發怒發氣悲傷之事。

治舌上生蕈出血不止

五倍子（炒）一錢　烏梅（炒）一錢去核　糖碌三分　共研細末。摻蕈上。以小膏藥蓋之。方能久留於舌上。否則隨津嚥吐矣。每日換之。愈後乃止。屢驗。

治重齶重齦俱治方

如上齶皮腫。牙齦腫。二症以針刺患處。出惡血。用生蒲黃一錢　海螵蛸一錢　共爲細末。摻擦患處。以愈爲度。

治舌下生舌方

用大針刺舌下紫脈出血。以生蒲黃　海螵蛸　共研細末。摻擦之即愈。又舌腫滿口者。亦以此藥摻之立愈。

治木舌方（舌下生薄膜、連舌尖絆住、正在舌下總筋之上、名絆舌）。用銀簪磨。橫刺膜中。直近舌中至舌尖上。斷其膜。須看仔細。下簪勿穿在總筋之內。刺後拭去濕血涎。用蒲黃一錢　海螵蛸一錢　共研細末。摻之。或用好京墨塗之。亦効。

治舌膜方

初生有白膜皮裹舌或遍滿舌根。急用指甲刮破其膜令出血。即用 枯凡末少許摻之。若不醫治。恐成啞症。

治鵞口白疳白屑並滿口破碎方

黃連七分 甘草一錢 硼砂一錢五分 殭蠶一錢五分 薄荷葉一錢 共煎濃汁。每日漱口五六次。一二日卽愈神效。

治目疾諸症方(治眼起星方)

鵝不食許一味 塞鼻卽愈。

治眼漏流濃方

用柿餅搗塗眼漏上。卽愈。

治偷針眼方

生地南星搗爛貼之。 或蛇蜕皮貼之。 或猪精片貼(或白芨磨汁貼)愈。

治痰核生於眼胞(推之移動、皮色如常、硬腫不痛、)

用好醋與南星磨敷之。

治打損破眼方

用牛口涎每日點黑睛數次。數日卽效。

治飛絲入目方

用頂好黑墨磨濃汁塗之。數日飛絲卽去。

治石灰入目方

用生山梔子煎濃汁頻洗。

治煙矢入目方

用亂髮揉之卽愈。

治箭頭入目方

用米糖點。待發痒一拔卽出。

治天絲入目方

用鮮石菖蒲根搗汁。灌鼻內。立效。

治麥芒入目方

中國經驗良方

用大麥煎濃汁。洗之即出。

治雀目眼方

用雞肝一具。不可落水。車前子一錢 共搗勻。置瓷器內。飯鍋上蒸熟。夏苦草煎湯送下。食完七服。即愈。

治眼癬方

蘆甘石（童便黃連米醋共煎湯煆三次）當歸尾一錢 銅綠五分 胆凡五分 共研細末。用蔴油調敷即愈。

治耳定耳聾耳痒方

耳定（耳內生粒如綿子極痛者是也）人指甲（瓦上焙灰存性）研極細末。加冰片少許。吹入耳中。痛即止。

又方老鼠刺（即十大功勞叶）剪去叶尖（瓦上焙灰存性）冰片（少許）吹入耳中痛即止。

耳聾 九節石菖蒲一錢 冰麝各少許。共為末。以葱蜜和。研如麥形。用新綿裹入耳中。

响音如雷。勿驚駭。一二七日取去卽瘥。

耳痒　搔之雖至出血。而痒不止者。腎風也。宜服三因四生散。二劑卽愈。此因腎氣不調。襲風所致。　白蒺莉六錢炒去刺　白附之四錢　黃芪蜜炙六錢　羌活五錢　共研極細末。每服三錢。朝夕鹽湯送下。　或用猪腰子破開摻藥。仍將腰子扎緊。加鹽煨熟食之。又治婦人血風瘡亦効。

耳暴聾方

菊花　木通　石菖蒲各二錢或三錢　陳酒煎服之。(輕者一二服、重者二三服、)卽愈。

耳中膿水不止方

龍骨五分　腰黃五分　掃盆三分　枯凡一分　原寸少許　氷片一分　乾胭脂二分　海螵蛸二分　蛇殼二分燒灰　共研細末。用綿花捲淨耳內膿。將葦管吹入耳內。數次卽愈。

耳內常出血不治方

五色龍骨煅　五倍子焙　血餘灰　共研細末。吹入耳內。

立止牙痛靈方

白胡椒九粒　綠豆十一粒　將二物搗爛。嵌在痛處。卽愈。但此丹不可留剩一點。必須用完。永不再發。

又方

青鹽　火硝　硼砂　朝腦　各等分。共研細末。擦牙立止疼痛。

治頭眩暈倒方

鮮白果十九枚　搗爛如泥。開水冲熟。空心服。用荳腐醬冲更妙。至重者。連服一方全愈。老幼皆治。

治牙痛點疼處牙自落方

玉簪方曬乾微焙一錢　白砒霜三分用鯽魚霜更妙　白硇七分　硼砂二分　威靈仙三分

草烏頭一分五厘　共研細末。點患處卽落。

治三陰瘧疾神效方

上腰黃少許　研細末。用新綿絮包好。入雄烏龜尿內浸潮。塞入患瘧疾人鼻內。男左女右。臨期前一時辰塞之。卽愈。（取烏龜法、雄龜尖尾、雌龜圓尾、放銅盆內、龜後身灘芋

叶或荷葉、龜首前用鏡對照其尿卽出、）

又治瘧疾方（或間日或三日）

常山一錢五分　梹榔一錢五分　肉桂一錢　乾姜一錢　甘草一錢　白胡椒二錢　共研細末。放在磁瓶內。放在紙膏藥中間當日前二三時刻。貼患瘧人背頸第三節。瘧卽止。屢試屢驗。

又貼臍截瘧丸

白胡椒一錢　雄精一錢　共研細末。將飯研爛。爲丸如豌豆大。外用硃砂爲衣。將一丸放在臍中外以膏藥貼上。瘧卽止。

治疔瘡走黃方（凡患疔症、悞食猪肉鷄魚動風發物等件、以致走黃、法在不治）、

連子露蜂房煅灰存性　每服壯者。三錢二錢　弱者一錢二錢　用鮮菊花連叶根亦可　搗汁一大鍾。調服。再用蜂房灰和菊花汁陳米醋調敷患處。立卽消毒消腫。

又方

巴蕉根搗汁一大鍾。服之立效。

治閉口疔方（生於人中、將起時、頭發熱、不治對時卽死、）用生鳯尾魚頭（如無新鮮者卽用鹽魚亦可）煆灰、醋浸、最用人面果（去核）將魚頭灰嵌入。貼疔上立效如神。

治紅絲疔方

此病危急。生於足者。紅絲漸長至臍。生於手者。絲漸長至臍。生於指者。絲漸長至心。生於唇面者。漸長至喉。則不可治。急用針或磁器鋒刺其紅絲盡處。使出。以浮萍草嚼塗敷刺處。隨用 白礬三錢研末 葱頭七根 搗爛。包裹。礬末吞下。再服葱酒一二杯。蓋被出汗。汗出卽愈。

治楊梅瘡方（如初起卽治卽愈、如共食醋碟、共處小便、卽能傳染害人也、）

烏羊角切片燒灰。 合桃殼各半 俱燒灰。存性。共研極細末。每服三錢 好陳酒調服。早晚各一服。四五日後。毒從大便瀉出。如花紅膿血。漸減少。每日一服。半月毒盡後。量人虛實。如壯人多服二味。將毒瀉盡爲妙。如虛弱人。服八珍湯以補之。多服數劑。再服前二味灰。將毒瀉盡爲妙。

醫學談藪

甯順常

豬疫血清之製造

畜類之供人食品者。首宜注重其生活。蓋其體之壯健與否。可直接影響於人身也。豬之一物。爲人類最普通之食品。然極易受疫。故防疫之道。亟當注意。非特有裨人體而已。卽經濟上亦保全不少也。近歲各國相繼採用注射豬血清之法。以防免豬霍亂之蔓延。於是此種血清之製造。乃甚重要。按其製造之法。頗爲平易。先取曾染霍亂確已全愈之豬。擇其茁壯者。縛於一活動之架間。懸諸空中。乃於耳後注入霍亂之病菌。其注射之量。豕重二百磅者。約入六合。同時亦注入血清。以助其抵抗力。二三星期後。此豬復其健康。乃殺而取其血。卽爲血清。若此豬竟死。亦可取其血以爲霍亂菌。故無論死生。均無廢物。惟取出之血清。須經檢驗所之考查。方可以供應用也。

奇胎

日本某郡大東村有出雲志治者。其夫人某氏新產一兒。呱呱墮地時。卽見左目下微有紅腫。繼後壘然墳起。其重大與兒之日月俱增。越二月。已垂垂然一巨瘤矣。乃送之往大阪某醫院求治。醫者施以解剖術。於瘤中獲小人一。五官四肢無不備具。惟體甚微。如一縮小二百餘倍之人體。遠近聞之。莫不詫爲奇事。然據醫者之論。謂此胎本係雙胞。特不知如何彼胎忽於中道誤入此胎之皮肉中。以致不能發生成此怪像。亦云異矣。

清道吸收機

歐美各國之掃除街道。本已悉藉機力。最近美之俄亥俄省。更有發明吸收機者。面積二萬七千方碼之街道。既經掃除機之作用。塵埃等物聚成小堆。則再以此機吸收之。瞬息而畢。凡所起之物。可重至二千二百零八磅。昔之以人工除之者。用力當加十倍。是蓋清道之大進步也。按此機構造。發動者爲汽油機。機身四輪。其後附帶三輪之儲穢車一乘。在機之下端貼地處有圓形帚一。機行時帚即旋轉不止。塵埃等物爲帚所旋激而向上。帚之上有一吸引之管。管中有轉動之風扇。能吸而起之。另入一較粗之管中。此管銜接儲穢箱。即由管而落入箱中。箱更分二室。塵埃類微細之品與較爲粗大之品。各自爲別。絕不相混。當傾卸時。箱本活動。可以俯仰。其後有門。啟門俯之。物能自出。頗爲便利。更有奇者。此機各件稍改組之。即能供淨街之用。儲機箱爲儲水箱。而圓帚則改裝以鈀。此鈀能隨意伸縮。洗時頗爲適用。

長睡

美國文豪華盛頓歐文筆記中言有李且樊溫格爾者。睡至二十年之久。比醒。則天地猶是。河山已非。然此特寓言。未能深信。不謂西方諸國。竟實有其事。良可怪也。瑞典沿海鳥谷島中有女子加羅烏爾遜者。當一千八百七十五年時。忽於病中沉沉睡去。家人謀醒之。乃不可得。則日進以食。如是者凡三十二年。至一千九百零七年。始豁然而醒。驗其體質。猶健碩如恒也。又密尼沙他有一德意志人。一夕就寢。洋洋談話如平時。翌晨忽長睡不起。至二十三年之久。每日三餐。家人必醒之。以牛乳少許注入其喉。既果腹。則又呼呼入睡。醫者施以電力。卒無效。後卒自醒。健旺如昔。又曼納耳有女子曰馬格蘭厭文佛爾。亦以長睡二十年聞。當一千八百八十三年時。女年二十一。有閨友某與之戲。忽作深睡。一飲一食。悉以玻璃管送入口中。遍延天下名醫。初未見效。鄰里怪其事。咸稱之爲曼納爾之田鼠。蓋田鼠亦善睡也。至一千九百〇三年。遂死。竟不復醒。又比利時有婦人睡十七年。一日里中火發。警鐘大鳴。婦忽警覺。飲啖行動。一一如故。並能回憶十七年前之事。不爽累黍。又西班牙有農家婦居白爾古司左近。稚髫操井臼。以賢淑聞里閈間。後忽長睡不醒。歷時凡三十一年。百藥罔效。醫者咸束手。去而婦卒自醒。能歷歷言垂髫時事。此等事。殊可怪。願醫學家一研究之也。

電氣之殺菌力

英國某科學家精電氣學。常試驗電氣殺菌之能力。據其報告。謂凡牛乳之以電氣消毒者。一切微菌。皆可消滅無餘。雖留存至四五天之久。味亦不變。內中之成分。亦不因熱氣之蒸發而有所耗散。以之飼養嬰兒。最爲適宜。按通常牛乳消毒。不外煮沸之一法。牛乳煮後。微菌雖可消除。而滋養價值。因之減少。且消化亦不易云。

人種改良之實施

俄國富豪有拉恰特尼科者。居莫斯科附近。於生物學人類學均極有造詣。一八八○年頃。在其領地設一擴大之人種改造實驗場。其實驗方法。以選擇人種入手。凡男女備有一定資格者。招攬入場。分給土地。俾事農作。復施相當教育。隨宜以爲之配合。其所定資格凡三。(一)少年而體格健全。性質良善。(二)容貌端整。(三)無宿疾及遺傳病是也。身分職業。概不之計。及產生子女。皆秉兩親遺性。體格健全。容貌秀美。二十年後。生活於拉氏管下之改良民族。達百五十人。此種積極改造。其前途結果。自能如願。然人種改良學之用意。在消極方面者。多因世界民族中由歷史觀之。確有大體不良者。不良人種而任其蕃殖不已。非人類之福也。即在優良民族。亦必有不良分子混雜其間。此等不良分子。譬猶害羣之馬。秕稗亂苗。足使優良民種。次第變成惡質。而國家隨以衰憊。故人種改良學之主義。一面保護良種。一面殲除不良。使無遺類。

就同一人種而鑒別其良莠。將以何者爲標的乎。此即改良家所最注意者也。大凡有遺傳病及虛弱之人。其胚種(生殖細胞即精蟲卵子)不良。斷難舉健全之子。語其細目。則如花柳病、神經病、各種結核病、癲病、心臟病、腎臟病、腦病、胃病、盲聾啞、及曾中酒毒、鉛毒、水銀毒等。皆在不良範圍。其遺傳性之畸形不具。亦與病毒相等。此等惡質。大半皆仍具有生殖力者。欲其不以惡質子孫。貽累社會。則防遏之宜矣。

防遏惡質子孫而從事於殲滅。乃今世極大問題。各國所行方法。雖至不一。而禁婚避姙閹割三種。爲最通行。其禁止劣種結婚者。如美國之密西干州。根塔乞州是也。密西干之法律。凡癲姙痴呆及有花柳病者。不得結婚。根塔乞則凡癲狂、低能、酗酒、慣犯生殖器病及結核之重者。概禁結婚。有違犯者。罰金禁獄。或兩者併科。至可懼也。然其結果良否。不易斷言。蓋禁止公然結婚。不能禁止桑間野合。而私生兒之產出。不免因是加多。故禁止結婚。未爲得策。然則講求避姙。或足以袪此弊乎。特社會風紀。或亦因是敗壞。故對於惡質人種之最後處分法。惟有分別閹割。最足斷絕根株。永除流毒。此經人種改良家幾經研究而付諸實行者也。

閹割之法。依外科手術。除去生殖細胞發源之胚種腺。男抉精巢。女抉卵巢。手續簡單。而影響至鉅。閹割之後。既無生殖能力。對於異性之情慾。亦不發生。雖不可謂非殘酷。然保護良種。救濟社會。較之留劣弱種族。以擾亂社會。供他族之踐踏者。其得失誠不可以道里計也。現今施行閹割法者。爲北美之因基亞納州。與加利福耳尼亞州。此外發布閹割法案。或提出於州議會者。尙有六州。皆人種改良學造因之結果也。因基亞納之閹割法。發布於一九〇七年。以人種改良之目的。實行强制閹割。凡生性痴呆無改善之希望。而因以犯罪者。色情狂恣者。精神衰耗者。皆須閹割。法案施行二年間。奪去本能者。已有二百五十人以上。加州閹割法之發布後。於因州二年。至一九一三年。膏醫家鋒刃者。亦有二百二十人以外。其閹割條件。較密於加州。列舉如左。

(一)犯關於生命之罪。其人曾有前科者。 (二)色迷及表示道德的背戾性者。

(三)二回犯關於色慾之罪者。 (四)曾犯罪至三回以上者。

(五)狂人中由委員會選定者。

此外依個人志願要求閹割者。亦爲法律所許。但觀其結果。男子被閹。尙無危害。女子則恒有性命之虞。否亦身體驟生變態。美國人種改良。當局雖以是爲言。然依德國捏克之說。則閹割絕無危險。且拯救虛弱之婦人。除閹割外。別無他道。此殆手術精粗。美德間尙不無差別也。

印度十歲以下之寡婦

印度俗尙早婚。且重男輕女。改嫁再醮。懸爲厲禁。故其國青年孷婦極多。據某英人最近調査。謂十歲以下之寡婦。已達七十五萬餘人矣。其年齡之大於此者。竟如恒河沙之不可以數計云。

電氣治肥

人之肥胖者。行動遲鈍。外觀粗鄙。然無法治之。有以爲減食可瘦者。忍饑。腸敗。胃口。然卒鮮成效。有以爲宜多運動者。然爲劇烈之運動。則身體癱重。不逾時卽困頓萬狀。爲和緩之運動。則適以磨厲其食慾。或反因而增肥。近來發明一電氣操練法。能使肥胖者瘦減。而無害於身體。操練者坐於一椅中。椅有一金屬之底。分爲四區。各有電極。操練者欲運動某部分之肌肉。卽於其處置電極。電流經行時。肌肉卽爲劇烈之運動。使其組織收縮。絕無些微之痛苦。又以砂囊置於其上。令增加抵抗力。設砂囊重百磅。肌肉每一伸縮。砂囊可躍高一英寸。每分時六十次。可等於器械運動若干回云。

吃音矯正法

德國哀爾但而司氏。某學校之教師也。近倡一吃音矯正之新方法。頗得良好之結果。蓋從來矯正吃音者。僅由聾啞學校之實驗而來。以爲與聾啞之言語教授有密切之關係。其實吃音之原因狀態。與缺乏言語能力之啞者。初無何等之共通點。所謂吃音者。並非不能發音。不過其發音時不能流快暢通耳。故吃音者之唱歌讀書。與不吃音者同。此人人所知也。然則本唱歌讀書之法。以矯正其吃音。於一切言語。豈不甚妙。哀爾但而司氏。卽本此原理。爲矯正吃音之基礎。先說明唱歌讀書之所以不吃。乃因唱歌讀書時有聲調。能得充分之音量於母音故也。反之。於通常之談話。則因無聲調。而母音之音量不能達至必至之度。故若能令母音之量充分出之。自無吃音之弊。其法於當說話之際。竭力引其下顎。則喉頭軟骨。自然上引。空氣得由咽喉流出。至如何引下顎而使前。則可將如拇指大之軟木塞。夾置於切齒之間。而實際驕習之。使母音之發音漸長。則子音之發音自然明瞭。旣而取去軟木。再習。使能順利。大約練習時間。

每日須二十分時云。世之有艾艾期期之病者。不妨一試之也。

磁鐵手之創作

歐戰開始以來。殘廢最多。而失明之外。尤以無手爲酷。假手之製。終不能如天然手之得力。今德國電師林勤保博士創作一種代手機。以磁鐵爲之。名磁鐵手。具有天然手相等之能力。或且過之。是亦奇矣。法於包裹殘肢之套上裝電磁鐵。電磁鐵爲鐘形。配置於球形之軸頸。使其聯接之部。可隨意配合任何位置而固定不動。又可移動自如。正與腕節無異。連接電機。施一動作。電流立行。無不如志。尤以作鐵廠工爲最便。凡物之用鐵製者。或非鐵製而有鐵板覆於相當處所者。均取攜甚易。以其借磁鐵之吸附力。如木工之鉋鑿等。祇須於把握處用鐵固之。亦可運動不脫。其形式亦儼如五指。驟見之。幾不能分別焉。

人體之分析

據科學家稱。凡體重一百五十磅者。體中所存之養氣輕氣淡氣。約有二千五百立方尺。倘每千立方尺。以值銀九角計之。則可值二元二角五分。所有炭素。則足以製造九千三百六十枝鉛筆而有餘。琉璜則足以製造自來火八十萬枝。有毒殺五百餘人之勢。水素則達五加倫。糖質則有十餘磅。血中所含鐵質。可造支持全體之鐵釘一大枚云。

西漢文章。（西漢、前漢之別稱、）如子雲相如之雄偉。（揚雄字子雲、少好學、長於詞賦、多倣司馬相如、爲人、好古樂道、不慕榮利、獨以文章名世、司馬相如字長卿、長於辭賦、所作有子虛上林大人諸賦、豐贍富麗、漢魏六朝之文人多倣之、）此天地遒勁之氣。（遒勁、謂氣遒鍊而勁逆也、）得於陽與剛之美者也。此天地之義氣也。劉向匡衡之淵懿。（匡衡字稚圭、博通經學、官太子少傅、朝廷有政議、輒引經以對、後官至宰相、）此天地溫厚之氣。得於陰與柔之美者也。此天地之仁氣也。東漢以還。（東漢、後漢之別稱、）淹雅（淹雅、猶言雅博、）無慙（慙、媿也、）於古。而風骨（風骨、猶言文之風度也、）少隤矣。韓柳（唐韓愈與柳宗元、皆文章大家也、）有作。盡取揚馬之雄奇萬變。而內之於薄物小篇之中。豈不詭哉。歐陽氏曾氏。（歐陽修與曾鞏、皆宋之文章大家也、）皆法韓氏。而體質於匡劉爲近。文章之變。莫可窮詰。要之不出此二途。雖百世可知也。

余鈔古今詩自魏晉至國朝。得十九家。蓋詩之爲道廣矣。嗜好趨向。各視其性之所近。猶庶羞（庶羞、各種之美味也、）百味。羅列鼎（鼎、古食器也、範銅爲之、其形制刻飾、種種不同、通常皆三足兩耳、）俎。（組解見後、）但取適吾口者。嚌之得飽而已。必窮盡天下之佳肴。辯嘗而後供一饌。是大惑也。必强天下之舌。盡効吾之所嗜。是大愚也。莊子有言大惑者終身不解。大愚者終身不靈。余於十九家中又篤守夫四人者焉。唐之李杜。李白字太白、號青蓮居士、天才英特、賀知章見其文、歎爲謫仙、所爲詩、高妙清逸、杜甫字子美、博極羣書、善爲詩歌、涵渾汪洋、千態萬狀、與李白並稱詩宗、宋之蘇黃。蘇軾與黃庭堅也、後村詩話曰、元祐後、詩人迭起、不出蘇黃二體、陳與義云、詩至老杜極矣、蘇黃復振之、而正統不墜、存之者十有七八。非之者亦且二三。余懼蹈莊子不解不靈之譏。則取足於是。終身焉已耳。司馬子長。綱羅舊聞。貫串三古。伏羲時爲上古、文王時爲中古、孔子時爲下古、而八書頗病其略。八書、史記類志政要之文也、凡八篇、曰禮、樂、律、曆、天官、封禪、河渠、平準、其後正史皆謂之志、班氏志較詳矣。而斷代爲書。無以觀其會通。欲周覽經世之大法。必自杜氏通典始矣。通典、唐杜佑撰、其書因劉秩政典而廣之、上溯黃虞、下暨唐之天寶、凡二百卷、分食貨、選舉、職官、禮樂、兵刑、州郡、邊防八門、馬端臨通考。通考、文獻通考之畧稱、宋馬端臨撰、因通典而廣之爲二十四門、凡三百四十八卷、所述事續、上承通典、下迄宋甯宗、杜氏伯仲之間。鄭志魏鄭小同撰、小同、鄭玄之孫也、玄沒之後、門人述其問答爲八篇、小同編次爲十一卷、非其倫也。百年以來。學者講求形聲六書之一、說文序曰、形聲者、以字爲名、取譬相成、江河是也、言其字半爲形、半爲聲、江河皆從水、以水取義、而工可則其聲也、周禮注作諧聲、故訓。故訓、即詁訓、亦即古訓、古今異言、以今言解釋古言、使人知也、專治說文。多宗許鄭。許慎、與鄭玄也、皆漢人、博通經籍、少談杜馬。杜佑、與馬端臨也、吾以許鄭考先王制作之源。杜馬辨後世因革之要。其於實事求是一也。先王之道。所謂修己治人。經緯萬彙者。線之直者曰經、橫者曰緯、經緯萬彙者、謂雖萬事縱橫相錯、而能整齊之也、何歸乎。亦曰禮而已矣。秦滅書籍。漢代諸儒之所掇拾。鄭康成之所以卓絕。漢鄭玄字康成、少師京兆第五倫、又從東郡張恭祖、學、博通諸經、及三統歷九章算術等、後入關事馬融、及歸鄉里、學徒相隨者數千人、北海相孔融、深敬之、特爲立一鄉、曰鄭公鄉、廣關門衢、號爲道德門、建安時徵爲大司農、卒、所註尚書詩易毛詩儀禮禮記論語孝經及諸經說、凡百餘萬言、唐貞觀中、從祀孔廟、皆以禮也。杜君卿通典。唐杜佑字君卿、性嗜學、以父蔭補參軍、官至司徒、言禮者十居其六。其識已跨越八代矣。八代、東漢、魏、晉、宋、齊、梁、陳、隋、也、有宋張子朱子之所討論。討論、尋究計議、以求其指當也、馬貴與宋馬端臨、字貴與、博極羣書、以蔭補承事郎、宋亡、隱居教授鄉里、遠近師之、著有文獻通考大學集傳等書、王伯厚宋王應麟字伯厚、學問賅博、由進士官至禮部尚書、著有玉海小學聯珠困學紀聞等書、之所纂輯。莫不以禮爲兢兢。兢兢、小心戒愼也、我朝學者。以顧亭林爲宗。顧炎武初名絳、字寧人、號亭林、明末、屏居山中、潛心經史、入清不仕、周遊四方、以書自隨、後卒於華陰、其學以朱氏爲主、而長於考證、著述甚多、日知錄三十卷、尤爲終身精詣之書、國史儒林傳。國史、一朝之史也、此指清代而言、褎然冠首。吾讀其書。言及禮俗教化。則毅然有守先待後。舍我其誰之志。何其壯也。厥後張嵩庵作中庸論。清張爾岐字稷若、號嵩庵、明季諸生、入清後、隱居不仕、恪守程朱之說、篤志力行、旣邃經學、尤精三禮、及江愼修江永字愼修、淸之治經大師也、所著有律呂闡微鄉黨圖考讀書隨筆古韻表準等百數十卷、戴東原清戴震字東原、治經學、江永紀昀王鳴盛錢大昕輩皆擊節歎服、著有文集及厚象勾股割圜記水地記等百數十卷、輩尤以禮爲先務而秦尚書蕙田遂纂五禮通考。清秦蕙田字樹峯、號味經、由進士官至刑部尚書、加太子太保、其學以窮經爲主、而不居講學之名、所著五禮通考、分七十五類、凡二百六十二卷、囊括萬有、論者謂能竟朱子未竟之志、卒謚文恭、舉天下古今幽明萬事而一經之以禮可謂體大而思精矣。禮大思精、謂包蘊宏大、思慮精密也、吾圖畫國朝先正遺像首顧先生。亭林次秦文恭公。蕙田亦豈無微旨哉。微旨、謂深微之旨意也、桐城姚鼐姬傳淸姚鼐字姬傳、乾隆進士、官至刑部郞中、著有惜抱軒文集二十卷、國史文苑有傳、高郵王念孫懷祖。清王念孫字懷祖、學者稱石臞先生、由進士官至永定河道、畢生以著述自娛、通聲音訓詁之學、撰廣雅疏證及讀書雜志、其學皆不純於禮。然姚先生持論閎通國藩之粗解文章由姚先生啓之也。王氏父子集小學古之小學、敎以六藝、故禮樂射御書數皆謂之小學、漢始、專以文字之學爲小學、藝文志、小學十家所收之書、皆字書訓詁之屬、故說文等書、皆謂之小學書、訓詁訓者、古也、古今異言、通之使人知也、蓋時有古今、地有東西、有南北、相隔遠而言語不通矣、地遠則有翻譯、時遠則有訓詁、有翻譯、則能使別國如比隣、有訓詁、則能使古今如旦暮、所謂通之也、之大成。皃乎皃、音窮、高遠貌、不可幾矣。故以殿殿音典、在最後也、焉。

姚先生言。學問之途有三。曰義理。曰詞章。曰考據。戴東原氏亦以爲言。如文周孔孟之聖。左莊班馬之才。誠不可以一方體論矣。至若葛陸范馬。在聖門則以德行而兼政事也。周程張朱。在聖門則德行之科也。皆義理也。韓柳歐曾李杜蘇黃。在聖門則言語之科也。所謂詞章者也。許鄭杜馬顧秦姚王。在聖門則文學之科也。顧秦於杜馬爲近。姚王於許鄭爲近。皆考據也。此三十三子者。師其一人。讀其一書。終身用之。有不能盡。若又陋於此而求溢於外。譬若掘井九仞（仞、尺度也、經典釋義謂七尺、小爾雅謂爲四尺、）而不及泉。則以一井爲隘。而必廣掘數十百井。身老力疲。而卒無見泉之一日。其庸（庸、猶豈也、）有當乎。自浮屠氏（浮屠、卽佛陀之異譯、佛敎爲佛所創、古人因稱佛敎徒爲浮屠、）言因果禍福。而爲善獲報之說。深中於人心。牢固而不可破。士方其佔畢（佔、視也、畢、簡也、）呫唔。（呫唔、讀書聲也、又作伊吾、）則期報於科第祿仕。或少讀古書。窺著作之林。則責報於遐邇之譽。後世之名。纂述未及終編。輒冀得一二有力之口。騰播人人之耳。以償吾勞也。朝耕而暮稷。一施而十報。譬若沽酒市脯。喧聒（喧聒、語雜而聲囂也、）以責之貸者。又取倍稱之息、焉。祿利之不遂。則徼倖（徼、求也、倖、謂不當得而得也、亦作幸、）於沒世不可知之名。甚者至謂孔子生不得位。歿而俎豆之報。（俎、古禮器名、祭祀燕享用以薦牲者、以木為架、而漆髹之、豆、亦禮器名、以木為之、刻鏤而髹以漆、貴重者、或飾以玉、盛醯醢菹醬濡物者也、）隆於堯舜。鬱鬱者以相證慰。何其陋歟。今夫三家之市。（謂鄉間人煙寥落之市也、）利析錙銖。（錙銖、喻輕微也、）或百錢逋負。（逋負、拖欠也、）怨及孫子。若通闠（通闠、四通之市垣也、）貿易。（賣買曰貿易、）瓌貨（瓌貨、珍奇之品也、）山積。動逾千金。則百錢之有無。有不暇計較者矣。富商大賈。黃金百萬。公私流衍。（流衍、流轉也、）則數十百緡（緡、錢貫也、）之費。有不暇計較者矣。均是人也。所操者大。猶有不暇計較其小者。況天之所操尤大。而於世人毫末（毫末、謂極纖細也、）之善。口耳分寸之學。（猶言道聽塗說也、（荀子）小人之學也、入乎耳、出乎口、口耳之間、四寸耳、）而一一謀所以報之。不亦勞哉。商之貨殖同。（居財積物、使母子相生、謂之貨殖、）時同。而或贏或絀射策者之所業同。（射策、科舉時之對策也、考試時策問、令考生對之、）而或中或能。為學著書之深淺同。而或傳或否。或名或不名。亦皆有命焉。（凡窮通得喪、有若或使之、非人力所能為者、曰命、命者、天所賦也、）

非可強而幾也。古之君子蓋無日不憂。無日不樂。道之不明。己之不免爲鄉人。一息之或懈憂也。居易以俟命。(易、安穩也、(中庸)故君子居易以俟命、)下學而上達。仰不愧而俯不怍。樂也。自文王周孔三聖人以下。至於王氏。莫不憂以終身。樂以終身。無所於祈。何所爲報。已則自晦。何有於名。惟莊周司馬遷柳宗元三人者。傷悼不遇。怨悱形於簡册。其於聖賢自得之樂。稍違異矣。然彼自惜不世之才。(不世之才、世不恒有之才也、)非夫無實而汲汲(汲汲、急速之意、)時名者比也。苟汲汲於名。則去三十三子也遠矣。將適燕晉而南其轅。(燕、地名、今直隸省、晉、地名、今山西省、皆在北、轅、駕車之木、左右各一、外出向前者、)其於術不益疎(疎、遠也、)哉。

文周孔孟。(文王、周公、孔子、孟子、)班馬左莊。(班固、司馬遷、左邱明、莊周、)葛陸范馬。(諸葛亮、陸贄、范仲淹、司馬光、)周程朱張。(周敦頤、程顥、程頤、朱熹、張載、)韓柳歐曾。(韓愈、柳宗元、歐陽修、曾鞏、)李杜蘇黃。(李白、杜甫、蘇軾、黃庭堅、)許鄭杜馬。(許愼、鄭玄、杜佑、馬端臨、)顧秦姚王。(顧炎武、秦蕙田、姚鼐、王念孫、)三十三人。俎豆(俎豆、盛食物之祭器、(禮記)簠簋俎豆、)馨香(馨香、香遠聞也、(書)至治馨香、感於神明、)臨之在上。質之在旁。(質、正也、就正以定其是非當否也、)

佛學叢書

一律實價並無折扣、外省買經者該欵可從郵局滙。欵到卽行寄上。總發行所在上海靜安寺路三十九號醫學書局

一	八大人覺經箋註	六分
二	心經箋註	六分
三	四十二章經箋註	一角四分
四	佛遺敎經箋註	一角三分
五	觀世音經箋註	一角五分
六	高王觀世音經箋註	六分
七	金剛般若經箋註	三角
八	佛經精華錄箋註	三角六分
九	阿彌陀經箋註	二角
十	盂蘭盆經箋註	一角
十一	無量義經箋註	
	妙法蓮花經箋註	

觀普賢行法經箋註
佛學小辭典
圓覺經箋註
尊勝陀羅尼經箋註
大悲心陀羅尼經箋註
佛學指南
大阿彌陀經箋註
維摩經箋註
楞嚴經箋註
大乘起信論箋註
佛學碎金錄箋註
佛敎宗派箋註

佛學叢書

佛說八大人覺經箋註　是經爲佛經中卷册之最小者。文句淺顯。無甚難讀之處。既經註明精義。愈覺朗然在目。誠有志佛乘初基之妙書也。　每本實價六分

佛遺教經箋註　是經爲釋迦佛涅槃時所說。以戒定慧爲宗。猶吾人將易簀時最後之遺囑也。文句易讀。箋註一過。更爲明瞭。冠以唐太宗施行敕一首。尤覺特色。　每本實價一角三分

四十二章經箋註　是經爲佛教東來之第一部經。句句與四子書相出入。箋註之。使無一字無來歷。無義不顯。呈於佛學欲求脚踏實地者。試讀此經。　每本實價一角四分

觀世音經箋註　是經卽法華經之普門品。單行已久。應驗特甚。箋註者。不但考據詳明。並羅列種種之靈爽。學佛者以資談助。持誦者以增信敬。可謂兼善。　每本實價一角五分

心經箋註　是經流行於社會。幾無家不誦。解釋者亦無慮數十家。然持誦者旣不知音義。而解釋者尤多紕繆。讀此箋註。如明鏡當前。無疑誤矣。　每本實價六分

金剛經箋註　是經自唐風行以來。解註者較心經尤多。然每每句讀不明。闕文莫攷。令人有望洋之歎。蓋因意旨深玄故也。一披此編。如來金口所宣。句句易曉。觀其提綱擷要。身心定增快然。　每本實價三角

佛說阿彌陀經箋註　是經爲釋迦如來演教之究竟。卽心卽佛。人人心佛。卽在此

經所宜之中。故淨土極樂、苟起心篤修、萬修萬人去也。考據愈確。信心愈增。觀此箋註。定必矢口持名曰阿彌陀佛　每本實價二角

盂蘭盆經箋註　是經為佛門示孝之經。釋迦文佛之大弟子大目犍連。得大神通。見其生母墮餓鬼道。欲救未能。佛為設法。得生天上。今天中節之盂蘭盆會。即根於此。讀此一經。不但知佛法廣大。且孝弟之心亦油然而興矣。末附談鬼數頁。亦可知鬼神之情狀。　每本實價一角

佛經精華錄箋註　是錄因大藏經典不易研誦。且為初學佛學者由淺入深起見。爰仿大藏一覽等體例。而錄其最能引人入經之經文法語。如手捧一編。尋繹之。興味增而尊信亦因之而增。誠為研究佛學之第一入門書也　每本實價三角六分

無量義經箋註　是經為妙法蓮華經發端之經。所謂色相聲相香相味相觸相生相信相男相女相之十相。歸之於無相。無相一法。即一切衆生最高之理。相而實包含無量義者。妙法蓮華經人人讀之。以為文平實而事離奇。皆未讀無量義經故。此經自來未曾有人註解。今為創始之註解也。　高明之士。欲精研塵塵剎剎。俱是道場者。必當先讀是經。

觀普賢菩薩行法經箋註　是經與無量義經。前人未有註釋之者。經中所說觀念普賢菩薩而懺悔不根之罪之法。與法華經普賢勸發品相表裏。故為法華經之結經。而天台宗修法華懺法。全以是經為根據者也。經中所載事事無礙之種種不可思議。談者苟能隨文解義。口誦心想。則莊嚴世界。定在目前。

總發行所　上海靜安寺路三十九號洋房丁福保醫寓

內務部批准立案中西醫學研究會出版

中西醫學報

The International Medical Journal

January 1927　　Vol. IX No. 1.

九卷一號　十六年一月

The Medical Press Ltd.
121 Myburgh Road, Shanghai

中華郵政特准掛號認為新聞紙類

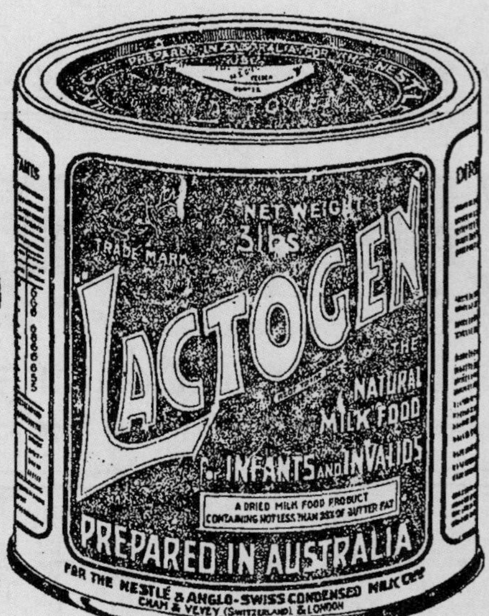

勒吐精代乳粉與

維帶命(卽生活素)

牛奶所含之甲乙丙三種生活素。其最重要者爲甲種。含於脂肪內者。此甲種生活素與脂肪。不能分析。所以凡乾牛奶等所含脂肪不及百分之二十。卽甲種生活素不足。勒吐精代乳粉含有脂肪百分之二十三强。用水冲和有百分之三・一三。較之人乳所含百分之三・一〇。相差極微。所以

勒吐精代乳粉有適當脂肪成分。及充足生活素。

敬告讀者

一個雜誌，出版了八年，一定是老了。「中西醫學報」本年第一期，是第九十七冊了，免不掉也顯出些老態來。但是我們編輯的人，很願意這一本雜誌，常爲青年，常有進步。然而雖這樣說，到底用什麽方法，可以保持他常爲青年常有進步呢。那末惟有逐漸的建設，逐漸的改造。那就不得不希望讀者諸君，將建設的方針，和改造的政策，隨時有以見貺了。

本雜誌蒙讀者諸君，時時以鴻篇鉅製見貽，我們非常感謝。本雜誌的宗旨，在於紹介醫學學識，闡揚衛生眞理，養成健全的人格和眞確的判斷力。凡合於以上各項的稿件，不論創作或繙譯，文言和白話，我們都歡迎，自當酌爲表章，代諸君貢獻於社會，本雜誌亦與有光榮。

進一步講，我們最大的希望，本雜誌是讀者諸君公有的。本雜誌內容的好壞，是讀者諸君應當公同督促着，共負其責的。我們不過爲諸君做一個集稿的人，費些編排工夫。這樣，就不難將傾向老態的本報，常保持其爲烈烈轟轟新青年的氣象了。

光陰如疾流也似的過去。一眨眼十六年的新年又要到了。那新年的新「中西醫學報」還有許多應籌備的事宜，還沒有籌備，待讀者諸君，發表意見能。

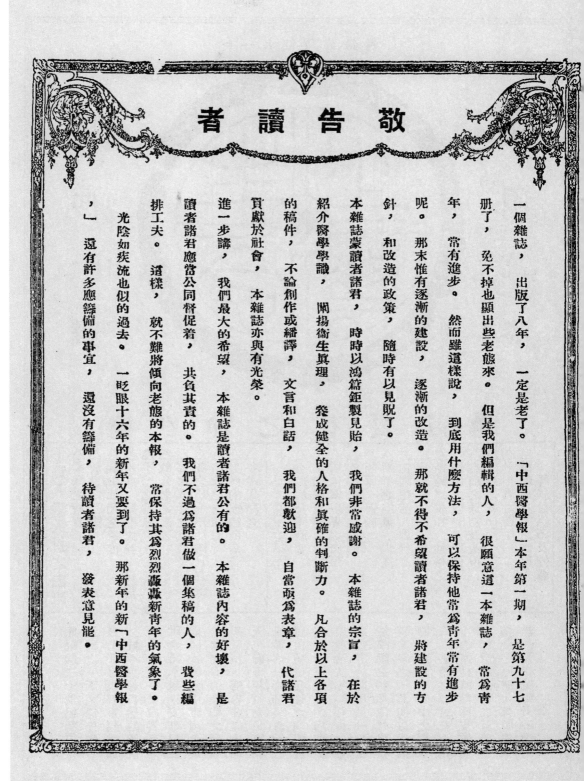

◀一名健康眞銓▶

手此一書　勝讀萬卷

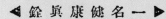

生命之花要目

上篇人壽夭折之由來

△柔弱之教育
△放逸之淫樂
△腦力使用之過度
△疾病　殘酷之死　自殺
△不潔之空氣
△飲食之過度
△摧害人壽之氣質及情慾
△死之恐怖不活潑與怠慢
△誇大之想像力
△自然的接觸的病毒
△年齡與早老

下篇長壽之原理

△合理的身體教育
△活潑的青年　避軟弱
△愼伉儷以外之肉慾
△幸福夫婦之關係
△睡眠　運動
△新鮮之空氣　溫度
△田園生活　旅行
△淸潔　食品　節制
△精神之平和　性格之眞
△快適之感覺及刺激
△疾病之豫防及治療
△變死之救助
△老年者之衞生
△精神與身體之修養

詳細目錄不及備載

此編爲二十世紀新內經選刊之一。丁福保先生著玆由丁惠康君重編增加材料不少如自然的及接觸的病毒一章內容有「砒素鉛水銀銅安母尼亞,燐植物等之中毒現象,與急救之方。傳染病之種類,起原預防,梅毒,肺癆,癩病,天花,麻疹,猩紅熱,傷寒,霍亂,赤痢,鼠疫,肺炎,流行感冒,白喉,瘧疾,恐水病,溫疹與疥癬等之種種病理現象與治法等」全書內容之豐富於此可見一般至於學說之新穎取材之精警文字之淺顯明白猶其餘事允爲家庭中之寶筏。人人必讀之要書全書用上等道林紙精印皮質金字都數十萬言。二百餘頁。精裝一厚册每部特價大洋一元掛號郵費一角

癧子頸草之採訪與識別

俞鳳賓

(一)瘰癧之單方(二)攷察前之衝動(三)小薊之訪得(四)古今書籍中之記載(五)本草綱目中所述之功用(六)閱者意見之徵求

余幼時聞癧子頸一症。若得癧子頸草打爛塗之。則有痊愈之希望。十數年來。又聞癧子頸草。不獨外治有益。內服更有效云。顧覓之而不可得。鄉人名此草為『獨一提功草』。不知其命意之所在。常熟鄉間有之。乃屢屢訪問。亦不得一見。遂置之。

頸腺患結核性之發炎。名為瘰癧。其狀如栗子。俗稱為栗子頸。或癧子頸。單方中治療此症之草。遂以俗名呼之。今仍其舊。使人易曉耳。

近年法國某醫師。自植物中提取質料。以注射結核症。而有益。余亦用之。頗著成績。因思人所不注意之草類。或尚有研究之價值。而於癧子頸草。不啻往事重提。引起我之感想。為今番攷察前之第一次衝動。在上海之西郊。有某君售吐血草。謂可治肺病。聞某婦染此疾。雖經中外醫家之治療。而效驗未見。煎服此草。而漸康復。此為余之第二次衝動。瘰癧為結核之表示。近今研究者。謂肺門旁或支氣管腺受結核菌侵襲。後往往由淋巴系統轉徙其菌於頸腺中。則治療瘰癧之內服藥。當可試用於肺結核症。此為第三次衝動。

得以上衝動後。余思覓瘰子頸草之心益烈。余家女傭中適有自常熟洞港涇來者。爲余述瘰子頸草之治愈某家二十歲之童子。其潰爛處服草汁一二月後而逐漸愈合。其未潰之瘰癧亦顯有消退之傾向。乃於乙丑秋日覓得類似之草數棵。移植於盆。或謂卽是瘰子頸草。或謂尙須視其花之顏色。園丁謂余曰、若於春間得黃花。恐係蒲公英。按蒲公英卽 Dandelion 又名黃花郞。卽金簪花。若斷其梗則有白色之漿也。

乙丑秋。所種之類似草。移植甚艱。每每枯斃。園中有雄壯者。葉長而塌于地。葉邊有刺。緣多成凹。余因不知其有無毒性。而又乏人試飲。乃取葉打汁自飲之。其味淡並無毒徵發生。丙寅季春。示此草於農學家唐松園馮明吳二君。攷定此草爲薊之一種。英文名爲 Thistle。乃查閱本草綱目及他書。悉薊有大小二種。所開之花作紫紅色。而吾舊植之草則開黃花。於是再隨洞港涇僕往崑山覓得紫紅花之薊。得數棵。今方移植於家園。詢諸曾用過眞草者。據稱著效於瘰癧症者。卽此紫紅花之草葉也。服法取其葉打爛、搗汁飮服。每日服新鮮製成之汁半碗。以連服一二個月爲期限云。

薊、唐韻古詣切。集韻正韻吉詣切。幷音計。說文芺也。爾雅釋草芺薊。疏云、薊生山中者名朮。其生平地而肥大於衆者。名楊枹薊。今呼爲馬薊。

薊有大薊小薊。見名醫別錄。有虎薊、馬薊、貓薊、刺薊、山牛蒡、雞項草、千針草、野紅花等稱。

梁陶宏景曰。大薊是虎薊。小薊是貓薊。葉並多、刺相似。田野甚多。方藥少用。明李時珍曰、薊猶髻也。其花如髻也。曰虎薊曰貓薊者。因其苗狀猙獰也。曰馬薊者。喻其大也。曰牛蒡者。因其根如牛蒡根也。曰雞項者。因其莖似雞之項也。曰千針曰紅花者。皆其花狀也。鄭樵通志謂爾雅之藈、曰狗毒者。即此。未知是否。

唐陳藏器本草拾遺曰。薊門以多薊得名。當以北方者爲勝也

名醫別錄曰。大小薊五月采。唐蘇恭曰。大小薊葉雖相似。功力有殊。大薊生山谷。根療癰腫。小薊生平澤。不能消腫。而俱能破血。宋蘇頌曰。小薊處處有之。俗名靑刺薊。二月生苗。二三寸時。併根作菜。茹食甚美。四月高尺餘。多刺。心中出花頭。如紅藍花而靑紫色。北人呼爲千針草。四月采苗。九月采根。並陰乾用。大薊苗根與此相似。但肥大耳。宋寇宗奭曰。大小薊皆相似。花如髻。但大薊高三四尺。葉皺。小薊高一尺許。葉不皺。以此爲異。作菜雖有微芒。不害人。

夢溪筆談。述古契丹界大薊茇如車蓋。中國無此大者。其地名薊。恐其因此也。

救荒本草云。大薊葉可煠食。根有毒。醫書相承。多以續斷根爲卽大薊根。今江西南贛產者。根較肥。土醫呼爲土人參。或以欺人。其卽鄭樵所云南續斷耶。

植物名實圖攷載。雩婁農言薊、（中略）性去濕。宜血劑。滇南生者。高出人上。療痔者。餌根。比參者。爲貌猙獰而質和淑。（下略）余按、古人稱結核病爲瘵。參者乃草藥中之補品。以薊喻之。言其治療上之價値也

日本東京博物學研究會普通植物圖譜第一卷有圖二。

解說一種、日本名ノアザミ（意譯野薊）學名 Cirium japonicum Dc. 菊科。爲宿根草本。多生原野。莖高二三尺。葉長橢圓形。有深裂如羽狀。葉緣多刺。初夏開淡紫色之頭狀花。間有白花等之異品（按

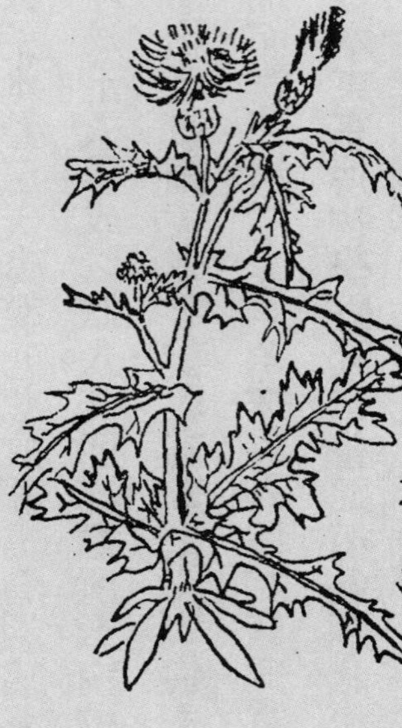

大薊

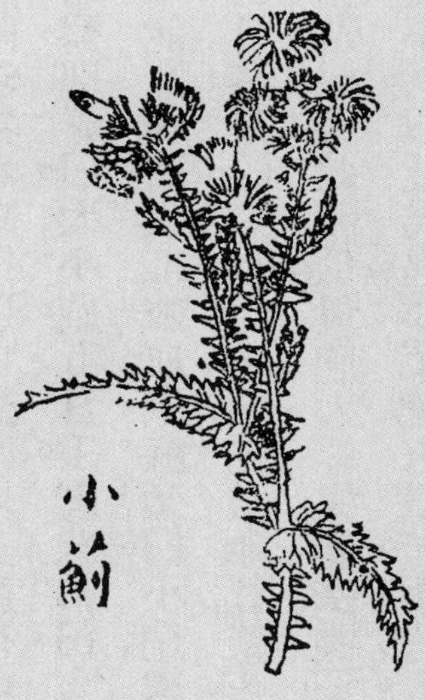

小薊

此種似名實圖攷中之大薊。

解說二種日本名ヒオアザミ（意譯飛廉薊）學名 Carduuscrispus L. 菊科。野生於原野之宿根植物。形似前種。而莖上有翼狀之薄襞。且多密生刺。六月左右開淡紅色之小頭狀花。（按此種似名實圖攷中之小薊。）

又載在圖譜第五卷中者。惟無解說。日本名フジアザミ（意譯富士薊）學名 Cirsium purpuratum maxim 菊科。（按圖上爲紫色頭狀花蓋卽大薊也。）

辭源載薊爲多年生草。有大小二種。大薊高四五尺。葉爲羽狀。深裂。邊緣多刺。秋開紅紫花。爲頭狀花序。長而下垂。小薊高尺餘。葉亦多刺。葉背有毛如蛛網。夏開淡紫花。亦爲頭狀花序。惟較大薊爲小。

植物學大辭典云。薊 Cirsium 菊科。薊屬。種類不一。春初出芽。葉與莖多刺。花呈紫蕚。有冠毛。形似眉刷。故日本有『眉掃』之稱。又云薊屬 Cirsium, Scop. 爲菊科之一屬。其特徵與戈屬相類似。頭狀花序全部俱爲筒狀花。花柱之

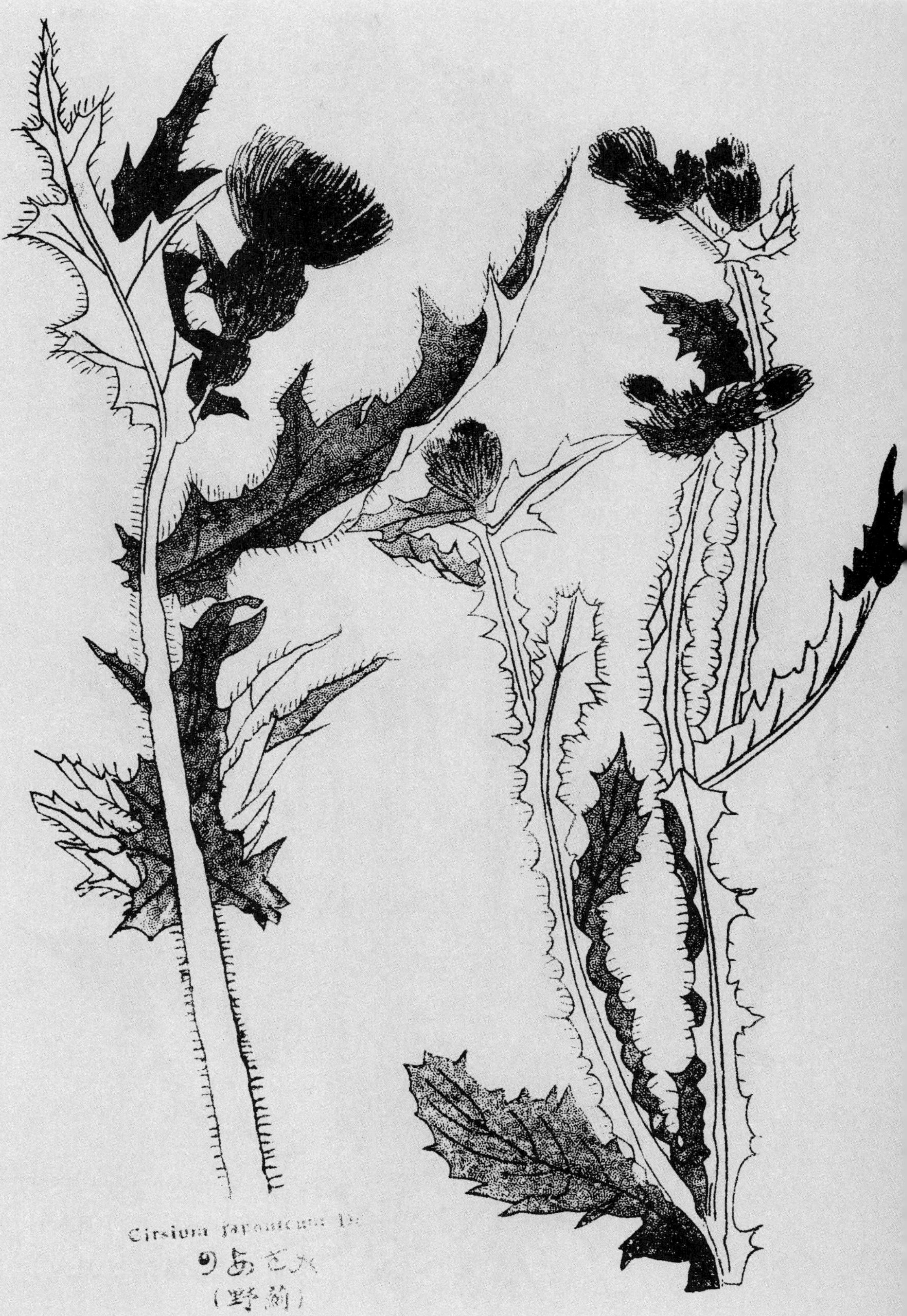

Cirsium japonicum DC

のあざみ

（野薊）

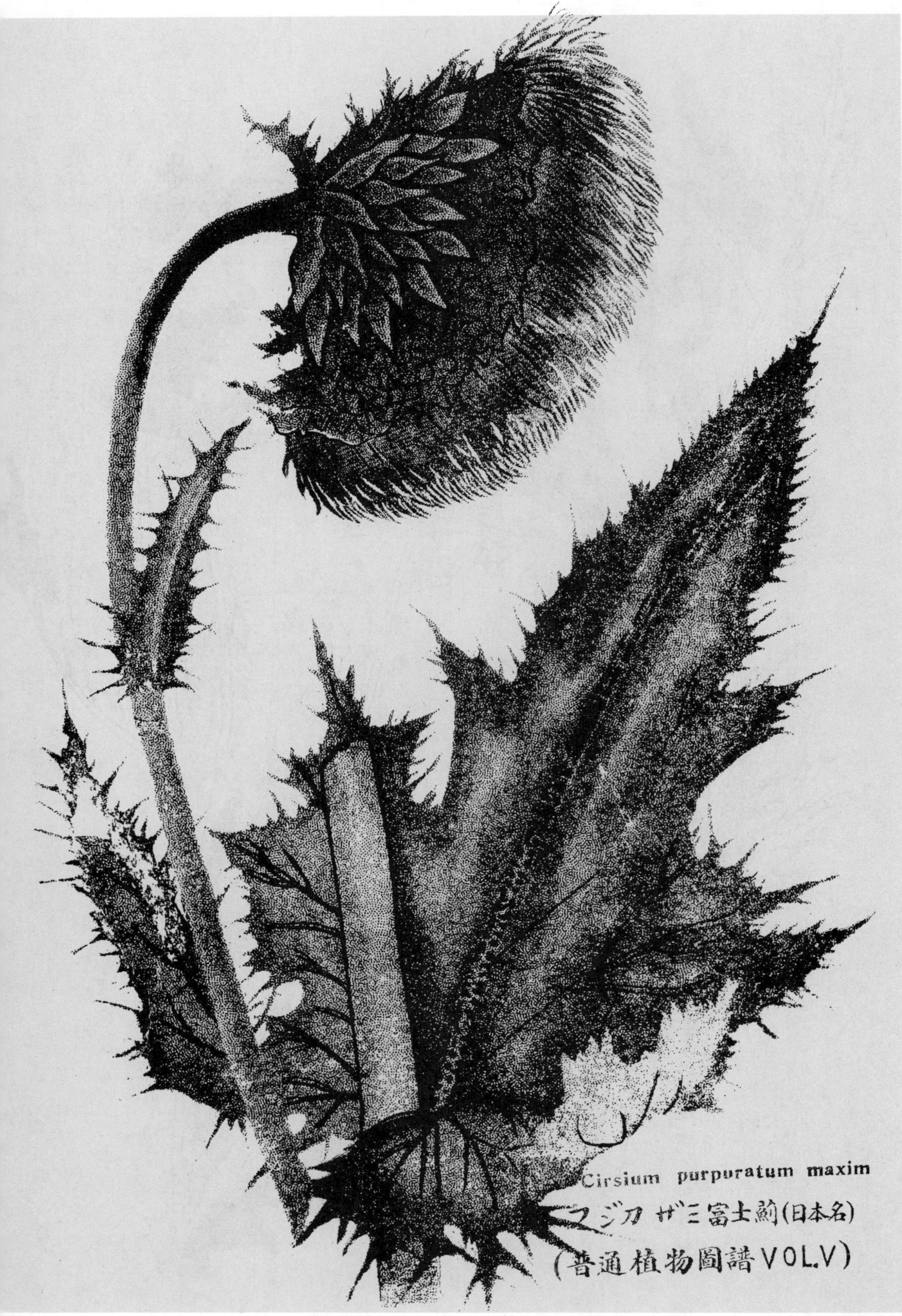
Cirsium purpuratum maxim
フジカザミ富士薊(日本名)
(普通植物圖譜VOL.V)

裂片短。往往互相結合。而其差異如左。

葉有針狀之鋸齒。總花托有小苞蕚。有冠毛……薊屬

葉無針狀之鋸齒。總花托無小苞蕚。無冠毛……艾屬

研究植物學之友人。爲余查出蒲公英與薊之識別法如下。

蒲公英
- 葉根出葉鋸齒少
- 花冠毛如球狀
- 花呈黃色
- 折斷後莖中出白乳狀汁

薊
- 莖出葉多鋸齒
- 花有尋常冠毛
- 花呈紫紅色
- 莖中無白乳狀汁

按、薊爲蘇格蘭之國花。古時、敵人於夜間侵襲蘇格蘭。赤足步履於薊、刺痛足底。不禁大喊。警醒蘇兵。驅敵而保國。天明。察邊界見薊。甚感之。故以此爲國花云。

余經一番攷察後。乃知先得之物。花似蒲公英。無白乳狀汁。葉如小薊。未知其名。繼得者與本草及其他典籍所載之薊相合。放紫紅花。葉有鋸齒。花呈多針。葉背有白芒。葉緣多曲折。是爲小薊。今之號爲瘰子頸草者。即此。不知所謂吐血草者、亦即此乎。

本草綱目述小薊之根、主治養精保血。可療出血、嘔血、並退熱。補虛損。苗去煩熱。葉可治心熱吐血、諸瘻不合等症。按觀察以上所舉之功用。雖於瘰癧未曾明言。而在結核病上或可發生效力。可爲研究中之一助。猶汲古之得脩綆也。綱目述小薊兼治舌硬出血。九竅出血。卒瀉鮮血。崩中下血。墮胎下血。金瘡出

血。小便熱淋。鼻塞不通。小兒浸淫癬瘡作癢。婦人陰癢。疔瘡惡腫等等。又云大薊根主治女子赤白沃。安胎止吐血鼻衄。令人肥健。擣根絞汁服半升主崩中血下立瘥。葉治腸癰腹臟瘀血作暈撲損。生研酒幷小便任服。又惡瘡疥癬。同鹽研罯之、

置備草汁之法。爲余所杜撰、先取草葉。用沙濾水洗淨。浸入沸水內半分至一分鐘。置入潔淨之擂盆內。以潔淨之擂杵打爛。用潔淨之紗布包妥。擠出其汁。裝入瓶內。加白蘭地酒。近時試用之量爲草汁一百二十滴和白蘭地酒十滴或和哥羅芳二滴每日服之。察其進退。或可漸增大量之汁。因乏材料。尙未試驗、據北京協和醫院藥學部主任伊博恩君云。若用中國黃酒加入。亦可制腐。鄙見對於患吐血者。與其用酒類、不如用哥羅芳之爲愈也。

余所見之薊。最强壯者。出在牆壁與地相接之處。乃與農學家王企華君討論牆壁與草之關係。大概此草與石灰質有親和性。具硬刺之花草。大半含鈣質。近世治肺病用鈣化物質促成愈合與『鈣沉着』推想之中。在牆壁間發育最盛之草類。或亦含鈣質(石灰質)也。

農學家言種草之法有二。(一)曰直接播種。在春季春分後、清明前下種。上層之泥須疏鬆。以蓋沒種子爲度。(二)曰秋季播種。陰歷八月下種。冬季蓋柴。據云秋季播種較善。至冬已發芽。至明春卽可開花。直隸徐水縣一帶所產之薊。爲大薊。江南所見均小薊。余所得者。有開黃花。有開紫花。未知放黃花者亦薊之異種否乎。

今吾人在此研究時期中。應有之視綫。當以臨床之效果。定此草之價值。而又須親自實地攷察。今余尙

乏材料。以供試用。須俟移植多數之薊、方能實施科學的觀察、假使癧子頸草。果然有效。則視綫中尚有一點應行注意者。其效驗究與現今所用科學方法相埒歟、較勝歟、抑略弱歟。此余尙在懷疑中而需待研究也。閱此稿者。如有此項見聞務祈不吝指教。盼切之至也。

醫學書局出版

醫學叢書

醫學指南正續三合編	九角
醫師開業術	八角
近世催眠術	五角
醫學碎金錄	四角
醫海一滴	四角
醫海文庫	六角
醫學叢刊	六角
醫學小叢書四種	五角
衛生碎金錄	五角
衛生叢刊	五角
學校健康之保護	五角
無藥療病法	四角
實驗却病法	三角

名目繁多詳見圖書目錄

肺結核最新療法之成功

丁惠康 (W K. TING)

BEHRINGWERK-MITTEILUNGEN

Die Lipatrentherapie der Tuberculose : Dr. Kurt Klare

自柯赫氏 R. Koch 發明結核菌以後。而吾人始得以研究肺結核之根本治療。但結核原因菌之製劑斗佩苦林。Tuberkulin 雖發明已久。而其治療成績。乃等於零。故不得不另闢途徑。以求治療結核之對症藥。近五十年以來。吾人更憚精竭慮以研究之。雖於解剖學藥物學上較前已進步不少。而成今日之現象。然結核之對症藥總未能有所發明。

吾人試種斗佩苦林於肺結核患者之體上。則現出陽性反應。於健康者種以斗佩苦林則無之。可知結核患者與健康者對於斗佩苦林。其反應各殊。於此可證斗佩苦林。爲一種特殊spezifisch 的物質。於結核患者。能增高其細胞作用。而今日結核治療之新原理。卽基於此。因是而發明非特殊的 unspezifisch 物質。卽普通的物質。亦能使結核患者。增高其細胞作用。與斗佩苦林起同樣之反應。此卽所謂刺激劑是也。至如今之蛋白體治療法 Proteinkoerpertherapie 金屬類治療法。經過種種之試驗。其治療結果仍不眞確。亦皆歸於失敗。施米氏 R. Schmiedts 謂蛋白體治療乃等於斗佩苦林耳。所以近來醫家對於上述諸法都漸棄而不用。

以上諸療法既無確實之效果。於是更從抗體上研究。因知抗體原質 Antigene 之產生。初不僅限於蛋白質。即如類脂肪體 Lipoid 與脂肪體。Fette 亦能發生一種抗體原質。故近復有以脂肪質而療治結核者。

在一九〇六年。彭氏 Bang 與福司門氏。Forssmann 舉行第一次類脂肪體之試驗。已證明在紅血球溶解時。Haemolyse 類脂肪體亦具有抗體原性之功用。而摩赫氏 Much 及其學生。則更出而證明。謂類脂肪體。對於結核細菌確具有抗體原性之功能。

考結核菌之分析。共分二部。一爲水溶性之蛋白質。(=Partigen L) 一爲水不溶解性之蛋白質 (=Partigen A) 及類脂肪 (=Partigen F) 與中性脂肪。Neutralfette (=Partigen N) 結核菌在生物學與治療學上有關係之物質。厥爲類脂肪與中性脂肪二物。於脂肪體之刺激時。即引起內臟一種變化的反應。爰是最近諸醫即根據是理。以類脂肪與脂肪爲抗禦結核之唯一工具矣。

最初以類脂肪治療法用之於臨床實驗者。爲馬德許氏 Mattausch 及李歇 Rusher 克拉來 Klare 候拉 Holler 諸氏。其注入血液之法。雖有皮下注射筋肉注射靜脉注射之異。然其功効大抵相同。惟最近馬德許氏及伊司門氏。Assmann 復賞用刺激劑內服法。

類脂肪諸劑中。以之治療結核。而最堪賞用者。爲力派脫倫 Lipatren 在近年來。已有豐富之經驗。今且述其性質用法用量等於後。

力派倫之有効成分。一爲藥特靈。Yatren 一爲類脂肪體。Lipoia

（一）藥特靈 Yatren

藥特靈之化學成分爲 ($C_9 H_6 O_4 NJS$) 其含碘量爲三六・二%爲無嗅極細結晶狀淡黃色之粉末。味微帶甜。近二年來。於藥特靈之臨床經驗極夥（如藥特靈一百〇五 Yatren 105 之療治阿苗巴痢疾是也。）其於療治結核。尤有一種特殊之効力。此已經過無數之實驗與觀察。但其如何致効。藥特靈中之何一成分爲最有効。則尚不能確知。其化驗之結果。但知藥特靈經過六至八點鐘後。卽由腎臟而排泄於體外。故僅知其有刺激劑之功用耳。

藥特靈在間層結締織中 mesenchymale Bindegewebe 之功用。爲能刺激的增進結締織之新長育。此拉西氏 Lasius 最近之實驗結果也。試將一試驗動物。如天竺鼠 Meerschweinchen 之類。在背部加一人工的創傷。第一日注入〇・二五cc之力派脫倫。第二日至第五日每日注入〇・五cc之力派脫倫。在第六日中則創傷處已結成瘢痂。此卽力派脫倫在結締織細胞中。有刺激的功用之明證。而在結核治療學上有莫大之關係。而爲吾人最新眼光之集中點也。

但藥特靈之功用。初不僅刺激間層結締織已也。同時且能增加其反應與變化。Veraenderung der Reaktionsfaehigkeit 如用愛克推平試驗。Ektebin-Reaktion 可得而證也。斯潑林哥氏 Springut 試驗藥特靈與結核菌之反應力如下法。先製成藥特靈千倍 1: 1000 之溶液。與舊斗佩苦林十萬倍 1:100 000 之溶液。及與結核菌諸部分 Partial-Antigen A1:200 000, R1:200 000, L1:100 000, N1:100 00.

Fl:10 000 之溶液相混和。同時復將食鹽水製成同樣之稀解溶液。以代藥特靈溶液。亦與舊斗佩苦林及結核菌諸部分之同量之溶液相混和。然後將以上二種溶液。經過一種扁平瘮試驗。Quaddelproben 則藥特靈增加異常之反應力。Steigerung der Reaktionsfaehigkeit 而在含有斗佩苦林之結核菌水溶性部分尤有特殊之急燃性的反應。爲食鹽水與斗佩苦林之反應。則無顯明的表現與特別之經過。而藥特靈與斗佩苦林之反應非僅現有顯明局部之現象。Localreaktion 并有三九・二度之熱型。以上之試驗。其斗佩苦林之含量最多不過爲〇・〇〇〇〇一gr。而經過藥特靈溶液之混合後。其反應乃有特殊之增加力。故藥特靈之爲刺激劑。Reizmittel 已無可疑。摩赫氏 Much 以爲此種反應力之增加。由於體內生出免疫質云。Immunitaet

在臨床實驗之際。欲使結核患者用藥特靈而增進其反應力。Reaktion 則藥特靈之用量最宜注意。據斯潑林哥氏以前之經驗。若貿然用藥特靈。則反致引起結核症之不良影響。而成潛伏性 latente 結核云。

德留克氏 Drugg 費歇氏 Fischer 之試驗。另得有一種結果。則藥特靈與類脂肪體與結核菌中水不溶解性之類脂肪 Partigen F 與中性脂肪 Partigen N 亦具有增加反應之能力。reaktionssteigernden Einfluss 也。至結核患者與藥特靈劇烈感受性之發生。胥由於藥特靈入於血液。循至病竈。而與其類脂肪體相遇合。則發生關係、而連合起偉大之功用是也。至結核治療之藥特靈用量。以德留克氏費歇氏斯潑林哥氏之經驗。當用極小量云。

（二）類脂肪 Lipoid

力派脫倫中之第二有効成分。爲類脂肪。世之研究類脂肪物質與結核病之關係已垂二十年之久。施米德氏 H. Schmiedts 以爲類脂肪之生物作用。乃在其抗體原質功用 Artigenwirkung 之發生。至於抗體原質之成分。不外蛋白質。類脂肪。脂肪。炭水化素。與鹽類是也。類脂肪爲一種極似脂肪之化合物。在以脫 Aether 酒精 Alkohol 哥羅仿 Chloroform 安息香 Benzol 等之有機性諸溶液中。均能溶解之。最重要之類脂肪。厥爲燐酸鹽。如 Lezithin 各細胞中無不含之。故類脂肪在細胞之生活上。有重大之關係。尤在醱酵作用 fermentative Prozesse 時。一部分之脂肪酸 Fettsaeure 能促進其醱酵。同時另一部分亦能强制而遏止之。故細胞具有强盛之新陳代謝 Stoffwechsel 作用者。都含有類脂肪之大量。如腦細胞肝細胞心臟細胞血液細胞是也。類脂肪一經吸入人體後。卽產生一種反對酵素 Antiferment 之作用。故能將結核菌之脂肪酸部分遏止其醱酵作用。而阻止乾酪性組織 Verkaesung 之溶解。

類脂肪亦具有凝結之作用。Gerinnung 若經脂肪。油類。類脂肪之注入後。卽發生一種脂肪分解醱酵素。Lipase 能與蛋白質混合。卽能產生抗體原質 Antikoerper 摩赫氏則謂不僅結核菌之類脂肪。具有抗體原質。卽結核菌之中性脂肪。亦能有抗體之發生。

類脂肪在結核治療上。實占有重要之位置。此德留克氏所完全證明者。類脂肪爲細胞之主要成分。其一部分之類脂肪。則與蛋白質中性脂肪及脂肪酸。互相混合。而維持細胞之生命者也。故類脂肪爲大

部分免疫性之支持者。Immunitaetstraeger

純粹之類脂肪在生物學 biologisch 上毫無價值之可言。但類脂肪經過混合或化合後。在生物學上卽有極大之關係。抗體之造成 Antikoerperbildung 經過類脂肪物之混合後。較之純粹之類脂肪增加不少。此非學理之空談。在實驗上已得有確實之經驗。如類脂肪混合物。（力派脫倫 Lipatren）較之純粹之結核菌類脂肪。於結核療治上。有較良之結果也。

類脂肪之重要功用。在於其分散作用。（電解作用）Dispersion 自類脂肪溶解性 Loesung 發明以後。而類脂肪治療學始以昌明。（摩赫氏 Much）

類脂肪具有抗體原質增加的反應。伊司梅脫倍氏 Ismet Bey 將五%之類脂肪液。與結核菌之各部分。Partigenen 及斗佩苦林相混合後。將此溶液行內皮注射。intracutan 凡經過類脂肪加入者。莫不有刺激之現象。此種反應性增加之現象。在治療上實至重要也。

類脂肪之刺激治療。約有下列三項之原理。（一）類脂肪抗體之造成。（二）類脂肪之普通刺激。（三）臟器的療治作用。或細胞的療治作用。Organtherapie-Zelltherapie

力派脫倫 Lipatren

在結核治療學上。藥特靈約有二種之功用。一為免疫性生物學的。immunbiologisch 卽引起間質之抵抗力與增加力是也。一為解剖的。卽結締織有增加纖維性之傾向。其結核因得而痊愈也。

類脂肪在結核治療上。更有一重大之功用。卽與藥特靈互相混合而起相損相益之作用是也。類脂肪與藥特靈之混合劑。(卽力派脫倫)在初次試驗時。則分爲力派脫倫A。內含有五%動物性之類脂肪。(牛腦中之 Lecithin) 與四%之藥特靈溶液。又治療慢性疾病與傳染病。則另用一種力派脫倫B。爲五%之動物性類脂肪溶液與四%藥特靈溶液之混合物。而同時復加入葡萄狀形菌類與連鎖狀球菌類。Staphylo-Streptokokken

摩赫氏進而研究類脂肪之分散作用。(電解作用) Dispersion 得知類脂肪在生活之細胞中。有增加其功用之能力。又製成類脂肪溶液。能用內服法。最近研究之結果。則製成一種力派脫倫鈣質片 Lipatren-Calcium-Tabl. 惟類脂肪仍不失其分散作用。(電解作用)

力派脫倫B因有他種細菌之結合。其反應殊强。故已在擯除之列。今日在治療學上。則力派脫倫A與力派脫倫鈣質片。俱有明著之效果。

摩赫氏試驗之結果。謂類脂肪之効力。全在乎類脂肪之溶解。Loesung 而類脂肪之治療的作用。則在於類脂肪與結核菌成分之相同云。故力派脫倫之刺激作用。亦有相當價値之可言。

以前試驗中之種種危險現象。以最近之經驗觀之。已完全不復存在。今日之力派脫倫。爲一種普通的 unspezifisch 藥物。其注射用 parenteral 者。爲一種液體質。其內服用 oral 者。則製爲片劑。液體之力派脫倫內含一%具有分散作用之類脂肪與二%之藥特靈。內服用之力派脫倫。爲一種之力派脫倫鈣質片。每片之總分量爲○・五gr。其內除含有動物性類脂肪外。尙含有○・一五gr之藥特靈鈣酸云。yatrensaures Calcium 此外或加以肉桂 Zimmt 與可可。Cacao 俾其味美而便於服用。

Blutbilder nach parenteraler Lipatrentherapie

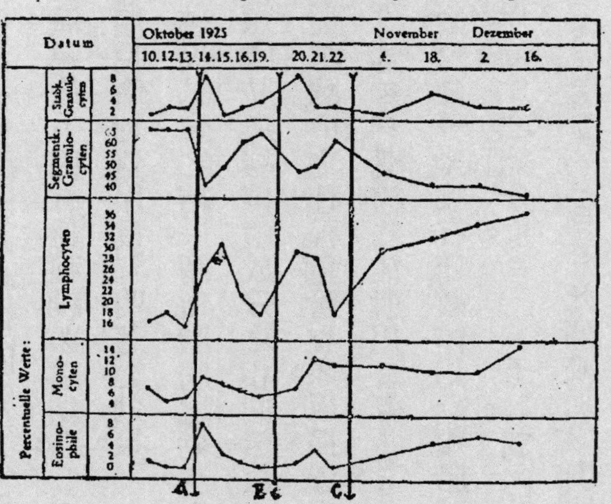

◎注射力派脫倫後之血球變化圖

A. 0,2c.c. 力派脫倫筋肉注射
B. 0,3c.c. 力派脫倫筋肉注射
C. 力派脫倫用量漸加至二●○c.c. 至星期之久

患者J.A.年三十四歲。官僚。兩肺之上葉。均患滲出性結核。經過九星期之力派脫倫治療後。一切臨床上之症候。大半痊愈。淋巴球與單核巨大細胞之數量。亦增加不少。

肺結核之治療

純粹之藥特靈與力派脫倫B。在治療學上。均無重要之價值。卽純粹之類脂肪體。亦無顯明之効果。在實驗上僅力派脫倫A。與力派脫倫鈣質片。占一重要之位置。

吾人須知刺激劑之功用。與各種組織之反應性。大有關係。其不同之點。有下列三項。

(一)健康之組織。對於外來之刺激。比較的不受感應。

(二)在急性發炎狀中之組織。應需用高度之刺激若……

(三)在慢性的病理變化之組織。則僅需微量之刺激已足。

以上爲黑古蘇次氏Hugo Schulz之觀察。結核一症。自屬於慢性的病理變化之組織。但其刺激力非特因病狀之輕重而發生不同之結果。且患者之體質。亦各有差異。故對於刺激劑最適宜而能具準確之證明者。厥爲血液試驗。Blutuntersuchung

第一次用力派脫倫而得相當之經驗與結果者。爲馬德許氏。Mattausch卽慢性之肺結核用間質的刺激治療法mesenchmale Reiztherapie 而開闢一新紀元也。其臨床之試驗極有價值。因其結果係得之於一百肺結核患者而此一百肺結核患者。其病狀均極爲重篤者也。

刺激作用究在結核體內起何種之變化乎。馬德許氏在扁平疹試驗中。Qaddelproben 得知結核菌之類脂肪與中性脂肪部分。Lipoid-und Neutralfettpartigen 起劇烈之反應。此或由於類脂肪與結核菌之類脂肪成分相同而起反應也。而最宜注意者。乃爲白血球之變化。其刺激的變化狀態與間質結締織諸組織均極有關係。蓋在力派脫倫治療以前每一患者。無不患中性色素 neutrophile 之白血球增多。Leukozytose與琳巴球減少。Lymphopenie 經過力派脫倫治療以後。則中性色素之曲線表。Kurve 漸漸變化而增高。眞確之力派脫倫治療輒引起愛胡純紅色素細胞 Eosinophile與中性色素細胞Neutrophile 數量之增加。而最要之曲線表的標準。厥爲單核巨大細胞 Monozyten 之增加與否。因單核巨大細胞爲直接之結締織組織之支持者。故單核巨大細胞之增加。即係結締織

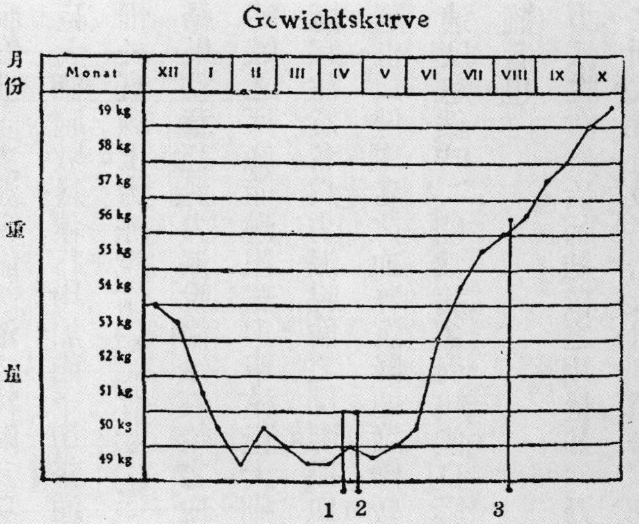

◎體重增加表

（1）進院日期
（2）施行力派脫倫治療
（3）出院日期
患者E.K.氏年三十歲

增加其抵抗力之一種表示也。在力派脫倫治療中。若單核巨大細胞有顯明增加之傾向。卽係力派脫倫在間質細胞中有一種之接觸。而結核在臨床實驗上得以日愈者。胥由於結締織作用之恢復也。除此血液之變化狀態外。馬德許氏更有種種之經驗與觀察。如患者之食慾增進。睡眠酣暢。不感疲勞等。均爲一種有效力之表示。此外如熱型亦漸降低。而體重之增進。且可達十瓩kg之多。

伊司門氏 Assmann 舉行力派脫倫之試驗。亦得同樣之結果。伊司門氏治療各期之肺結核。均用力派脫倫。並謂力派脫倫溶液之注射。其功效較之內服用之片劑爲佳。在力派脫倫療治中。淋巴球與單核巨大細胞數量俱行增加。而一切普通之症候現象。亦有顯明的佳良影響。

惟於實驗上力派脫倫（類脂肪治療）之對於幼年之肺結核患者。已不能如成人結核患者之有佳良結果。幼童經過力派脫倫治療後之血液變化。尚無確實之報告。以經驗而論。則藥特靈能直接引起結締織之反應。而淋巴球與單核巨大細胞數量之增加。乃確實無疑者也、

極宜注意者。爲力派脫倫之反應與血球沉降速度 Blutkoerperchensenkungsgeschwindigkeit 之關係是也。（健康者之血球沉降速度極緩。結核患者則反是。） 如血球沉降速度表上昇時。（卽血球沉降速度愈緩時） 卽爲病竈引起佳良影響之表示。此種之觀察。在臨床試驗上。隨時可以應用。並不感困難者也。

力派脫倫療治肺結核之用量如何。乃關係於經驗。阿氏 Arndt-Sehultz'sche 之生物學規律云。「微量之刺激價値最高。而大量則遺害無窮」。但刺激劑之分量及應用與否。與病狀之輕重。頗有關係。因各

人體質之不同。而力派脫倫之用量亦當有其差異。今列馬德許與伊司門諸氏所用之分量如下。

馬德許氏與伊司門氏在成人之患者每星期行〇・二至〇・五c.c.之筋肉注射二次。如是注射至二星期爲止。或每星期舉行一・〇至一・五或二・〇c.c.之筋肉注射一次。連續舉行至三四星期之久。又有一法。在治療之始。自〇・一c.c.注射起。逐漸增加其每次應行增加之分量爲〇・一c.c.依以上之法則而行。以馬德許氏與伊司門氏之觀察。俱得有白血球增加之標準與中性脂肪部分有眞確之反應也。

療治幼年肺結核患者。僅能應用微量之刺激。以現在之經驗而論。可照下列之法用之。　筋肉注射最初用〇・〇五(或〇・〇〇二五)c.c.隔八日後。行第二次注射。而漸漸增加其用量至〇・〇五或〇・一c.c.最多不可過〇・五c.c.

在力派脫倫治療中。其血球沉降速度表。若有相當之反應。則休息六星期後。再行第二次之治療。一種急烈之反應。如發熱嘔吐頭痛加答兒咳嗽排泄物增加等現象。此乃刺激療治之自然作用而毋庸驚疑者也。

外科結核之療治

在外科結核 chirurgische Tuberkulose 治療上。據各地醫家之報告。則力派脫倫均有佳良之影響。而尤以注射法最爲相宜云。

李却氏 Ruescher 施行力派脫倫筋肉注射法。治療外科時。在局部復施以五%之藥特靈溶液注射。如結核性腺病與膿瘍等。及其相類之病症。均得佳果。注射後亦無各種不快之副作用。卽熱型之昇降。亦僅有十分之一度而已。

伊而克氏 Irk 用力派脫倫。曾施治二百以上之外科結核患者。內中尤以骨髓結核與關節結核患者占最多數。力派脫倫於此雖僅爲補助的治療。(局部仍施行普通的外科治療)然其功能亦殊匪小。外科最初之筋肉注射量爲〇・五c.c.之力派脫倫。每二日注射一次。至第三次爲止。第四次之注射量卽加至〇・七五c.c.每二日注射一次。亦至第三次爲止。伊而克氏以後卽注射一・〇c.c.之力派脫倫。每三日一次。至第六次爲止。以後之注射量可用一・五c.c.每星期注射二次。共舉行十次爲止。以後卽加至二・〇c.c.(每星期二次)最高量爲三・〇c.c.其注射之總量。均以十次爲度。以上注射一度之治療時期。約需三月。卽應休息(卽停止注射)一二月。然後再施行第二度注射。其用量仍以小量爲始。一如上述。如是注射至三度(每度三月)以後。其治療之結果。至爲佳良而確實。平常經過五六次之注射後。關節患部之痛苦。卽已減少。若繼續進行注射。則如腫脹等均漸漸消滅。又如脊髓結核患者。Wirblesaulentuberculosen 與結核腺瘻症。fistelnde Druesentuberculose 施行以上之療法。亦得有同樣之佳果。以總計而論。若無他種合併症之發生。則經過力派脫倫治療之患者。其三分之二。均獲全治。其餘亦有佳良之影響。至發生何種之損害。至今尙不一見。

又小兒之外科結核治療。費却氏 Fetcher 曾舉行二百小兒患者之試驗。在其一九二五年之報告中。則力派脫倫在外科結核治療上。能發生一種防禦力 Abwehrkraft 而紅血球之沉降速度。亦得漸漸增高云。其最初之注射量爲〇・〇五c.c.或〇。一c.c.之力派脫倫。每八日增加〇・一c.c.最高量至〇・八爲止。

經過力派脫倫治療以後。非特血球之沉降速度漸漸增加而現佳良之現象。卽結核菌之破壞能力亦有減少之明證。故病竈日漸潔淨而瘢痕組織 Narbengewebe 之長育。極爲迅速。

內服療法 Orale Therapie

初次試驗內服的刺激療法者、爲潑林次氏 Prinz 秦曼氏 Zimmer 及可立格氏。Koeniger 潑林次氏在海次堡Herzberg、試驗之結果。知藥特靈在體內並不分解。約經過六至八九時。卽由腎臟而排泄於體外。但仍有反應之證明。如白血球之變化等。於此可知藥特靈之內服法。亦有發生刺激之可能。初不異於注射法之功效也。惜內服法之用量。尙未能十分眞確。是爲憾事耳。每〇。一gr藥特靈之皮下注射大約與一・五gr之內服片劑。有同樣之反應與功効。此潑林次氏與蓋思理氏 Kessler 觀察之結果也。又秦曼氏在關節結核患者。施行內服治療法。有極佳之治療成績。

伊司門氏與馬德許氏。對於內服法之應用。極爲注意。但內服法與注射法之不同點。二氏均不能證明之。

伊司門氏每二日予患者以一片。漸增至二至四片。約三星期之久。在過度感應性之患者。則每二日予以半片云。

馬德許氏亦予患者以同上之力派脫倫用量。特延長其治療時期。在第四至第六星期之間。每二日先予以一片。二日後卽予以二片。又二日後再予以一片。如是更換其用量。在第七至第九星期之間。每二日則均予以二片。

臨床上治療結果之標準。白與白血球數量有極大之關係。若淋巴球與單核巨大細胞數量之增加。與結核性之桿狀結節中性色素顆粒性白血球 stabkernige neutrophile Granulozyten 之減少。均爲結核患者之一種佳良影響也。

在第二期結核與外科結核患者。則內服療法。尙無眞確之結果。以此對於內服。尙需相當時日以研究之。終希望能如筋肉注射法之有同樣佳果也。

結論

力派脫倫之治療。雖已有種種之佳果。然國內外學者。仍不惜憚精竭慮以研究之。日後當更有進步。以告吾讀者諸君。現在最要之問題。爲力派脫倫之用量問題。以現在經驗而論。則在結核治療上。尤以外科結核之治療。均宜用小量。其刺激的功用。已能引起血球之沉降與變化。至於治療上進行之目的。現在方研求其能縮短治療之時期。以冀迅速戰勝此經年累月可怖可憎之結核惡魔也。

小兒結核(癆瘵)之早期診斷

Die Fruehdiagnose der Kindertuberculose

蔡禹門

小兒結核(癆瘵)病。若能早期診定。施行適當之治療。不但全治之率。可大爲增加。並且既經全治之癆瘵小兒。對於將來結核菌之侵害得以保續其防衛力。故不僅於小兒結核之早期診斷上爲必要。而於癆瘵病之撲滅上。關係更重大也。

小兒結核之早期診斷。比成人更難。蓋因小兒期結核性之病變。在初發時。其他覺徵候。能見於早期容易診定之諸臟器者甚鮮。大多數之發症。不過爲氣管枝淋巴腺結核之一端。且小兒若在乳兒幼兒時。喀痰之檢查。又更困難也。

然小兒結核之早期診斷最須注意者。雖爲氣管枝淋巴腺。實則其初期病變百分之九十。乃在肺門部淋巴腺。此於打診聽診上不呈著明之變化。爲周知之事實。故診斷時每易略過。不加注意。因是較之成人結核之初期病變。多可於肺臟查得徵候者。難易迥殊。

氣管枝淋巴腺結核之診斷。不可缺少X光線。固不待言。然其氣管枝淋巴腺之腫大。在百日咳。痲疹。流行性感冒。氣管枝肺炎。氣管枝炎等上氣道與肺臟疾病之後。亦每見之。不能謂其必根源於結核性之病變。又於淋巴性體質之小兒。因淋巴腺之一般增殖。肺門部淋巴腺亦隨之而呈腫大。此外胸腺腫大。

在小兒期時亦屢見之。又與縱隔竇臟器所發之淋巴腺肉腫。亦易混淆。以是種種氣管枝淋巴腺結核之診斷。用X光線時。必須徵之他種症候。方能鑑別。臨床醫家施行考察時。留意下述之諸症候。以推定小兒結核。比前述者殊爲緊要。然後再參以胸部X光照相。吐勃苦林反應。庶可爲確定之診斷。氣管枝淋巴腺之徵候。特有者少。在乳兒發帶鑛性音之有響性咳嗽。呈呼氣性呼吸困難時。謂之特有的症候亦可。此因氣管枝由腫大之淋巴腺壓迫而然。氣管枝之壓迫。有時於呼吸促迫外。當呼氣時。並可聽取喘鳴。此雖較前二者爲少見。亦不得略過之徵候也。

胸部所見

胸部所見。於打診聽診上無著變。僅得檢知呼吸音之微弱部位耳。其呼吸之微弱。由於氣管枝爲腫大之氣管枝淋巴腺壓迫使然也。

發熱

此爲結核性疾病之共有點。體溫朝夕之差異。爲攝氏一度或一度餘。至夕刻始上升。或永久持續。或則稍以間隔而長時反復。此發熱狀態。爲結核性疾病存在之有力證據。惟在滲出性體質兒與神經性體質兒由於鼻咽腔之卡他爾性疾患。扁桃腺之炎症性腫大等。並無結核性疾病。亦有長時之發熱。又加重症肺炎經過後之慢性氣管枝炎(非結核性)亦有長久貽留胸部症狀。同時且發微熱者。其熱或持續。或時發時止。均須加以辨別。惟若朝夕體溫差異顯著。且亘長時而持續者。卽斷其爲結核性疾病。無大過也。

總之在小兒結核之早期診斷。體溫測定雖極爲緊要。而於體溫之變化。在斷定之意義有難以決定時。亦必與其他症候相俟觀察而然可。

呫語症候

呫語症候乃使病人當呫語時自其脊椎上方漸次向下方聽診是也。（醫者之耳直接貼近他側之耳須閉塞）此在健兒聽取時其發聲可至第七頸椎爲止。自此以下。因有肺部之存在。聲音之傳達卽各異。倘若氣管枝淋巴腺腫大。則其發聲直可聽至第七胸椎。此蓋由於圍繞氣管與氣管枝之淋巴腺因腫大而達脊椎骨司聲音之傳達故耳。

於此須注意者在健康狀態。本現象因年齡而不同。茲述如下。

七歲止	第七頸椎爲止
七歲至八歲	第一胸椎爲止
八歲至十二歲	第二胸椎爲止
十五歲以上	第三胸椎爲止

本症候在年長兒爲可注目之點。其價值視有響性咳嗽及呼氣性喘鳴之在乳兒爲特有徵候者同一緊要。

脊柱打診

由打診法診定氣管枝淋巴腺腫大。殊難。因氣管枝淋巴腺爲充滿空氣之組織所圍繞。雖腫大。施行打診、每不易認別其濁音。僅藉脊椎突起上之打診。可檢得第五至第六胸椎部位之濁音。稍易明確耳。此現象從脊椎突起上方漸向下方打之。則病部打診音之變化。得以明瞭聽取之。

咳嗽

就咳嗽而論。係稍稍特有者。是卽腫大之淋巴腺壓迫迷走神經。時發百日咳樣之發作性咳嗽。是此際惟檢其血液像。無淋巴細胞增殖。卽知非百日咳也

哺乳兒因淋巴腺腫之壓迫。致氣管枝狹小。頻發帶鑛性音之有響性咳嗽。若在年長兒則無之。已如上述、是等氣管枝淋巴腺腫大稍稍特有之症候。雖於急性氣管枝炎或結核性以外之氣管枝淋巴腺腫大時亦見之。但非結核性病變、則此症狀不久卽見消失。若胸腺腫大。雖亦發同樣之咳嗽。止須綜合X光像得以區別之。

氣管枝淋巴腺有結核性病變時。不發咳嗽者亦不少。或有隨同氣管枝炎發卡他爾性咳嗽者。

以上列舉之氣管枝淋巴結核主徵之中。脊柱打診。呫語症候二者。雖屬其中特有之症候。欲確知之。有時殊不易。或於胸部見皮膚靜脈之擴張。於背部見毛細血管之擴張。而是等又在結核性病變以外之氣管枝淋巴腺腫大亦可認知。乳兒期所現之有響性咳嗽呼氣性喘鳴等。均由於氣管枝淋巴腺腫大之器械的作用使然。故於結核性腫大以外。亦能見之。以是氣管枝淋巴腺腫大。欲確定其是否屬於結核性病變。不得不更有藉於一般的病訴與發熱狀態也。

一般的病訴

一般症狀列舉如下

羸瘦。意興消沉病弱之顏貌。

營養障礙。易患卡他爾。

呼吸促迫。心悸亢進。

食慾不進。有衰弱感。

發汗。過敏狀態。

此等症狀。雖於許多之疾病亦見之。然若爲向來健康之小兒。驟然有上列之諸症出現。即對於結核性病變。不能無疑。可參合前述諸徵候。與X光診斷。吐勃苦林反應等加意鑒別。卽得於早期確定之。因此等一般的病訴。雖爲不確定之徵候。羣而於小兒結核之早期診斷。則可謂之爲有力之指針也。如此俾小兒結核早期診定而施行治療。於結核病撲滅上。有重大之關係。蓋成人結核之過半數。其病因往往胚胎於小兒之結核。故對此問題。實無片刻可以等閒視之。

其次就小兒結核之胸部X光像與吐勃苦林反應。附記如下。

胸部X光像

小兒結核之初期。X光像將顯如何之陰影。在成人。其結核性病變起始於肺炎部。故陰影多於該部見之。小兒結核則反是。起始於肺門部淋巴腺腫大。由此亘及上葉。尤其在鎖骨下三角部之處。現一個至數個之小圓形陰影者爲多。同時且顯線狀之陰影。此乃相當於肺葉之境界。該部且發乾性肋膜炎。故也。

小兒結核之診斷上。藉X光像所見。不能下確定診斷者。亦未嘗無之。然於可疑之病人。藉此始得確定者。不在少數。故施行X光照相實要圖也。

吐勃苦林反應

本法有用吐勃苦林之皮膚接種。皮內接種。皮下注射。皮膚塗擦與眼瞼結膜上點滴諸法。各因人之好而不同耳。

結膜上點滴法。其後貽刺戟作用。弊害多。

皮膚塗擦，是莫洛氏所倡。始是用舊吐勃苦林與含水拉諾林之等量混和爲軟膏。約大豆大。在腹皮爲一分間之塗擦。若反應陽性。該部一二日。卽形成小結節。强陽性時。則發赤之皮膚上。小結節極稠密。此法於接種注射二者不肯應用時用之。雖便利。而銳敏度則稍劣。

皮膚接種謂之匹爾克氏反應。是吐勃苦林反應中最通行者。將不加稀釋之吐勃苦林。接種於前膊皮膚。經二十四小時。檢其反應之有無。若陽性。卽現赤色丘疹。此爲已普知者。茲祗摘述其反應施行上一二必要之事項如下。

（一）發赤五粍以上爲陽性。五粍以下。雖發赤程度。比對照顯著。亦不能確定爲陽性。

（二）一週後再行接種。因吐勃苦林之接種。對結核感染者。可促進抗體形成。易使第二次反應爲陽性。

（三）吐勃苦林反應。有時經數日後丘疹始著明，故接種後。須爲一週間之觀察。

皮下注射法。檢查吐勃苦林之反應。是希克氏等所倡始。用舊吐勃苦林千倍液〇・一至一・〇瓩，注射於皮內或皮下。十歲以下注射量爲千倍液〇・三——一・〇瓩。五歲以下注射量爲千倍夜〇・一至〇・五瓩。此注射法。若有多量之吐勃苦林移行於血行中。則招致一般症狀。不無有增惡結核性病灶之危險。用皮膚反應法。則吐勃苦林之吸收量微。無此危險也。故日常習用之方法。先從匹爾克氏法。試皮膚接種。檢其反應之有無。若陰性時。或如上述一週後再接種之。或則此時。卽施行皮內接種檢其反應亦可。

皮內接種法。普通用量爲舊吐勃苦林千倍液〇・一瓩。注射於皮間。若從初卽施行此法。則量宜更小。其用量爲舊吐勃苦林萬倍液〇・一瓩。或最小量爲佳。

此等對於結核之生物學的診斷法。不過診知結核感染之有無。不能用以判定病灶之現在爲活動性非活動性。欲確定其爲是否活動性。臨床上非常緊要。多數學者。正在從事精研。尚未達實用之域。

總之今日所用結核之生物學的診斷法。不過檢知生體對於結核菌之侵害所現防衞力之存否而已。若欲於結核菌之感染。判定其現在招致疾病之如何。不得不有待於臨床的徵候也。以是吐勃苦林反應。於結核症與類結核症鑑別上。實有明確之助力也。於此更須記取者有二。一雖爲結核疾病而於吐勃苦林反應呈陰性者。則粟粒結核是也。一則因體內免疫體之消失。對於本反應亦呈陰性者。則當痲疹與其他强度之衰弱時是也。此二者用吐勃苦林診斷時。亦不可或忘者也。

肺癆病預防法

丁福保譯述。是書共二十一章。第一．原因。第二．注意。第三．衣服。第四．呼吸器。第五．煙草。第六．入浴。第七．飲物。第八．食物。第九．運動。第十．寢室。第十一．談話。第十二．勤勉。第十三．職業。第十四．藥物。第十五．溫泉。第十六．病狀。皆本竹中成憲原書。而參考各家之說者也。第十七．肺癆病初期之診斷法。第十八．肺癆病醫案一則。第十九．肺癆病類症鑒別法。皆寺尾國平之所著也。第二十．衛生古義。皆古人衛生學之精理也。第二十一．虛勞古義。凡素問。難經。金匱。金元四大家等。關於肺癆病之學說。皆備載焉。

洋裝精本每部五角

肺癆病學一夕談

丁福保譯述。首論空氣療法。次論安靜及運動。次論皮膚之堅強法。次論飲食。（內有朝食午食夜食一定之食單）次論衣服。次論發熱。次論盜汗及不眠。次論咳嗽咯痰及咯血。次論下痢。次論輕快及治愈。次論職業。次論肺病豫防法。

每部大洋三角

肺癆病救護法

肺癆自古爲東西各國患。攖其鋒而死者。歲不可以僂指計。歐美醫家。力求防禦療治之法。其勢乃大衰減。獨我中國不知利害。熟視之若無所覩。既不研究強身之術。與之相抗。又未闡發特效之方。以治既病。一任其勢之蔓延。宜乎死者日益夥也。是書爲丁福保譯述。防治肺癆之書。此爲最新。凡可以袪除肺癆者。臚載無遺。可行於箇人。可行於全國。未病者據之可免傳染。既病者據之可冀全治。學說嶄然。治法確實。足見世界進化之速。而肺癆終必爲人類所戰勝也。吾國得此。當亦無慮肺癆之爲患矣。

每部大洋六角

家庭新本草

無錫丁福保編纂。我國士夫每憚西藥力猛。不敢嘗試。復嫌中藥力弱。不能奏功。此書所載藥品。皆係中藥。曾爲西人化驗。確有實効者。性極平和。猛烈者已盡删去。用於家庭。最爲合宜。所論藥性。及處方。與舊本草不同。共分十五類。曰強壯劑曰瀉劑。曰利尿劑。曰發表劑。曰退熱劑。曰袪痰鎮咳劑。曰殺蟲劑。曰止痛及寧睡劑。曰收斂劑。曰刺戟劑。曰變質劑。曰防腐消毒劑。曰吐劑。曰緩和劑。曰雜錄。末附普通防疫法。言傳染病之細菌。豫防之法甚詳。皆居家必要之智識也。

每部四角

論中國急宜謀進醫學教育

伍連德

注重醫學教育問題。以謀進國利民福。誠爲我國亟不容緩之圖。用特不揣譾陋。摭拾見聞。以質之關心醫學者。

鄙人前爲政府代表。赴倫敦萬國醫學會時。見列國與會內外科醫學博士。有七千餘人。又美國布法羅城開衛生研究會時。蒞會醫士注重研究學校衛生及學校醫生。當如何保衛學童各法。深幸躬與其盛。兩番觀感。耿耿不去懷。

計兩次大會。列邦名望素著之博學家及醫學家與會者。共三十餘國。各有表示所見。縷晰衛生新法。以謀進人人自幼至老康健之幸福。邇來文明各國。於醫學一道。講求甚切。凡遇會議醫學等事。莫不爭先恐後。不辭跋涉之勞。以廣見聞之益。查倫敦開會時。美國男女醫士與會者。不下五百餘人。德醫士到會者。其數亦等。以遠距歐洲之日本而與會醫士。尚有六十人。乃我國蒞會者。僅有鄙人及北洋醫學堂教習全君紹卿兩人而已。當時研究科學。共分二十六種。演說詞約千件。其最新奇繁難之醫術。如解剖頭腦及療治心肺手術。並至細微之微生物。此種物體之細。能穿過至良之沙漏。爲最精巧之顯微鏡所不及見者。皆多有發明。至美國布法羅城之會。會容雖略較小。然亦足證西人爲來者籌備健全智育體育之良策。不遺餘力之意。其研究問題。計有學校建築配置及管理等法。務期形式與精神。並臻美善。能予學生以衛生之益。並如何豫防傳染諸症。教以簡明衛生生理之書。其學校醫生由教育部委派。又研究廢棄戰艦作爲學校及養病院之用。俾得呼吸海上空氣之益。是外人講求衛生。可謂無微不至矣。當赴會時。與蒞會博士往來。多所討論。見外人對於振興實業。發明科學。研究醫藥。講求衛生。精益求精。大有肵夕不遑之勢。不覺嘆吾國智識之短少。進步之遲滯也。彼以醫術日形精密。舉凡天花鼠疫瘟熱瘦熱痲瘋瘴熱癆傷等症。皆有新法救治而豫防之。故其國人近年患此症者。或已杜絕淨盡。或已寥寥無多。而我國人因此以至斃命者。仍不知凡幾。考西人富強之果。其原因實由於人人知注重衛生及醫學行政完善之所致。鄙人自英德法畢業回國後。卽頗具熱誠提倡醫學。第舉事欲就奇功。基礎當先固結。故創辦須從醫校入手。使學者得善良之教育。庶能有益於世。可與歐西相形不致見絀。且辦理玆事。首在得人。非醫學淵博。於西國學校醫院管理。富有經驗之人才。未可與言辦法。蓋醫學講義。保衛病人。指示危症等事。甚爲重要。苟任用非人。必無成效。不特一般學生。不能與人爭勝。而且日形退步。庸醫害人。我國恆有。殊可畏也。我國醫學。祖於岐黃。以後名醫代有偉人。遺傳醫書方藥。未嘗皆無可取。然學者徒守舊法。昧於發明。惰於研究。精粹寖失。新理無聞。懸壺業醫者。凡遇病症。多不知其病源。如時症瘟疫傳染等病。究由何病發生。如何豫防。莫不愕然。無以應對。又如瘴熱內瘡瞳人反背（卽障症）等症。或藥或割。在西醫視爲易治。而中醫則諉爲古無遺方。今無治法。又如瘟熱瘦熱及痲瘋等症。常發現於我國。考其病源。鮮能詳悉者。查以上三症。在歐美絕無發現。良由地方潔淨。注重衛生。沐浴有時。勤換裏衣。住室通暢之故。又如楊梅一病。亦爲世界各國所常有。其療治之法。毫釐分兩。配合不爽。且按序漸進。期得適宜。研究藥料日益精微。考求診斷亦日益加密。故如花柳之症。治愈後多無遺患。而我國則反是。又常見最要之癆病。距今三十餘年前。泰西與東亞人民患者不少。均信此病有遺傳性。自一千八百八十二年德國醫家發明此症之微生物。知皆由於不講衛生所傳染。非實有遺傳。由是豫防之法發明愈多。而西國人民得以保存生命者實非尠少。我國至今於淺易衛生之法。如戒止隨處吐痰及公所暱室必須通氣。並每日運動一二小時。隔離病人。潔淨汲水各法。不特人民罕有知曉。即有學識之士亦安於習慣。漠不加意。查肺癆與瘰癧及腐骨症。皆同爲一種微生物之作用。患此症者。尤以我國爲占多數。不但未諳診斷之法。即能診斷。亦無法以防治。勤苦修業之士。多患此症。僅及壯年。遽遭夭折者。不知凡幾。即種痘本爲吾國發明。西國究成牛痘。而吾國至今尚不知遍種。常患天花。殊爲可憫。他如一般假造僞藥。謂可百病消除。其害尤爲隱伏。吾國無論上下流人物。時受其愚。無非不識醫藥學所致。溯我國歷代相傳衛生淺易之法。如烹飪及飲熟水御服等事。未嘗無裨於健安。但不能與西人並駕齊驅。以研求新學日收强種之效。所以鼠疫霍亂痢疾瘟熱等症。仍生生不已。而防法一守古代陋習。恆爲西人所恥笑也。方今交通日便。一日千里。而傳染病亦隨之而迅速。故世界醫術亦隨之而急進。我國若不急起直追。何足在地球之上。與各國爭衡耶。東西各國對於醫學教育日加鄭重。蓋世界文明發達。藥品亦日益增加。誠非短促時間所能研究。欲資深造。必與以充裕之光陰。故英美各國近於學醫年限均已展長。且於學生未學之前。須考試其一切高等普通科學智識。視其成績高者方許就學。中國醫學教育現無標準。雖有一二處醫學校設立。然其學生畢業之年期及教授之方法。全歸學校任意限定。無醫學統轄處以考覈之。是蓋由於辦學者智識尙欠講求。故於己於人兩無裨益。欲救此弊。急宜首設中央醫學統轄處。所有全國醫學事務。全歸該處管核。由教育部許以特權。將全國醫學教育。完全改組。力謀進行。以收整齊劃一之效。庶將來我國畢業醫士。年盛一年。果能學術日進精良。各國自然公認。政府復能量才任用。而各醫士更知本愛國之誠。以啓發人民。人民復喜新法之良。以信仰醫士。則他日推行地方衛生。自無難收全國普及之效。强國强種及洗外國鄙夷。胥在乎是。但衛生之道。非家喻戶曉。不足輕言。鄙人正在編輯淺顯學說。祇求明白易曉。不事飾藻標奇。務使上下智識。可以普及。見諸實行。俟就時當再商推諸公。聊作社會之末助焉耳。

低能兒之原因及其分類

程瀚章

兒童中有對於小學之訓育無效果而不能追隨循環漸進之學科課程者。然若以是等兒童卽認爲低能兒。殊屬不當。須知兒童中有因疾病而久缺課或因身體虛弱易於疲勞致精神能力低弱因而不能達小學教育之目的者不少。如是者。若能檢查其身體上之缺點。講求其適當之恢復法。且於學科課程上又加以適當之注意時。則是等兒童亦得與普通兒童同樣修業矣。

反之。在低能兒則雖用是等方法以圖改善。亦難達一般小學學科課程之目的。易言之。卽低能兒之精神能力不能以小學校之一般教學方法教育之。蓋彼等精神之低者。事實上乃因其精神的概念有缺陷故也。雖有多少之差異。而自己之考慮感情或意志必有異常。此所以委之於普通之教育之不見效果也。凡虛弱兒童在升級學制中若講求恢復法。使其身體之發育佳良。則以前之不良成績亦得改善。而得與普通小學卒業者相並營獨立生活。惟是等實本非低能而係普通之兒童。若在低能兒則雖特別的注意教育之。然其本來之精神的概念及智情意等之一定缺陷。不能全然消失。是等缺陷常常存在。卽最良之時亦不過稍稍輕減。又在特別情形時有因智或情意等等某種之發達而被覆該缺陷者。如是可知普通與低能二者。當然有根本的不同。然此相異點往往有不易識者。故不可下輕率之斷定焉。

所謂少年低能兒之中包含種種。第一爲輕度之白癡 (Ibiot)。常有些微之注意力。因而得於一定之制限內教育之者。第二爲癡愚 (Imbezillen) 其精神的本態上常不定。規然倘比較的有相當之智力者。因之伴以輕過失及危險。第三爲遲鈍 (Debilen)。其考慮及行爲祗在狹小之範圍中者也。白癡。癡愚及遲鈍間確定不移之判別。不甚容易。實際上往往遇困難者不少。然富於經驗之補助學校校長或其校醫。經一定之觀察期後。卽得斷定一兒童應否送入補助學校焉。

又實地上並非可以將一切低能兒童盡行收容於公立補助學校中。蓋因特定之關係及異常狀況之隨伴。而不能收容之於他種種設備故也。例如悖德者。癲癇者。或五官器官有顯著之缺損者。傴僂病者。或有重症之言語障礙者(失語症 Aphasia) 等類是也。

低能之原因

一 遺傳。

二 由於胎兒期或初生期自母體傳染之原因者

三 幼時環境之影響。

四 由於非遺傳性之後遺者。

第一 遺傳

父或母或兩親或兩系之祖先之神經病或精神病之存在時。直接爲低能之原因。是等之爲遺傳的原因者。恰與畸形。血友病。近視。聾啞等等遺傳於子孫者同。顯係胚子之遺傳者也。

補助學校多年勞績之教員。常遇兒童之同胞之同時在學。或一家族系者之陸續送新兒童者云。惟補助學校兒童中之遺傳關係。實難調查。何種遺傳爲主因者。既不能明白決定。卽欲明婚姻出生關係。亦有不能者。或有兩親拒絕供述者、

據德國 Atrasberg 地方之士雷濟恩格教授之調查。在精神病及神經病體質者。證明其兩親系中有顯著重症之精神病及神經病云。麻痺狂癲癇癡愚等之遺傳。示二一・六%。又較此等稍輕之精神的神經的缺陷之輕癡。神經衰弱。臟躁症。悖德者等。示二七・六%。以上合計見四九・二%之遺傳。氏又於補助學校兒童中之同胞中見三二%爲智力缺損者云。

狹義之遺傳。當屬兩親體內之「胚子發生障礙」。第一乃由於慢性中毒之胚子中毒。其中最多者。爲精神的變質之原因之酒精中毒。據 Schmidt 氏謂二十例中十六名之父爲大酒客。二名爲母。其他二名兩親爲大酒客云。士雷濟恩格氏謂兩親之酒精中毒遺傳之於補助學校之兒童。爲三〇%云。又據諸家之精神病院之調查。則知白癡及癡愚之四一至六二%。見兩親之慢性酒精中毒云。要足以知酒精中毒之烈也。普通父之狂飲者。對於受胎雖無大影響。但母之狂飲。則受胎困難。從而由於飲酒而來之低能。父系者爲多。胚子中毒之原因中。鉛中毒。梅毒。及結核。次之。又有可記述者。爲兩親之早婚或晚婚。中於房事過度而起之胚子腺之過勞。迅速頻回之生產。(流產亦同)兩親之營養極不良及營養過度等是也。其次可記者。兩親之胚子不適合。卽高度之血族結婚是也。至如何親近程度之結婚之於兒童

心身來變性之問題雖有簡單之解答。而學者意見亦往往不同。

此外應注意之事項。爲遺傳性低能與先天性畸形之併發。如兎唇。狠咽。侏儒或巨大發育。指趾過多與不及。聾啞。進行性重聽。甲狀腺之萎縮。小頭。進行性肌萎縮。血友病之類是也。然而是等畸形。祇一部分有低能之原因的關係。卽完全普通能力之人。亦見是等畸形。從可知矣。

第二　於胎生期間或生後直接因母體傳染之結果而致低能者

受胎後之障礙而爲低能之原因之謂也。此等不惟僅屬少數。且其能否作用於腦之發育。尙爲爭論之問題。今揭之如左。

(一)胎盤傳染中毒　其多數乃妊娠中因母體之傳染病或中毒之傳染於胎兒而來早產或死產者。尤如妊娠中遺傳之梅毒。致生兒起腦之疾患及低能。至於母體結核之能通過胎盤而傳染於胎兒至如何程度。今日尙在爭議之中。但結核對於低能之發生。並無意義。

其次有毒物。移行於胎兒之事實。若母爲大酒家之時。於胎兒之腦發育上有不良之影響者。毫無容疑。又據士雷濟恩格氏之記載。有一例因母之妊娠中病腹痛。久用嗎啡。致生兒於生後一年中之精神及身體之發育皆不良。當知此種發育制止與嗎啡之長時攝取有密切之關係也。

(二)妊娠中之傷害　妊婦之强度轉側。例如癲癇者之轉側。或劇烈之打撲而起之傷害是也。然如是之傷害。是否能轉移於胎兒。而如腦震盪之作用。或由此而對於神經中樞之發育起傷害。至生後呈有害作用與否。尙屬疑問。Schmidt 氏嘗有三例之婦人。皆於妊娠中受傷害而有關係於該兒之低能云

(三)劇烈之精神感動　妊娠中急劇强烈之興奮驚怖等。亦影響于胎兒腦之發育。事實上較多者。爲長時持續之苦悶。例如對於將來之悲痛。對於恥辱之深恐怖與羞恥是也。據 Schmidt 氏謂有一例因該婦旣往經六回之流產。故常存早產之恐怖心。但此類回流產之原因。卽因母體恐怖所起之影響致制止胎兒之發育者云。此事頗有趣味。總之妊娠中劇烈之精神感動。及不幸之感情衝動。頗與生兒之精神低能有關係者也。

(四)難產　雖屬不確實之原因。但亦有障礙於小兒之腦而有關係于輕度之不良成績及低能者也。

(五)生後傳染　生後直接由母體傳染於生兒之結果。與日後之低能有原因的關係者。爲梅毒結核等之傳染。而惹起腦膜及腦之疾患。又母乳營養之際。母體之濫用酒精致腦起中毒等事。亦可列入。

(六)營養法　其次有關係者。爲小兒之營養法。若母體因身體虛弱營養不良。或類似之事情而不能授乳於小兒之時。用牛乳及其他之代用品者。則小兒之總發育被抑制且被侵害。

第三　幼時之環境之影響

與乳兒期之不充分或有缺點之營養法。同有大影響於小兒之發育者。乃家庭之貧困及小兒養護之不完全。發育不良。貧血。肌肉薄弱。言語發達之遲緩等。皆爲保育及營養不良之結果。而此時多數情形起精神發育之障礙。但若僅家庭貧困居住衞生之不良。未必單來低能。此時往往有起道德的低能者。一室中多數羣居之時。小兒不惟易覺關於性慾之事項。且易模倣其他違背佳良風俗習慣之可憎行爲。生育於是等家庭中之兒童。缺乏重秩序愛整頓及向學之心。與同級者相較。其羞恥心缺乏而粗野。

且生育於是等家庭中之癡愚兒童。卽在補助學校中亦難施教育。有於就學初期之年齡。已陷於可驚之腐敗者。德國各市之補助學校中有見十歲至十二歲之兒童有犯罪行爲者。係生育環境影響之結果云。

第四　由於非遺傳性之一定疾患之結果者

屬於此部之主要者。乃腦或腦膜之疾患。大多來於幼時（一歲至四歲）。其治愈後往往遺留叡智障礙。卽精神低能。其中有傳染性者。有非傳染性者。今依次述之。

（一）流行性腦脊髓膜炎　治愈後持續的遺精神低能者不少。

（二）腦性小兒麻痺　本病通例乃於一歲至四歲之間。續發於麻疹猩紅熱等急性傳染病者。以嘔吐。意識障礙。痙攣爲始。其治癒後。來身體之半側麻痺。多非全域。而小兒尙能學步行。惟不完全。上肢之麻痺側比健全側者。發育較遲。其肌肉往往來搐搦。其他大多因喉肌麻痺而來言語障礙。且多遺智力障礙。本病在小兒並非稀有。

（三）急性小兒腦炎　本病以發熱嘔吐頭痛意識痙攣爲主徵。本病與猩紅熱。麻疹。白喉。傷寒等他種傳染病有關係。或爲一種獨立之傳染病。若病灶存於腦底之時。轉歸多死。若主在大腦皮質之一部時。普通得以治愈。後遺症爲麻痺及叡智障礙。

（四）癲癇　與低能有特殊關係之神經。實爲癲癇。本病乃神經症性障礙之遺傳。尤於父母爲酒客者來之。然本症又有與遺傳無關係而來於猩紅熱麻疹百日咳及傷寒等者。或有起於頭蓋創傷者。又有因腦膜溢血頭蓋骨傷後破損部之骨向內方凹入或因骨片或治愈後骨膜之肥厚及增生而持久的加限局之壓迫作用於腦之後部而來。此外於急劇强烈之精神感動後酒精中毒後見癲癇發作者。雖有頻回襲來伴以痙攣及人事不省而發作者但尙能完全保存智能者不可。然若長時繼續者終變爲精神的變質及低能焉。

頻回發作且劇烈者事實上不能爲補助學校兒童蓋其發作時使同級者起嫌惡之念故也。如是者當然須講他種處置卽送癲癇者於收容所可也。又若補助學校兒童中發生此病者則直令其退學惟無重症之痙攣發作。但往往有反復往來之精神作用之發作。例如無痙攣而急陷於意識障礙最多者或陷於强興奮狀態而營不定之運動。精神昏亂發錯覺又有對於四圍之人加暴行者。如是者卽所謂朦朧狀態。此時該兒童之意識雖未必完全消失但强度溷濁得恍惚回想此時所爲之舉動及由於强迫觀念而起之行爲焉。有此類發作之兒童不問輕重概具低能爲常而送入補助學校之癲癇者。大多爲該癲癇性朦朧狀態。在事實上之問題則此等兒童果能送入補助學校否。嘗答之曰若癲癇性與奮强度而對於同級者示襲擊的態度而有危害者。應移之於他處。故補助學校之敎員對於此點平素亦不得不通悉是等病的狀態焉。

(五)由於强度之頭蓋損傷而來之腦震盪　卽因墜落等衝動頭部或由打撲或由衝突而來之腦震盪是也。此時見顏面蒼白心搏弛緩嘔吐等。若能令心身完全安靜。則意識重復明瞭腦貧血狀態恢復。然對於負傷直後之一切記憶不明。此後經久有眩暈之感失神之感四肢之痲痺或往往有之。

腦震盪完全恢復與否。或遺留持續性障礙與否。最有關係於動力之强弱及負傷之程度。次則關於頭蓋之强弱及神經中樞器官抵抗性之大小。若兒童本來有神經病的素質時。卽遺持續性障礙。腦震盪時起神經性微細組織之破碎。同時微細血管破裂。腦質中當來小溢血。是等傷害致腦之小部分來持續性之變性。而呈種種症候。是以凡劇烈之腦震盪後。不惟貽高度之精神及身體之疲勞性。且道義觀念似亦消失。有顯呈性格之變化者。如是之兒童易於興奮。好發怒。或因些微之事而呈强烈之狂暴狀。有呈類似癲癇之症狀朦朧狀態等者。又易於疲勞。記憶衰退。貽健忘症者亦不少。若上述之傷害來於破瓜期之初時。有因而耽溺於對於生殖之非正規的行爲者。尤如重症腦震盪之後。不惟智能之衰弱乃至低能。且現癡呆者不少。

(六)頭骨之畸形　不如稱爲腦之畸形爲當。是亦大有關係於低能之原因者。卽所謂小頭顱而頭蓋及腦之發育障礙及制止是也。更詳言之。卽腦之容積及重量比身體之發育爲小。

小頭症往往遺傳。其發現最多者在一歲至四歲之間。此時期中原係腦之發育至最大之期。其時腦之重量應發育至三倍大。卽由三三〇克一變而爲一一〇〇克。小頭症時。腦之形狀往往不等。尤以穹窿較少。額葉灣屈。腦回之畫線等爲顯著。主要之點在乎大腦之較小。小腦反之。達尋常之大小。若觀察頭骨全體。祇腦部小而前頭低下而狹。面骨之發育却尋常。於是一見宛如頭小而頷骨極大之狀。關於腦發育障礙之原因。吾人之知覺尚未完全。遺傳之外。如中毒(父母之酒癖。及水銀中毒之移行等)。恐亦爲其原因焉。

（七）水頭（腦水腫）　水頭症時。亦如小頭症視其程度之輕重而或呈其癡愚或教育可能之輕度低能等之類似現象。惟水頭症之頭圍完全與小頭症相反。比普通者爲大。補助學校兒童頭圍之示『超過平均』者。其中必有顯著之水頭形。而前頭及側面圓而隆起膨脹是也。水頭乃頭脊髓液之瀦積異常量於腦膜間及腦室內者。平常健康者之該液量在六〇至一五〇立粍間。故亦謂爲由個人而有大差者。惟水頭症時過二〇〇立粍甚至有達一竔者。因如是多量之液體。頭故形膨大圓而且廣。顱門往往異常哆開。

可算爲水頭症之原因者。有種種。首推素質。其次如妊娠中胎兒之腦震盪，母體之梅毒。傷寒之胎兒感染，母之狂飲致胎兒中毒等是也。此外有發生於生後急性腦炎之後。或頭骨之佝僂病的疾患之後者。水頭症之及於智能發達之影響如何。腦室之水頭性擴張。伴以完全之癡呆者甚多。即先天性水頭是也。又水頭往往成盲。輕度之水頭，祗現低能或毫無智力缺損。前者係低能者之無慾型。尤以一切精神作用之進行緩慢且澀滯。從而諸般精神發育遲緩。然亦有伴以某種特殊之偏側不平等能力之發者。水頭症中有一種特型。稱曰塔頭。此未必一定係補助兒童。有能入普通小學校而隨普通兒童一同昇級者。然塔頭者起視神經萎縮因而失明者不少。

（八）臟躁症　臟躁症（Hystieria）於補助學校兒童中見之。且爲低能之有原因的關係之疾病。臟躁症原係發於發情期或其後者。（十五至二十五歲）然亦有小兒臟躁症。於三歲之際來之。女兒較男兒爲多。

臟躁症來於先天性神經病的遺傳。間有來於後天性者。其有痲痺。運動障礙。痙攣發作無語等症狀者。不可置之於學校。當委之於相當之病院治療。可以置於學校中者。祇限於有單獨症狀之輕症者。

（九）重聽　可算入低能兒之後天的原因之一者爲重聽。尤以因腺樣組織之發生於鼻咽頭腔而致鼻呼吸之障礙者爲然。補助學校中之重聽數。概比普通小學校中爲多。

凡校醫雖多年從事於補助學校兒童之檢查。然欲確定判斷其五官之缺點者頗難。知悉經一定期間之視察檢查（有時需數年）之後。始得決定之者不少。尤於初入補助學校之兒童大多在精神既發育之後。故檢查上其必要之答辯有難置信者。或有言語不發育而如啞者之狀。或有雖於短期間內亦不能注意于一定之物體者。雖質問亦不答。即或答亦不定。因之不能定何種五官器之狀態。是等兒童有時必須於補助學校中與以基礎教養。尤如教以發語法。然後漸能答辯者。凡顧慮如是之狀況以檢定兒童之視聽力。檢查上雖充分並無遺漏。然事實上補助學校中尚比國民學校兒童尚有二三倍之重聽焉。

補助學校重聽檢查法　通例對于學校教育之目的。于五至八米突之距離解呷語者。則爲中等度之重聽。四米突以下不能了解者爲高度。

檢查重聽之際應注意之點。爲被檢者之鄉土音鄉土語或檢查醫之用語等關係。

重聽之原因　後天性者原因甚多。最多者爲中耳之疾患。起于白喉猩紅熱流行性感冒等急性症之後。或來於鼻咽頭腔增殖之結果。在四歲未滿以前聽力有障礙者。言語發育亦大多因之受障礙。同時精神發育亦愈受障礙。

鼻腔咽腔之腺樣增殖甚多且助成精神低能之發生。此時除重聽外常因鼻呼吸之障礙而頭之內部不絕起陰鬱之壓感且來其他之續發症狀。扁桃腺之肥大時。閉塞鼻咽頭腔後鼻竅被塞歐氏管口亦被閉塞。上顎及其齒牙之發育起障礙由是來言語障礙。至少言語不明瞭兒童行口腔呼吸睡眠時作鼾聲。往往有於睡眠中爲惡夢驚起者。卽夜間恐怖症是也。

(二〇)視力障礙　視力比聽力障礙則與低能之關係較少事實上失明之兒童其一〇%爲低能失明之外。以結膜炎及角膜炎之有後遺之角膜溷濁者爲多早期發生時。因此致觀念圈狹縮。不利于智力發育者自明。又補助學校兒童中有多數之斜視。與低能雖無直接關係但若與低能有關之一定之腦髓作用存在時。斜視爲其部分的症候。

色盲。主張低能兒比普通兒更多之說者不少。然色盲色弱與低能者並無何等關係。祇低能者辨色力缺乏。乃其定型的一種現象耳。而其能辨別者爲黑白赤而青與藍色往往混同。褐色與鼠色識別尤困難。低能兒雖達八九歲者尙難辨別。而紫色與玫瑰色卽至年長亦仍難區別。如此之辨色力缺乏比普通兒童爲顯著。

(二一)佝僂病　佝僂病與低能之有無關係尙有爭論。惟早期發生之佝僂病與低能確有一定之關係。佝僂病乃發生於生後三月乃至二十年間者。在歐洲認爲與腺病共蔓延於小兒之全身病其治愈後遺有種種重症之畸形焉。

佝僂病時。起脊柱。胸廓。四肢(尤如下肢)之畸形。關節之肥厚或來頭骨之發育障礙。呈枕骨之扁平及軟弱。顋門之開大及縫合之不閉。牙齒發生緩慢及畸形之不正等。

本病之原因尚未明白如哺乳期中不良之人互營養法食物之石灰成分缺乏。光線及通氣不充分之潮濕住居等皆可算入。又本病時有流行性發來。故有稱爲病原不明之一種傳染病者。

與低能之關係。在歐洲就低能兒及白癡而觀其中有佝僂病性之體質者頗多。易言之卽有佝僂病徵候之兒童。多低能兒及白癡也。

在本病者促低能兒之發生者。皆在抑制之發育。兒童因骨骼之軟弱。故至三歲乃至四歲始能步行。是以其前既不能與同年齡者嬉游。且彼等生活於不快之心緒。而精神發育上又無重大之刺戟受自同輩。於是言語之發育遲緩。而心身之發達隨之落後。且爲低度。

又本症合併水頭症者不少。且有軟弱之枕骨成扁平。繼來重症之神經症狀。尤來聲帶痙攣等者。由於佝僂病之頭骨發育障礙。妨害腦之發達。

要之如以上所列記之種種原因。可認爲佝僂病與低能間之原因的關係。

(一二)甲狀腺之缺損或變性　因『格魯布』而剔出甲狀腺之時。起粘液水腫。若由甲狀腺全剔出而消滅該腺之機能。則全身之皮膚來固有之腫脹。尤令顏面呈異樣之醜貌。隨如此之皮膚呈浮腫。同時他方面現智能障礙。卽由無慾而至癡呆。判斷力之衰減。記憶減弱。進行性癡呆等。故手術之際。宜保留甲狀腺質之一部分。蓋甲狀腺之分泌液新陳代謝上當屬必要。而有破壞體內所產生之毒物之作用。

由犢或羊之甲狀腺液製成之 Thureoidin 或碘 Thyrein 錠之服用而症狀減退。

在歐洲某地方往往有『格魯布』與『克列汀』病 Cretiuism 同時襲來者(或有單獨見之者)呈一種之精神的變質其臨床上證候類似粘液水腫於先天的甲狀腺缺如者或至五六歲之際起甲狀腺之變性者見之。如是者稱曰小兒粘液水腫其症候與甲狀腺剔出後之粘液水腫症相等一皮膚呈異樣腫脹尤以顏面爲著舌異常厚手肥大而指爪缺損二智能障礙爲完全之癡呆乃至低能或爲一定之教育可能之輕症。而患者舉動常遲緩且無慾言語緩慢且澀滯三骨骼之發育制止因而小兒有矮小而如侏儒者間有反之呈巨人發育者云。對於小兒粘液水腫甲狀腺製劑有効有人曾由母體取甲狀腺一片縫之於脾臟而見完全治愈且促進發育云。

中國脚氣病流行史

陳邦賢

脚氣病在中國流行最早。現在研究他流行的歷史。要分為三部分討論一、中國脚氣病名義變遷的歷史。二、中國脚氣病原因的歷史。三、中國脚氣病療法的歷史。研究名義變遷的歷史。可以知道中國歷代脚氣病流行的經過。研究原因的歷史。可以知道中國歷代脚氣病學說的主張。研究療法的歷史。可以知道中國歷代脚氣病治療的經驗。

現在先討論中國脚氣病名義變遷的歷史。中國上古的時候。本沒有脚氣病的名稱。在西歷紀元前二六九七年的時候。內經叫做厥。內經有素問和靈樞。素問有厥論。靈樞百病始生篇、『厥氣生足悗。』足悗就是脚不爽快的意思。這就是指的脚氣。又有名字叫做痿躄。素問疏五過論、『皮焦筋屈。痿躄為攣』靈樞經脈篇『虛則痿躄。足不能起。』這是形容脚氣病狀態。痿躄就是指的脚氣。所以厥和痿躄都是中國脚氣病最古的名稱。

在紀元前三一四年以前的時候。左傳說『沃饒而近鹽。土鹽水淺。於是乎有沉溺重腿之疾。』沉溺重腿的病。就是指脚氣。

紀元後一四五年。漢朝永嘉的時候。天下喪亂。當時的交通。沒有現在的便利。公卿赤著脚跋涉奔走。浸染了江南的蒸氣。不服水土。飲食也狠區異。因之脆弱的體質。成脚弱或是腫滿。斃命的狠多。這是漢時候流行脚氣病的狀況。

三一八年以後。晉朝王羲之和羊欣的書。稱脚氣叫做脚中。大概在晉宋的時代。多半用這個名稱。

五二七年到五二八年的時候。梁武帝書。『數朝脚氣。轉動不得。』脚氣的名稱。自此開始。武帝大通三年。侯景圍臺城。臺城就是現在南京的地方。閉城的一日。男女有十多萬。穿著甲的有兩萬人。圍困久了。人多身腫氣急。死亡的十有八九。這是梁時候脚氣病流行的狀況。

六〇五年。隋煬帝大業元年。劉方征林邑。士卒脚腫。死亡的十有四五。這是隋時候脚氣病流行的狀況。巢元方說。『江東嶺南地土卑下。風濕之地。易於傷人。』可見得隋的時候。江西廣東一帶。都流行脚氣。

六四七年。唐朝孫思邈千金方說。『頑弱名緩風。疼痛爲濕痺。』緩風這名字。兩漢間狠通行。又說。『魏周之代無此疾。』魏周都在江北。所以唐人稱脚氣病是江南之疾。又叫做軟脚病。韓昌黎說。『是疾也江南之人。常常有之。』柳子厚貶永州的時候。也說。『昏眊重腿。意以爲常。』這可以知道唐朝的時候。江蘇一帶。已大流行脚氣。

九〇七年。後梁紀。『會陰雨積旬。黃澤道險。董泥深尺餘。士卒援籐葛而進。皆腹疾足腫。死者什二三。』腹疾足腫。就是脚氣。這是五代的時候。脚氣病流行的狀況。其後宋元。雖沒有具體的考據。但是也狠流行的。

一五一五年。明朝虞摶醫學正傳說。『東南卑濕之地。比比皆是。西北高燥之方。鮮或有之。』可以證明中國在明朝的時候。東南流行脚氣。樓英醫學綱目說。『脚氣頑痲腫痛爲痺厥。足痿軟不收爲痿厥。脚氣衝心爲厥逆。』攷究起來。痺厥就是濕性脚氣。痿厥就是乾性脚氣。厥逆是衝心性脚氣。可以見當時脚氣病分類的狀況。

一八五八年。清朝咸豐的時候。西洋的醫學。輸入中國。脚氣病譯作風毒。或譯作瘴。脚氣病的學說。到此也爲之一變。

一九〇八年。清朝曾超然脚氣芻言敘。『脚氣瀕海諸省皆有之。而廣東最盛。』又說。『戊申三月。廣東徵兵成協。壯夫聚處。疾病孔多。而脚氣竟居十中之四。』丁福保脚氣病原因及治法敘。『上海地土卑下。邇來學校工廠中之患脚氣者日益多。因此斃命者不少。』這可以證明清朝的時候。中國廣東上海和沿海諸省。都流行脚氣。

總括起來。中國脚氣病的流行。已數千年。歷代皆有。以漢唐的時候最盛。民國以來。也屢見不鮮。流行的地點。以嶺南和江南一帶最盛。其餘沿海的各省。也常發見。時期以春夏爲最多。

現在討論中國脚氣病原因的歷史。中國數千年來。關於研究脚氣病原因的學說狠多。概括起來。大概可以分爲六種

一、腎虛說。紀元前二六九七年。靈樞本神篇。『腎氣虛則厥。』衛氣篇。『下虛則厥。』厥是脚氣。說是脚氣是由於腎虛。大概在上古的時代。狠主張此說。

二、濕氣說。紀元前二六九七年。素問。『蹠跛。風寒濕之病也。』蹠跛就是指的脚氣。說是脚氣的原因。係

由風寒濕所致。又說『清濕下虛。則病起於下。』說是脚氣的原因。係由於濕氣。所以漢書說。『下濕多痺。』後世主張脚氣係從濕氣來的。都根於此說。

三、風毒說。紀元後六〇五年。隋朝巢元方說。『凡脚氣皆由感風毒所致。得此病多不卽覺。或先無他病而忽得之。或因衆病後得之。』唐朝的孫思邈王燾。也狠主張此說。所以隋唐的時候。風毒原因說最盛。

四、水毒說。紀元後一二四七年。南宋李東垣說。『脚氣實由水濕。此病係一種水毒。地氣所生。非風寒暑濕所干涉。』元明以來。狠主張此說。

五、飲食中毒說。紀元後一四五年以後。司馬遷說。『楚越之地。烹海爲鹽。飰稻羹魚。地勢饒食。不恃賈而足。以故呰窳。』呰是弱。窳是病。呰窳就是指的脚氣。楚越產鹽的地方。所食魚米。因此而患脚氣。又淮南子說。『谷氣多痺。』漢的時候多倡此說。狠和近代說脚氣是魚米中毒的學說相近。

六、瘴毒說。紀元後一九〇八年。清朝曾超然說。『兩廣雲貴爲極邊烟瘴之區。瘴雨蠻烟。感人易病。故脚氣多而且重。南洋諸島嶼。亦多見此證。謂非地土之瘴毒乎。』說是廣東廣西雲南貴州等地方。瘴氣太重。脚氣的原因。係從瘴毒來的。

以上六種學說。現在主張濕氣說的最盛。自從西洋和日本的醫學輸入中國。主張米中缺少維他命和釀母菌的學說。漸多。

現在再討論中國脚氣病療法的歷史。中國關於脚氣病療法。可以分爲五種。

一、針灸療法。這個方法最古。紀元前二六九七年。靈樞刺節眞邪篇。『厥在於足。宗氣不下。脈中之血。凝而留止。弗之火調。弗能取之。』又說。『治厥者必先熨。調和其經。掌與腋。肘與腳。項與脊。以調之。火氣已通。血脈乃行。然後視病脈淖澤者。破而散之。氣下乃止。』後世用針灸的方法治療腳氣都是從這裏來的。

二、瀉血療法。紀元後一三六八年以後。明許浚治療腳氣。引內經說『飲發於中。跗腫於上。』又說。『諸痛爲實。血實者宜決之。』以三稜鍼刺腫處。出紫黑血很多。卽刻腫消痛減。這方法和針灸療法不同。歷代很有用這方法治療腳氣衝心的。

三、轉地療法。紀元後一九六年以前。漢書馮野王弟立爲東海太守。下濕病痺。天子聞之。徙爲平原太守。這就是轉地療法。一六四四年以後。很倡行此說。

四、藥物療法。紀元前二六九七年、素問厥論。『盛則瀉之。虛則補之。不盛不虛。以經取之。』這是上古治療腳氣的方法。紀元後九二三年。聖惠方說。腳氣雖虛羸。不可多服補藥。非瀉不瘥。縱其羸。亦須微微通泄。時時取汗。』是南唐的時候。治療的方法。業已不同。一〇七八年。宋朝的時候。董汲等。發明更多。一六四四年以後。藥物的療法。漸有系統。實在有今勝於古的趨勢。

五、通俗療法。通俗療法可以報告的、約有數種。如嶺南的人民多吃檳榔、可以防免腳氣。廣東的土人吃禾蟲可以治愈腳氣。江南的人吃腳魚和大蒜。雖腳氣衝心的重症也可療治。可惜沒有經過科學試驗。不能有確切的報告。

以上各種的療法。以藥物療法最爲人民信仰。其次就是通俗的療法。近年如注射療法。電氣療法。都在試行期中。

中國歷代關於脚氣病的專著很少。都是散見在各書。只有唐朝李暄新撰脚氣論三卷。脚氣方一卷。嶺南脚氣論一卷。蘇鑒徐玉等脚氣論一卷。宋董汲脚氣治法總要二卷。徐叔向脚弱方八卷。徐文伯辨脚弱方一卷。車若水脚氣集二卷。清曾超然脚氣芻言一卷。吾師丁福保先生脚氣病之原因及治法二卷。鄙人今天所說的掛漏的地方很多。還希望諸君子一一的指正。

藥物叢談

錫康

(一)壞爛性口腔炎 Ulceratuie Stowatitis 及文生氏安魏那(或名文生氏咽頭加答兒)二症。以 Stovarsol 治之頗效。服法。第一日早晨空腹服兩粒。每粒分劑爲 0.25 gm.。如無腹瀉發生。第二日可服四粒。以後每天服四粒。直至喉膜消除爲止。大都患者共服十二粒或二十八粒後。病卽告痊。

(一)曹爽二氏對于沉重之產出性滲出性肺結核症及臨床症候顯著或肺臟已具空洞之肺癆。輒用 Sanocrysin 治之。惟此藥對于間質性結核或全身粟粒結核。用之並無效果。如遇病者患腸結核梅毒或蛋白尿者。此藥宜禁用。

(一)蘭杜氏謂以 Arsphenamine 治肺壞疽症 Gangrene Lung。頗有效驗。

(一) Ephedrine 治氣管枝喘息有佳效。

(一)司頓氏謂對于不能割除之癌腫。可用綠化鉛 Zinc Chloride 腐蝕之。

(一)流行性腦炎 Encephalitis。用中和性之 Acriflavine 0.5% 溶液。徐徐射入靜脈內。每回十西西 10 c.c.。注射時間。每十西西須費五分鐘。如注射太速。病者恐有呼吸短促發熱淚液加增等現象。注射二三次後。病狀減輕。八次後病漸消退。

(一)阿史康立氏謂 Quinidine 治瘧疾之效果。較 Quinine 爲優云。

(二)俾約氏以 Novasurol 治肥胖病。頗效。惟減少睡眠時間(每日七小時)多運動及節制飲食等。亦爲特要治法。

(一)杜霍氏以 Acriflavine 靜脈注射治白濁。成績佳良。強與氏常用 Acriflavine 百分之二液溶。行靜脈注射每次五西西。在最初治療之二三日間每日可注射一次。以後二日注射一次。同時宜以過錳酸鉀溶液灌洗尿道。注射 Acriflavine 後。病人常有喉頭發熱及苦味等感覺。注射處或生硬塊。惟均極輕。強與氏治白濁患者一百六十五人。內中一百五十三人均治愈。輕者注射六次後卽愈。亦有須注射二十次或二十五次者。Acriflwine 染皮膚作深黃色。惟可用 Acid Menrtyl Alcohol 化去。

(一)博歇氏曾見嬰兒數人。因以百分之十硫黃軟膏治瘡。在一星期至三星期內。竟中毒身死。此等特例。固爲罕見。

(一)蕁麻疹 Urticaria 有時因食一種特殊物品如魚蝦蟹等而起。其預防之法。可用 Adrenalin Chloride 千倍溶液。每日注射二滴于筋肉內。共注射四天。再內服 dessicated Suprarenal 一厘及 dessicated Thyvoid 四分之一厘。(按以上爲一次分量) 一日兩次。連服三星期。此藥宜空腹時服之。

(一)赤痢 Bacillary Dy-sentery 以蓖麻油 Oleum Rieini 治之甚效。病初起時。宜投以大量之蓖麻油一劑。以後每二日或三日投大量蓖麻油一次。中每間日應投以下列之蓖麻油混合劑。

Rp./Oleum Ricini　Z ii s.s.
Phenyl Salicylatis　gr. XXKV ii
Tr. Dpii Deodoratis　m XV

右方作十五次分服。每二小時服一次。

馬列氏謂以蓖麻油治痢疾。比較普通所用之格魯布鹽 Glaubers Salt 效驗爲佳。死亡率亦較低云。

(一)傷寒患者可服 Dimol 以消腸內積毒。每餐後服二粒至四粒。

(一)愛其曼氏曾診一婦。年四十五歲。常用百分之五十之 Znic Chloride 溶液洗滌膣部。每日三回。月經通行時。亦照法洗滌。不久卽患腹痛嘔吐。腹部腫漲。捫之疼痛。脈搏微細。尿內含有蛋白。治之經六星期始告痊。故凡婦人之患白濁或他種疾病。宜用 Zinc Chloride Silver Nitrate, Mercurg Oxycyainde 洗滌膣部者。在月經期內。務須停止應用。以免中毒。

(一)美國結核病醫報記載。以 Calcium Chloride 百分之五溶液。施行靜脈注射。對于腸結核。雖不能完全治愈。其腹痛水瀉等症候。確能因之減輕。其注射回數及注射分量(自一西西至十西西)均視病者之情狀而定。

(一)癲癇(又名羊癲風)Epilepsy 一症。歐史曼氏曾用 Luminal 一藥治之。每次分量爲 0.05 gm. 一日三次。如以上分量。不能制止癲癇症狀之發生。以後每天可逐漸增加至 0.5 gm. 直至癲癇不發爲止。依此現定之分量。連服四星期後。再每天逐漸減少至 0.05 gm. 直減至防止癲癇發作之最低分量爲止。依此最低分量。連服數月。並無危險。歐氏之經驗。每天用 Luminal 0.6 gm. 如少佳果者。宜與 Bromide 同用。終能有效云。

按以上數則。均載于英美醫藥雜誌。爲各名醫之經驗談。爰節譯之。藉資參考。

青年進步

衛生叢錄

醫學書局出版

速史　精印

進德叢書

各書一律七折

偉人修養錄

人當少年時代。心志未定。知識未充。雖有長者之訓誨。苦無良書之誘導。以養成其高尚偉大之志。往往蕩檢踰閑。。漸入於小人之域。江陰徐蘊宜君慨焉惜之。乃○譯此編。以餉吾青年。書凡三編。曰立志編。曰處世編。曰健康編。各編語語切要。足為成大事立大業者之模範。而學生又當奉為圭臬者也。

每部三角

西洋古格言

吾國先哲之格言夥矣。而泰西之格言無聞焉。江陰徐蘊宜君。譯西洋古格言。共分三十五章。。漢文列於上。西文列於下。荷萃各國之精理名言於一編。誠洋洋乎大觀也。欲研究泰西之道德及古今之風俗者。不可不讀此書。而學西文者。又可以此為自修參攷之資。

每部五角

少年進德錄

丁君福保編纂。共二十七章。各章皆薈萃前人之至理名言而成。其精警透闢處。如當頭棒喝。能喚醒癡迷。如暮鼓晨鐘。能發人猛省。凡吾國少年。急宜購置座隅。為朝夕省察之資也。

每部六角

少年之模範

勸善之書。汗牛充棟。類皆言不雅訓。為通人學者所不樂觀。丁君福保特選錄二十四史中之嘉言懿行。足為少年進德修業之模範。書凡十二章。而其中所載之嘉言懿行。悉為吾人立身行己所不可少之指南針。學者苟能一日三復。身體而力行之。鮮有不成為完全之人格者。

每部三角

女誡註釋

後漢班昭撰。無錫裘梅侶女士註釋。設辭淺顯明白。如白香山詩。老嫗都解。教女者宜取則焉。

每部二角

溫氏母訓

明溫璜述其母陸氏之訓也。著錄於四庫全書。於立身行己之要。相夫教子之大。簡賅切至。字字從閱歷中來。能耐人尋思。發人猛省。末附趙撝謙之吉德三十條。凶德四十條。今吾國女界之知識。漸入昌明。捨凶趨吉。先從兒童始。欲兒童之果能去凶入吉也。先從母始。

每部二角

讀書錄錄

明薛文清博綜文典。究極要領。嘗慕橫渠之為學。精思不舍。晝夜驗之於心。體之於身。有得則筆之於紙。日積月累。成讀書錄一書。其言近。其指遠。誠療饑之救粟。救病之藥石也。無錫丁福保君擇其中淺近而切於日用者。錄之成帙。名曰讀書錄錄。簡易明白。學者當家置一編。為克已省察之資。其裨益非淺鮮也。

每部四角

聽訓齋語

清張文端公英撰。此書多教子孫之言。諄諄以立品讀書養身擇友為務。並及讀書寫字作文保守田產諸法。足以為子孫立德之基。其言溫厚和平。中正切實。不為高遠難行之論。不離日用常行之內。洵可為激烈諸少年之藥石。

每部三角

新道德叢談

此書為丁福保君最近之作。羅列東西洋各國之新道德學說。參以著者意見。悉心編纂而成。凡十一章。私德公德。靡不分條詳載。為近今研究新道德中之最完善本。

每部四角

少年進德彙編

無錫丁福保編纂。共分四冊。凡公德私德及最新之衛生法。按編詳載。足為少年進德之金針。出版以來。行銷遍海內。可見此編之力最宏大矣。現照印本出售。每部實價四角。

兩性教育的幾條原理

靜盦

某醫學家說「世界上可寶貴的書籍。除了一部聖經。便算關於兩性教育的好書籍了。」我們驟聽了這句話。未免有些駭異起來。難道兩性教育有這樣的重要嗎。

原來「性」這個東西。罪孽重重。久爲「名教」所不齒。東海的聖人和西海的聖人都說。『這是人欲。這是天理的蟊賊。應該「屏諸四夷。不與同中國」的。』於是乎他們便設了種種方法去屏他。「男女七歲不同席。」「男女授受不親」呀。「內言不出於外。外言不入於內」呀。「賢賢易色」呀。無非是要將那「性」壓到那 Nth 層去的法子。但是同時「性」這東西既然是人類的本能。他是個「不倒翁」。無論如何。不受他們的抹煞。他們雖然有了種種方法去壓制他。可是仍覺得壓制不住了。禁慾主義者雖然有了他們的極端主張。終身不發生性交的行爲。而一派的人們便要說「君子之道。造端乎夫婦」和「男女居室。人之大倫。」的話了。在這「妥協」的話頭當中。字裏行間。我們可以看出一點意義。就是「兩性的」雖有可怕的地方。也有可愛的地方。兩性的生活。如果入了正軌。反是人類幸福的源泉。不過先靠著「不可」的方法。未必能引兩性的生活入於正軌罷。

照現代心理學所詔示。人類的德性不能建在「恐怖」上面。因爲恐怖的對象一去。道德就沒有了。所以要建立一種兩性的道德根器。仍須用種種積極的方法。從智識及情感各方面去培養出來。講到這裏。我們便不得不說兩性的教育。不得不研究兩性本能底性質。和其發展的程序。兩性教育底環境和其實施的方法及步驟。茲為便於討論起見。我們可以將兩性的原理分為幾段說明如下。

一兩性本能與人生

二兩性教育的必要

三兩性教育的實施

兩性本能與人生　語云。「食色性也。」在我國古代。已認兩性的衝動為一種先天的稟賦。據生物學家的說話。人類和其他的動物。都具有兩種的本能。一為利他的本能。一為利己的本能。因為兩性的本能。其「目的」在子嗣的蕃殖。而且依生物學上的發見。蕃殖的過程，總含有父母兩體的多少犧牲。我們至少可以說此種本能。是利他的。此種本能和人生的關係極大。恐怕人類有史以來。很少沒有和兩性本能絕無關係的事迹。Exner 說。「一個人的生活。或者總超不出他的兩性生活底水平面。一個人的兩性覺識底性質。大抵為決定「他的生活底內在空氣」的標準。這內在空氣影響一個人的為人。比較任何他種勢力都大。」H. Ellis 說。「一切進步的生活形式。都建設在兩性相吸引上面。」他又說。「不特生活底物質的結構如是。即精神上的結構。如我們社交的情感。道德。宗教。詩歌和美術。最少至若干程度。也都建設在兩性的衝動上面。……」由此看來。也可見兩性本能之重要了。

此種利他本能。由好的方面觀察。固然極為重要。由壞的方面觀察。也應得我們十二分的注意。因為兩性才能的濫用或錯用社會便發生「淫亂」的問題了。「淫亂」的結果在個人則爲身體之殘廢。在社會則爲娼妓之流毒。癱症之蔓延。家人之激增負擔之加大。在法律則爲非法的性交行爲。在家庭則爲貞戀愛生活之障礙。所以「淫亂」關係於國家社會種族既是這麼大。今人擬有一個題目叫做「論中學生手淫與中華民國前途」的。誰又敢說他的聯想太荒唐呢。

兩性教育的必要　兩性的本能既然有好壞兩方的可能。「載舟覆舟」。我們自當謹愼些將他來看待。可是歷來中西各國社會對於男女兩性問題都守著「諱莫如深」的態度。關於「性」的事件父母相戒不使洩漏。以爲這樣緘默下去子女們的貞潔便不至有玷。殊不知這正是所謂「盲人瞎馬」。危險極了。兩性教育的必要有以下的理由。

(一)兩性的本能在獸類本有一個天然的制裁。造化賦了一種特性給獸類。不到交尾期。雌雄均不發生兩性的衝動與行爲。然而人類便不相同。人類並沒有這種天然制裁他的性交的衝動。受引起的機會很多。男女接觸的時候。幾乎隨時隨地可以發生兩性的衝動。所以兩性器官的錯用和濫用的危險也比獸類大得多了。男女青年對於兩性的事件。如沒有健康的態度和智識。便沒有人事的制裁。時常受衝動的驅策便變成「淫亂」了。

(二)「男女相悅」既是永不受抹煞的根性。青年男女對於兩性事件。終必要尋一個「明白」。負有教育責任的人們。看不出這尋一個「明白」的要求。時他們「深閉固拒」的態度。反引起青年人的好奇心和不純潔的觀念。反驅迫青年人向著一班儇薄的朋友去請教。這豈不是明明使子女入於歧途嗎。

(三)青年男女往往以不明兩性的衛生。多所誤解。譬如男子的遺精和女子的月經兩件事。本屬春情發動期間一種自然生理的作用。青年男女未明其故。忽然發見此種身體上的變異。便大驚小怪起來。因無知而煩悶。因煩悶而瞎尋市儈式的醫師。飽受他們的嚇詐。或更有一種青年男女誤以「用則進步」的原則應用於性交方面。以爲常用兩性器官爲增進官能的必要條件。此豈不是可驚可駭的無知嗎。

(四)凡在任何對於兩性事件極端守著神祕性的社會。男女之間隔膜很大。此種隔膜。恰特別引起兩性的差別底注意。男女間造成一種很不健全的態度。所以男女間的神祕之揭破。男女間不自然的畛域之鏟除。自然要等著兩性的教育了。

(五)由以上所說消極方面的理由觀察。我們便認得兩性的教育在積極方面的貢獻。兩性的教育底宗旨。著眼在青年男女健全的兩性生活。將由教育的作用。供給他們對於兩性相違的智識和養成他們對於兩性健康的態度與習慣。換一句話說。就是使青年男女或未來之父母們。兩性的生活入於正軌。這樣的教育。就不說他有排除兩性上的危險底功能。即就人生積極的要求而論。也値得我們十二分的注意。青年男女即將來的父母家庭的建造者國家的公民。他們將來是否能夠做一個賢父母。建一個好家庭。成一個好公民。大約要看他們是否受了相當的兩性教育。

兩性教育底實施　談到兩性教育底實施。就有種種問題發生。例如男女童兩性的教育。應該從幾歲起、首。男女童身心是日日進展的。在進展中的各時期。兩性教育應有何種標準。男女童性格互異。兩性教育應有何種不同的應付。兩性教育的教材。從那裏來兩性教育的教材底應該如何給予。兩性教育的場所。在什麽地方。誰應擔任兩性的教育。節慾生活應該用什麽方法。這些問題都是談兩性教育者應該作答的。但此處限於篇幅。我們只能略舉關於這些問題的各種通則。

論實施的時期。我們可以說兩性教育的實施越早越好。兒童自呱呱墜地。便當起首注意他的（或她的）兩性教育。Stanley 說。「兩性教育當著重首先得著正當的表象。使一種嚴正的健全的見解。先佔著心靈的領域。」這就是應用心理學上「先入爲主」的原則。我們應該使兒童對於兩性事件老早得著健全的印像。

在兒童心身發展當中。精神的與肉體的狀態時時變換。爲父母或教師的當然要按照兒童當時精神上和肉體上的需要。做施教的標準。無「過」也無「不及」。大概教授的分量和性質。要視以下各事以爲因應。

（一）青年男女兩性上和智力上發展的狀況。

（二）他們的生活底種種過渡。如由家庭而入小學。由小學而入中學之類。

（三）年紀性別和伴侶的品格。

（四）他們的讀物和其他類似的考慮。

男女兒童性質互異。教導的方法。當然不可一致。通常兩性衝動。男子比女子爲强。在兩性的關係上。男子總處主動地位。女子常處被動地位。男子是進逼的。女子是退處。有了這些不同的地方。所以教者對於男子。當注重他的「克己」和他的尊重女子人格。對於女子。就應該揭破不正當性交底危險的前途。和注重「幽閑貞靜」的女德。

兩性教育可以取材的地方很多。最好就是由生物學得來的材料。此等材料。如動植物的生殖。狀態。和優生學的方法。有幾個優點。(一)可以比襯的說法。避免直接討論人類性交的不自然(二)植物的雌雄蕊作用。和鷄犬等的性交情狀。是兒童所習見。所以易得了解。(四)由生物蕃殖的歷史或優生學得來的兩性的概念。恰好給予兒童以一種適當的背景。使他們對於造化的大法。生了敬畏。使他們對於「合法」的兩性生活增加信仰。其次的材料。就要算由於生理學和衛生學的了。兩性的生理和兩性的衛生。爲兩性知識的主要部分。是兩性教育理智方面的根據。此種理性根據自然是合理的兩性生活不可或缺的條件。其餘如倫理宗教等科。皆可供給兩性教育的材料。要在善用之而已。

至於誰應負起教育的責任。何處是實施的場所。教育家對於這一層。都主張這樣責任應大半放在父母們的肩上。家庭就是最好實施的場所。因爲和青年男女關係最密切的。就莫過於他們的父母和家庭了。雖然兒童到了學齡。學校的教師就應該和父母們協力幫助兒童得著貞潔的生活。但是在我國兩性教育的提倡。爲時尚短。此種知識。不特一般父母所沒有。卽學校裏的教師也多沒有相當的準備醫師或專家的助力。尤爲不可少的。

青年人對於兩性生活的選擇。不外三條路。(一)手淫。(二)娼妓。(三)節慾。最後一條路。就是兩性教育所要開導的。然而要達到節慾的目的。不是有相當的環境。良好的習慣。和高尙的修養。就很困難了。所以節慾仍須有一種經意的計畫。現在臚列在下面一些節慾的方法：聊供讀者參考。

(一)消極方面。

(a)避免與異性的接觸　「男女授受不親」式的手段。雖太爲矯揉造作。不近人情。但兩性間身體上的接觸。常常引起兩性的衝動。這種衝動越大。節慾工夫越難做。可以避免的。就應避免。

(b)防止男女少年間發生癡戀的舉動。

(c)不掛下等的裸體畫和看誨淫小說。

(二)積極方面。

(a)作有規則之運動　青年人每日有規則的運動。不特可以發洩有餘的精力。且在心靈上不至於閒暇而無所寄宿。身體因運動倦了。臨寢的時候。也能夠熟睡。不至發生邪念。這是防止「逸生淫」的良法。

(b)遵守衛生原則　第一。衣服的剪裁。應合於兩性衛生的原則。以寬闊不至緊壓或刺激生殖器官爲度。又袴的形式以能夠遮了生殖器官的爲度。第二。凡屬刺激性的飲料。如酒茶和咖啡等。都以少飲爲佳。吸煙亦屬有害。

(c)善用其心　善用一個人的注意力。是節慾的緊要方法。心理學家說。「爾的注意所在。即爾所在。」孔子教人。謂言動視聽。皆當出之以禮。亦是正其觀感的意思。一個人的心靈。各能時時應用到善的方面。邪念自無從發生。若萬一中了邪魔。最緊要的。便是不要不斷的向邪念自身的去攻擊他。應該立刻轉變念頭。找些別的事體做做。將注意引到別的方面。邪魔自然離開。

(d)多些修養 William James說。「人類所以和獸類不同。就是因爲他的本能底種類比較獸類多得多了。」食色雖是人獸所共有的本能。但人類除食色之外。還有其他無數天然的興趣。節慾的人。應該利用這些本能修養成各種高尙的興趣。高尙的興趣既多。生活自不至偏枯。色的本能。自然沒有猖獗的機會了。

(e)尊重人格 尊重人格的態度。和眞正的戀愛有不可離的關係。因爲戀愛是屬個人的 Personal。戀愛如缺乏這性質。便是肉慾的了。肉慾的戀愛觀。便是由於不尊重人格。便是淫亂的源泉。

(f)利用各種動機 人類向上的動機很多。這些動機。都可以借來做節慾的助力。例如人類自存的動機。强就不敢輕易以淫慾殘賊他的身體。個人發展的動機。强就不至以淫慾而自暴自棄。武俠的動機。强就不願欺陵婦女。且要做他們的保護者。父道的動機。强就不願以淫亂毀壞莊嚴可愛的家庭了。

對於本報今後之希望

編者

竊維吾國醫界自歐學輸入以來。力求維新者固不乏人。而故步自封者。仍居多數。習常不移。殊堪自危。當此外族逼處。馳逐爭攘之候。物競天擇。難逃優勝劣敗之公例。我醫界亦何獨不然。於是識者憂焉。恆思有以提倡之。而其提倡之方。不外二途。曰設立醫校。以培養專門人才。曰文字宣傳。藉以提高國人常識。雖然。設立醫校。實匪易易。必須有充足之經費。與相當之人才。二者蓋不可一缺。環顧國內醫校。除一二為外人所設者。尚差強人意。此外實不多睹。而文字之宣傳。更屬難事。湯爾和先生曰。吾國醫學雜誌。雖有多種。但其性質殊不一致。若云發表專門學術。則並非研究室中之產生物。若云開通風氣。則一般人多不能領解。其結果乃乾燥而無味。況國人素不注意衛生。遑論醫學。故對於此種之出版物。大都不能鼓動其興味。視有若無。而主其事者。內則困於經費。艱於謀稿。外則遏於冷酷之社會。輿論之不同情。其出版壽命之夭折。蓋勢所然也。其幸而能存在者。亦復奄奄一息。泯焉勿彰。言之實堪痛心。而曠觀世界各國。其醫學之發達。方如騏驥之騰驤。一日而千里。而各學科光怪陸離之新理新法。又如春雲秋波之層出無極。使人探討之不暇。其發達也如彼。若吾國現時之醫學。於發明新理新法則無論矣。即於已陳之芻狗。亦徒事其皮傳。而絕不加以努力。其不振也如此。若長此以往。劣敗難逃。安可不急起而直追之。以求自免於天然淘汰之地位。此卽本報所以發刊之由來。冀與海內外同志共相扶挈而有以提倡振興之者也。

本報之發刊也。向以導引新思想。闡揚眞學理。而尤以普及通俗醫學與衞生常識。爲編輯之唯一宗旨。刊行以來。八載於茲。雖無功足述。而幸免隕越。此皆拜海內外同志諸君匡襄之所賜也。今屆九卷出版。倘荷同志諸君源源錫以南針。寵以鴻文。俾本報日臻於完美之域。則微特本報及讀者之幸。抑亦爲吾國醫界前途之光也。企予望之。企予望之。

本報完全取公開態度倘荷讀者諸君惠賜稿件無任歡迎

中德製藥公司監製良藥

半夏消痰丸

咳嗽肺癆神藥。功能發痰宣氣。專治呼吸氣管各種疾病。如肺癆肺炎以及傷風咳嗽等症。兼補諸虛百損。

功用　此丸藥性溫和。不寒不燥。係化痰妙劑。凡患咳嗽而痰不易吐出。以及乾咳久咳咳嗆作痛等症。用此丸療治。立見痰活氣平。疼痛全消。一切黏痰皆化爲水。痰化而咳亦自治。故爲咳症治本之上品。此丸專走肺經。能滅菌消毒。除滯化痰。乃搜滅肺癆蟲之唯一良藥。此藥之於治癆。實兼有治療與補養兩種功用。故爲專治肺癆第一要藥。按肺癆一病。其證候非常纏綿。故療治之藥須能療補兼施。又須能常服無害。因此症決非一劑兩劑藥所可治愈者也。在各種咳嗽藥中。唯半夏消痰丸最爲無毒。故能供久服。計日見功。毫無流弊。且此丸有健胃養身之功。服之胃納日佳。飲食增進。元氣自然恢復。

主治　溫痰寒痰　燥痰濕痰　晨夜咳嗽
寒咳癆咳　流行感冒　呼吸艱難
新久乾嗆　哮喘氣急　痰迷痰厥
肺炎肺癆　痰紅咯血　一切肺病

每瓶大洋一元　每打十二元

茯神安睡片

功用　茯神安睡片。乃安眠養神最佳之品。性質和平。功力持久。此藥如用以安眠。最好用熱糖湯或熱湯送下。功力尤大。能在幾分鐘以內致睡。並能安眠八九小時。此藥佳處。在睡時旣安舒酣暢。與天然睡着一般。醒後更清新舒適。無各種不快之副作用。故爲安眠中第一上品。此片且可兼作鎭定劑用。如神經衰弱。怔忡驚悸。鬱悶癲癇。煩躁妄覺等症。服之無不見效。並有補腦之功。且能治暈船舟車之中。服之可免顚暈。即平日常服。可保無癮。

主治　神經病　不眠症　多夢善驚
神思恍惚　婦女暈厥　癲癇癡狂
凡因精神刺激而失眠者。無論何種皆能治之。
用小量可治小兒因病失眠或啼哭不安之症。

每瓶大洋一元　半打大洋五元

中德製藥公司監製良藥

梅毒神効丸

改良內服碘劑。專治梅毒。以及一切痼疾。功力緩而久。毫無副作用。

神效丸係一種碘精與水銀之化合物。爲碘劑中銀劑中最和平功力最准確之藥品。溶解極易。所含之水銀與碘精能直達疾病深處。掃滅毒質而於脾胃毫無妨礙。絕無一切流弊。爲碘質之特別改良品。

凡鋏碘及其他碘劑能治之病。此碘均能治之。凡淸血解毒。理濕化熱。舒筋活諸功效。莫不兼而有之。且此丸不偏不激。不緩不驟。直達全身筋骨。不留纖細微毒。無論新起久病。一律掃盡餘孽。神效無比。允爲梅毒內服佳劑。

主治 楊梅毒瘡 筋骨酸痛 横痃魚口

腎莖腫脹 氣喘氣痕 肺炎瘰癧

下疳便毒 四肢痲木

每瓶大洋一元 每打大洋十元

立止頭痛片

此藥祛風逐濕。定痛退熱。質料純正。毫無流弊。其味微酸。頗適人口。入腸卽化。奏效尤速。

主治 此藥之功效甚廣。除立止各種頭痛。及偏正頭風諸症外。凡一切風寒濕熱之痛。皆可治之。如筋骨痧痛。受涼傷風。感冒寒熱。以及一切神經痛。用此藥有藥到病除。百治百愈之效。

每瓶六角 每打六元

中德製藥公司監製良藥

清濁補腎丸

腎爲命根。職司淸血。若腎部虛弱。則失去排除血液內尿強酸毒之功能。而引起各種病症。如背痛腰酸。筋骨疼痛。耳鳴眼花。夜不安眠。胃口失常。以及尿道各症。若不及早療治。每有致命之虞。

淸濁補腎丸。乃各種腎病及膀胱病之唯一對症藥。含有排除血液內各種毒素之功效。具有淸濁補腎之機能。無論已患病如何年久。服此淸濁補腎丸者。皆能使之愈。好能治他藥不能治之腎病。實有不可思議之效力。

此丸純由植物之菁華製成。毫無金石毒質。而此丸中之藍色藥料。尤爲全世界名醫所公認之消毒靈藥。能將人體內之一切微生物結合而殲滅之。對於腎部膀胱各症。尤有特殊之效力。服此丸後。小便轉藍。卽係此丸已達腎部之證驗。而已開始奏其療治之功矣。

凡由腎弱腎虧而來之各種疾病。以及五淋白濁。此丸統能療之。萬無一失。

主治

背疼頭痛	五淋白濁	腰穴酸痛	骨節疼痛
眼眶浮腫	脚踝腫脹	膀胱發炎	沙淋石淋
頭眩心悸	耳鳴眼花	小便渣滓	小便頻數
小便赤熱	小孩尿牀	風濕麻木	神經衰弱
內腎發炎	年老腎虧	水臌脚腫	婦科諸症

每瓶大洋一元　每打大洋十元

婦女通經丸

婦女以血爲榮。若血分一虧。卽發生各種病症。如閉經痛經。經期前退後。胃閉腸燥。面黃肌瘦。若不從速調治。每有成乾血癆者。欲治此種疾病。必先補足血分。血分一足。百病自治。此丸係補血通經妙品。久服無便秘諸病。因此丸有滋肝補胃潤腸之效。凡血虧氣衰。肝脾失和。月事不調等情形。服此卽能開胃開腸潤血。旺力強實。係婦科調經聖品。

每瓶一元　每打十元

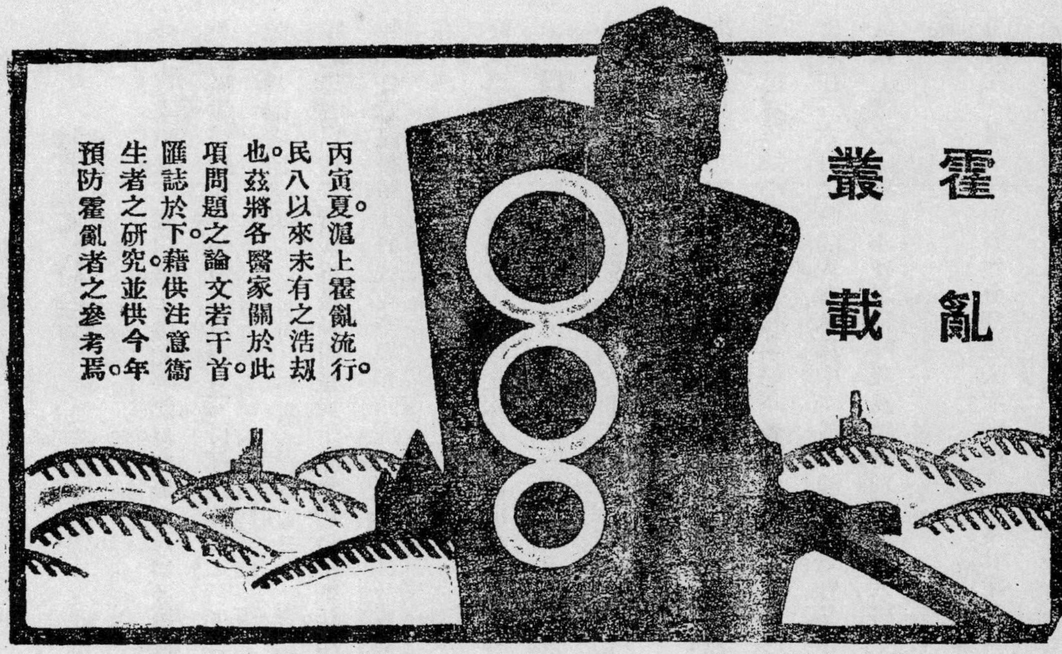

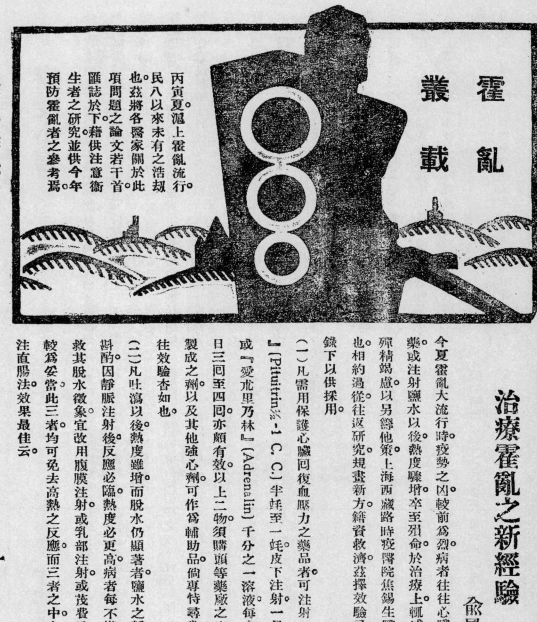

霍亂叢載

丙寅夏。滬上霍亂流行。民八以來未有之浩刼也。玆將各醫家關於此項問題之論文若干首。匯誌於下。藉供注意衛生者之研究。並供今年預防霍亂者之參考焉。

治療霍亂之新經驗

俞鳳賓

今夏霍亂大流行時。疫勢之凶。較前為烈。病者往往心臟疲乏。不可救藥。或注射鹽水以後。熱度驟增。卒至殞命。於治療上。輒感困難。不得不殫精竭慮。以另籌他策。上海西藏路時疫醫院焦錫生醫師。余之舊友也。相約過從。往返研究。規畫新方。籍資救濟。玆擇效驗已著之法二端。錄下以供採用。

(一)凡需用保護心臟回復血壓力之藥品者。可注射『腓玉一出林』(Pituitrin½-1 C. C.)半竓至一竓皮下注射。一日二次至四次。或『愛尤里乃林』(Adrenalin)千分之一溶液。每次注射五滴。一日三回至四回。亦頗有效。以上二物。須購頭等藥廠之出品。至若樟腦製成之劑。以及其他強心劑。可作為輔助品。倘專恃尋常強心劑。則往往效驗杳如也。

(二)凡吐瀉以後。熱度雖增。而脫水仍顯著者。鹽水之靜脈注射。尚宜斟酌。因靜脈注射後。反應必臨。熱度必更高。病者每不堪其苦。倘欲補救其脫水徵象。宜改用腹膜注射。或乳部注射。或茂費氏直腸注射法。較為妥當。此三者均可免去高熱之反應。而三者之中。尤以茂費氏緩注直腸法。效果最佳云。

療疫小言

丁錫康

今年夏季酷暑。虎疫猖獗。上海尤爲劇烈。人民疫死者不可勝數。予在隔離醫院服務治療之餘。偶有所得。輒拉雜書之。竹頭木屑。諒不爲識者所譏耳。

霍亂患者以貧苦階級爲最多。伊等對于飲食物最不衞生。汚穢物品任意亂投。至于打伏克辛以預防虎疫。更覺茫然。故虎疫菌在下流社會。最易肆其兇焰。

許多患者。考其致病之由。大都均食冰冷食物而起。例如冷拌麵涼粉提利糕等食之。均覺危險。馬路旁小販出售者最劣。冰其林亦然。吾人遽食冷物。身體內腸胃之抵抗力大爲減退。虎疫菌乃得乘隙而蔓延。

老人小兒之患霍亂者。較壯年患者尤爲沉重。吸雅片者亦然。

孕婦患者每致小產。胎兒常死。孕婦亦多不活。

患者在五六日之時間內。有患尿中毒。或小溲不通者。豫後常不良。尿中毒之症象爲小便不通。呼吸及脈搏加速。驚攣。人事不省等。

患者在一星期內。如發生血液過酸症。豫後亦不良。其症狀爲大渴。呼吸不順。譫語昏睡等。現時治霍亂。仍以鹽水注射爲最佳。注射鹽水之量。須視病人之情狀而定。其多寡如注射過量。亦有肺水腫心臟膨脹等危險。

鹽水注射以外。宜行阿刀平之皮下注射。每回百分之一厘。每日二次。並內服過錳酸鉀或過錳酸鈣溶液。

在虎疫流行期內。人民之患他種疾病或將死亡者。亦均以疫目之。是在醫士之善爲診斷而分別療治之。鹽水注射後時有惡寒現象。惟第二次或第三次注射。均可免去。

患者鹽水注射。大都一次已足。或有需三次或多次者。須視病者之情狀而定。

患者在脫水期內。可用熱水瓶或氈被包裹全身。使身體溫暖。惟注射鹽水時。不能用熱加諸身體。因注射後患者常有高熱之反應也。

充量之鹽水注入週身之循環系。爲最佳之興奮劑。惟有時亦用藥物附助。如 Tr. Digitalis 每六小時服二十滴。或用 Caffeine Sodium Benzoale 均佳。

病者之尿宜每日加以檢驗蛋白質 Albumen 及亞舍東 Acetone 二物。最為重要。尿中含亞舍東。即知患者有血液過酸症。夏季人民。每多胃腸炎。其原因並非虎烈剌細菌。患者脈搏無甚變化。脫水症狀極微。惟亦須亟為療治。以免真霍亂之侵襲。真霍亂患者之糞中。常含霍亂細菌。俗謂可實桿菌。可在顯微鏡下驗視之。霍亂患者雖已痊愈。其糞中有時仍含細菌。實為傳染虎疫之媒介。是不可不防也。普通人民患疫之初。常倩人針挑各處。腹部之受挑者。有時患腹膜炎而死。今年人民之打預防虎疫伐克辛者。頗為擁躍。亦吾國人對于公共衛生觀念增加之好現象也。

何謂虎列拉

江俊孫

鄙人新近由歐返國。即聞各地時疫流行。今所謂時疫者。乃一種由微菌傳染而起之劇烈腸病。歐名 Cholera Asiatica 譯名虎列拉。按此病在中國之歷史。遠不可考。大概來自熱帶之印度。鄙人為研究微菌熱帶病學之一人。茲將此病在微菌學上之地位。略述如左。

本病之定義　本病既為傳染性之胃腸病。故其發生。多以吐瀉開始。瀉下之物。奇臭而稀似米汁。腹痛（俗名絞腸痧）脈細體冷。（俗名冷痲痧）腿痛。（俗名吊脚痧）氣喘口渴。因吐瀉體內缺乏之水分。而四肢皮膚乾癟。（俗名癟瘰痧）精神始尚清了。繼則昏眩。終則脫力而死。此種症候。大半由微菌發生之毒質。侵入血內所致。甚為可怕。故本病之死亡率甚高。為百分之五六十。

本病之病原　一千八百八十三年。埃及國流行此病。依德國微菌學鼻祖 R. Koch 氏研究之結果。知本病為由虎列拉微菌傳染而起。病菌由口入胃腸。在腸內發生毒質。入於體內。而發病狀。其傳染之媒介。大半為水。尤以河水為甚。故用河水為飲料者。此病不時發生。例如上海今年之疫是。其外為蒼蠅。蓋蠅喜逐臭。若與吐瀉物接觸後。其毛足上即帶有無數微菌。扒過食物。則食物滿布微菌矣。病人之衣服用器。亦可媒介病原。Koch 氏發明此菌後。有德衛生大家反對其說。親自吃菌。數日後。發病幾死。自後此菌遂聞名於世。此菌狀似西字中之，符號。故名 Commabacillus。能自由行動於宇宙間。生長極易。若溫度適宜。且有相當養料時。在水中可活一年。在吐瀉物中可活一星期。

虎列拉之危險及其預防　虎列拉之原因。既在飲用有黴菌之水。而夏季飲用生水者。又不乏人。故虎列拉之發生。大多忽然而來。一來則死亡枕藉。預防之法。最好勿飲生水。勿用河水。蒼蠅最易布種病菌。故蒼蠅扒過之物。萬勿再食。近世細菌學中。有預防本病之 Vaccin 者(俗名預防針)可以增高身體防制本病之力。故遇本病流行時。至少須打二針。以防不測。對於病人用過之物。因其易於傳染。故須用藥水或滚水消毒後。方可用之。本病危險雖多。然醫治得時。不難挽救。故有病時。早送醫院。病人失水過多。最易脫力。故須及早打一鹽水針。

國人當注意之點　虎列拉之發生。依一八九三年漢堡。一八八二年埃及。以及今年上海閘北(工部局檢查)等河水之檢查。無不於水之不潔有關。故將來飲用之水。須改河水為井水。國家須定明法以督之。須設一專門機關。隨時以新法檢查有無黴菌。此當注意者一。國人最壞之習慣。為理想空談。妄信五行之說。以生命為兒戲。例如一遇此病。挑痧灸針。以致延誤不治。又以此病原於陰寒痧厥。方藥雜投。至死不悟。此當注意者二。遇病當醫。無病當防。萬勿墨守舊法。勿飲生水。勿食冷物。吐瀉之物。當盡力消毒。以免傳染。庶幾本病可以消滅。此當注意者三。

三油霍亂藥之成分及服法

俞鳳賓

市上通用之痧藥水。名目雖多。而其處方。不外乎昔年余所發表之五酒溶液。或加減其分量。或增損其成分。以定一新名稱。而喧揚一世。五酒溶液。在假性霍亂中。頗有效驗。但其成分中。因有鴉片一味。因不適於眞性霍亂。在眞性霍亂之初起時。吐瀉氣悶。四肢徵冷之際。其脫水僅屬少量。本可不必即用鹽水注射。余於近年。試用三油霍亂藥內服法。效驗頗著。早服此藥。每能免去危險徵象。今將其成分錄下。以便熱心濟世者。製合此劑。以備不時之需也。

以太酒精 (Spt. Ether) 三十滴

丁香油 (Ol.Caryopd) 五滴

杜松子油(Ol.Juniperi) 五滴

加耶布的油 (Ol.Cajupti) 五滴

芳香稀硫酸(Acid.Sulph.Arom.)十五滴

右一次服温開水半茶杯冲下。此乃成人分量。身體瘦小者減半。服第一次服後。倘逢嘔吐。不可因吐而中止。靜待十五分鐘。可服第二次。每隔三十分鐘服一次。服後胃部覺暖。腹痛漸減。嘔吐停止。神色漸安。輕症服至三四次。即可不服。較重之症。須八次以上。倘病者到癟螺吊脚地步。當即用鹽水注射法。不必試用此藥。恐徒費時間也。

預防霍亂與注射防疫針

曾立羣

預防霍亂。首重食品之衞生。提倡者衆矣。不復贅。雖然吾人處於社會之中。焉能求處處皆合乎衞生原理。偶爾飢渴。時或酬酢。則霍亂菌之侵入。安能永保其無。欲求個人積極的預防方法。舍注射霍亂伐克辛莫屬。俗謂防疫針是也。

霍亂伐克辛。係一種液體。含有已死之霍亂菌。其生命已終。而其毒尚存在者。以伐克辛注射入人體。即是以霍亂菌毒注射入人體也。故注射後常起反應。輕者注射處腫痛。重者頭痛寒熱交作。惟其生命既終。不慮其成大患也。殆毒入人體。人體應有一種驅除之之法。卽自動的感應。出一種抗毒質以抵抗之。此項抗毒質之產生。必供過於求。以是除一部分當時消耗外。所餘者尚能保留於短時期內。斯人也。於此期內。遂有抗疫能力。卽偶有霍亂微菌因食物竄入口腹。亦不復懼矣。雖然所注射者。爲霍亂伐克辛。卽霍亂菌毒。則所感應而生者。僅有抵抗霍亂之抗毒質。僅能預防霍亂也明矣。

伐克辛含菌毒注射過多。亦屬不妥。反是過少。則無所感應。欲求其中。乃立一標準。卽以菌數之多少定之。成人第一次注射五萬萬。第二三次各十萬萬。每隔七八天注射之。市上所購大瓶。供多數人注射者。大都每公撮(一西西)含十萬萬。又有個人用之裝置。每匣三小瓶。含量不同。標明次序而應用之。價稍昂。便利與潔淨勝之。

消毒之完全與否。及器具手術之優劣。亦宜注意者。嘗有某君與其同事等受注射。人多時促。注射者不及以次將針煑過。僅以火酒揩擦針頭之外面而施行之。後五日病莫能興。腫痛異乎尋常。已成膿瘍矣。手術雖小。幸假手妥愼之醫師。而毋忽也。

霍亂叢載　　　　六

虎列拉之治療

張紹修

此次上海流行之時疫爲印度虎列拉 Cholera Indica。故多數在吐物或糞便中可檢查得楷質形菌 Cammabacillus。若用百補聖培養本菌。加一二滴鏽酸。呈紅色之反應。本菌對於酸類甚過敏。遇流行時。每日服數滴之稀鹽酸。使胃中鹽酸略增強。稍得豫防之效果。原因。多飲食不潔之水。（如沿街之冰水。冰淇淋，酸梅水等。）及蒼蠅接觸之物。（切碎之瓜果。無蓋之肉食。及糖類等。）或患者及死者之衣服。被褥。器具等類。倘未消毒而使用之。（故有一家死於疫症者。最便之消毒法。患者死者之一切雜物。如可燒却者燒之。萬一辦不到者。用石灰水（即石灰一斤化水二十斤）浸一日後取出方可使用。）即暴飲暴食或過受涼等。亦足促起本病也。本病自感染至發病。多數時至一二日。發病時多瀉泄多量稀薄之便。腹鳴。食慾不振。口渴。倦怠疲勞。手足厥冷等之前驅下痢 Praemanitorische。此即移行虎列拉發作。Der Choleraanfall 來多不伴腹痛及裏急後重多量稀薄之便通。初黃色。漸化爲無色。成混灰色絮片之水樣液。（米泔汁樣便）次發嘔吐。（吐物多與上同）至後多吃逆。由吐瀉而體內之水分缺乏。皮膚呈皺紋。眼窩陷沒。眼瞼半開。鼻梁尖起。心動。心音。脈搏微弱。手足厥冷。口唇爪甲等呈青藍色。尿利減少。煩渴。其他疹痛性筋痙攣。瞳孔反應緩慢。聲音嘶嗄。甚或失音。呼吸不利。神識多明瞭。此時若幸而漸移行恢復期。然多不幸而至絕脈期。即水分多量之亡失。血行停止。脈絕。胸內苦悶而死。幸或嘔吐便通減少。心力恢復。聲音漸響。胸內苦悶亦去。尿利復通。即可漸次健康也。然多數來反應熱 Reactionsfever。有一日或數日持續。下痢多夜間。水瀉。無腹痛。腹部雷鳴。下痢多量而頻繁。另有乾性虎列拉 Cholera Sicea 及電擊性虎列拉 Cholera Siderans 更爲惡烈。嘔吐。發於下痢後。體溫在厥冷期皮膚溫度甚爲下降。體內溫度昇至三十九度及四十度。尿因腸管滲漏旺甚時。尿減少。或全閉止。虎列拉腎炎Choleranephritis。故多由虎列拉腎炎。而呈尿毒性症候。豫後。照余歷年經驗。多在四〇%以上。且有種種之差異。十歲未滿或老人虛弱者。向有疾病者。妊婦等。豫後。多不良。本病如已遂絕脈期。約五分之四死。小便不通亦須死之過半。突然下痢及嘔吐全止。亦不良。鞏膜脂生斑點。是近死之徵也。預防法(一)公共預防法。俟諸異日。(二)個人預防法。(甲)當守食餌之攝生飲食物悉當煮沸。(乙)注射預防液可得一時性免疫。療法。余遇患者先診斷其是否本病。如確係本病。在初時卽令靜臥。用毛巾浸溫水溫罨腹部。口渴用赤葡萄酒或白蘭地爲飲料。處方列下。(赤酒二五・○或白蘭地二○・○重曹三・○單舍八・○水一○○・○時服少許)余因本病易起過酸症。故不以酸類飲料爲宜。口渴過甚時。用冰塊含於口中。下痢初起。與以甘汞。如在本病之上半期。施下方甚爲有效。卽依打酒精 Spirits Ether 三百滴。丁香油 Ol. Caryopd 五十滴。檜油 Ol. Muirer 五十滴。加耶布的油 Ol. Cayupti 五十滴。芳香稀硫酸 Acid. Snlfuric aromatic 百五十滴。分十次服。每半時服一次。(惟第一次多吐去)在前半期服四五次卽可見效。在後半期須服至十二三次。嘔吐及筋肉痙攣。用莫比注射。脈搏不良。心臟衰弱。用樟腦食鹽水(卽如 Hexetone)地其佛淋 Digifoline 靜脈注射。二時行一次。或士的年 Strychni 皮下注射。若體內水分已缺。如而血液濃厚者。當用○・六%殺菌食鹽水三十八乃至四十度溫皮下注射。或○・九%食鹽水。(殺菌)四十度至四十二度溫。靜脈注射。每次一○○○・○至二○○○・○惟須反復注射。如呈過酸症候。當下方注射。食鹽六・○炭酸曹達三・○餾水一○○○・○(殺菌)注射靜脈。且同時可用葡萄糖液一○・○注射靜脈。(卽 Grape Sugar Solution)在不得已時。食鹽水中可加披脫林 Pituitrin ○・五至一CC四肢厥冷。脚部溫湯婆。下痢不止。用下法。單仁酸○・二○・三阿拉伯膠五○・○阿片酒五滴至五十滴水二○○○・○・混和爲四十度溫。一日數次灌腸。餘使對症療法而已。

對於各時疫醫院的希望

余雲岫

今年時疫。要算極盛的了。各處的慈善醫院。打針服藥。每日救治的人。少則幾十。多則幾百。實在是很可慶幸。併且是我們新醫界的光榮。但是我們想到「曲突徙薪無恩澤。焦頭爛額爲上客。」兩句話。覺得社會年年爲了這些霍亂。喪失了多少生命。化費了多少金錢。忙碌了多少醫生。博得一個焦頭爛額爲上客的名譽。仔細想起來。對於根本撲滅的政策。還沒有講究到一半的地位呢。這件事雖是半在於官廳的衛生行政。半在於民衆的自衛智識。但是奔走號呼。調查指導。還是我們新醫的責任。所以我要希望各位主持時疫醫院的慈善大醫生合作一個詳細的統計。醫如今年時疫是什麼地方先發生的。後來漸漸蔓延到什麼地方去。什麼地方是發生得最多。什麼地方是發生得最少。病的本體如何。起病的原因是那一種最多。一日之中。上下半日。夜間。是那一段時間發得最多最少。此外病人的年齡關係。男女性關係。職業關係等等。一項一項用數目字來統計起來。那末時疫流傳的狀況。就可顯豁呈露了。照這樣辦起來。過了五六年後。時疫的根本撲滅策。就可以有著手的地方了。這是衛生政策的大計劃。這是新醫對於社會的大貢獻。大事業。切勿看做「王道迂闊」「無赫赫之功」一年年把這樁大事業擱在腦後。這是我所最希望的事情呀。

論防疫之先決問題

程瀚章

今年上海霍亂疫流行之盛。爲近數十年來所未有。人民但於疫癘既來之後。始驚惶失措奔走相告。然盡不於未然之前早事綢繆。夫霍亂之流行原因。百分之九十當在飲料水。昔德國某地亦嘗見一度之大流行。後來地方上整頓水政。嚴行消毒。厥後未見猖獗。今上海之時疫最先發生且患病最多之處。莫不知在閘北一帶。而閘北自來水之汚穢混濁。水中含有病菌之多。亦爲全世界之冠。則時疫之與自來水不潔之關係。從可知矣。記者嘗於數月前去函勸閘北水電公司實行綠氣消毒法。豈知彼公司辦事者坐取鉅薪。一方又將公司紅股靡費濫送。致經費竭蹶。百事停頓。絕不一顧民命。絕不採取輿論。不出數旬。霍亂疫起矣。疫既起而猶不圖挽救。竟諉過於水源之不清。獨不知稍捐其靡力猶足設十百具之消毒器而有餘。不此之圖。朝曰敝公司將設備綠氣消毒矣。夕曰將改良水源矣。然吾人聞之已久。或則虛張聲勢。或則藉辭延宕。一探內容。實依然如故也。公司之腐敗若此。市民之責問。毫不足動彼輩之心。吾故曰防疫之先決問題。在此而不在彼。若水政一日不改良。一日不整頓。吾知霍亂赤痢傷寒等疫。一日不能熄滅也。吾又怪夫慈善家廣施鉅款於時疫醫院。縱有不少之效益。然盡不預集此鉅款。另行建設一完備之自來水公司。

以預防疫癘之爲尤愈乎。彼無知識無經驗者所備之腐敗自來水公司。究非專利之營業可比。吾民所希望者。祇爲飲料之佳良以及生命之康健。無論任何人士。其所辦者所出之水。比較上較現有之飲料爲安全而適合於衛生者。無不歡迎。慈善家乎，市民乎。其努力爲之。

時疫流行與醫學常識

宋國賓

甚矣吾國人士醫學常識之缺乏也。病將至也。莫爲之防。病既來也。莫爲之禦。目爲天災。委爲氣數。而於人事預防之道。初未知所問津焉。今試執塗人而問之曰。果何術可以防止疫癘乎。必曰此天災也，迎神賽會。乃可禳焉。預防之道。未之聞也。又試執務醫而問之曰。果何術可以防止疫癘乎，必曰此天時不正之故也。時正則疫自免焉。預防之道。未之聞也。嗟乎時疫流行。預防可免。至於今日稍有知識之婦孺亦既知之。憒憒者獨我缺乏醫學常識之民衆耳。豈不哀哉。今年自春徂夏。內地如揚州等處猩紅熱白喉等症。繼續流行。猖獗日甚。余尋繹其故。得三大原因。而其主因則胥由醫學常識之缺乏也，今請分別言之。

(一)公衆衛生常識之缺乏。

(甲)市政腐敗　滬地租界之內得外人之經營。市政較有條理。試觀內地。則腐敗不堪。街衢狹小。積水停瀦。垃圾亂投。糞汙四布。衛生行政。負責無人。警察巡邏。視若無睹。此其故由於行政長官無衛生常識。地方人士乏衛生思想。時疫發生。蔓延甚易。此一因也。

(乙)飲料不潔　年來內地競爲電氣事業。而自來水設備。則付諸缺如。所飲之水。或取於井。或汲於河。嘗見有婦溪邊淘米。而一量則於其上流遺矢焉。其不潔爲何如乎。一旦時疫發生。則藉水爲媒。流行自速。此又一因也。

(丙)醫院缺少　內地醫院，除外人所建設者一二而外。地方自設者。可謂絕無。(指揚州言)有之則亦具名醫院之診所耳，故時疫發生。無醫院爲之隔離。此又蔓延之一因也。

(丁)乞丐衆多　乞丐者病菌逋逃之藪，時疫發祥之地。乞丐充斥社會。其爲害何如。

(戊)迎神迷信　每年盛夏之際。鑒於時疫之將流行。內地每有

霍亂叢載

迎神賽會之舉。其意以爲邀神之佑則災患可防。故五月有都天之會。六月有觀音之會。七月有城隍之會。集數千萬之金錢。爲數千萬人烈日游行之代價。而其結果則賽會之後。時疫勃興。求福反以得禍。其愚誠不可及也。舉行賽會之人。大都市儈者流。初無常識。吾於此輩不欲多所責備。獨怪夫地方長官不之禁止。地方士紳又從而鼓勵之也。將謂提倡藝術乎。則幼稚情形。十年一日。未見進步也。將謂提倡宗教乎。則自有賽會以來。民德未見增高也。究其實際。徒爲社會製造時疫已耳。若移此款爲公共衛生之運動。則時疫可免。災患可除。其造福社會之深。不幾與迎神賽會爲害之烈成反比例耶。嗚呼民衆常識缺乏如此。可不爲之長太息哉。

(二)傳染病隔離常識之缺乏。

(甲)家庭隔離之難行　內地既乏隔離醫院之設。病者惟有居留家中。然貧苦之家。房屋狹小。隔離匪易。富有之家。房屋雖多。而亦不知隔離之意義。病者仍與家人雜處。故一人有病。一家感染職是故也。

(乙)探病者無相當之注意　病時親朋探訪。每直接與病者接觸。而又無絲毫預防之法。故一家有病。一鄉可染。此亦無隔離常識之咎也。他日當爲文述其預防之法焉。

(丙)學校不知隔離病童　號稱知識階級之學校。當局往往亦乏此常識。病童有已病而來校者。有已入潛伏期或未出傳染期而仍來校者。至於病童之兄弟姊妹之應當禁止入校者。則更未之前聞矣。余于『小學校傳染病隔離問題』篇中已述其要。茲不贅矣。

(三)擇醫常識之缺乏。

吾國人士對於新舊醫之信仰可分三派。

(甲)迷信舊醫　夫傳染病爲細菌釀成之疾病。在今日已成鐵案。而細菌有傳染之能力。又爲世所公認。至於藥苗接種。收預防之功。血清注射。能收治療奇效。學理深邃。尤爲舊醫所不諳。於傳染病之預防治療。吾敢斷其無絲毫眞確之意義。即舊醫中亦未嘗有不自認者。無奈社會人士。習於舊說。牢不可破。無科學之眼光。乏進化之觀念。可憐亦可哂也。

(乙)中西醫藥雜投　常見有父信舊醫。子信新醫者。孫病則新舊醫並延。而爲之解曰。「西醫善救急。中醫善調理。」病愈則舊醫之功也。最近余診一孩。患克魯布症(中醫謂爲喉風)病家新舊醫並延。某新醫爲注射白喉血清。而某舊醫則任調理之職。

數日後病愈。病家對於某舊醫則頌德歌功。某新醫不與焉。卽此一例。可見社會人士對於醫學常識。其程度爲何如耶。

(丙)信仰新醫 今日稍有科學眼光者。無不信仰新醫。特是新醫有優劣之分。有眞假之別。有看護生變相之醫生。有具眞實學力之醫生。是在病家自辨之。若根據一二淺識醫生之僨事而爲新醫之詬病。毋乃神經過敏乎。

綜以上諸端。可知吾國時疫流行之廣。蔓延之速。皆由社會人士缺乏醫學常識之所致矣。雖然此常識二字。豈易言哉。某報常識欄主筆且曾以某舊醫荒謬之學說時時披露報端矣。以介紹常識之人。而有此無常識之舉。甚矣常識之難也。

日本井上氏就本年橫濱商埠初發病人霍亂菌之實地研究談

蔡禹門譯

本年八月二日。日本內務部令。指定上海爲眞性霍亂流行地。自該地進口輪船。施行海港檢疫之翌二日。本商埠內卽有本病之發生。於是橫濱市內。有鼠疫之蹤跡。外有霍亂之侵襲。其爲憂慮非可言喻。差幸海港檢疫業已開始。比較的可以從速發見病人。施適宜之處置。俾防患於未然。不致再罹去年之慘狀耳。

余於八月七日。就橫濱水警署。得調查之概況。並從第二衞生試驗所。分得初發病人霍亂菌。述其性狀研究之結果。以供大方諸家參攷。

感染徑路

橫濱商埠中初發病人。爲英國輪船「瑪賽託尼亞」之水手頭目。其名爲「推恩台爾」五十六歲。本船七月二日灣上海。寄椗兩日後。經門司神戶。八月三日午前六點半進橫濱。病人係午後二點受初診。翌四日午前五點十一分。決定爲疑似霍亂。是日午後七點。決定爲眞性霍亂。計自入口至初診之八小時中。港灣內已爲患者糞便有所汚染矣。

此輪之船員。上級二十五名。爲歐美人。下級二百九十三人。爲印度人。此等均與病人同在是濱檢疫所施行隔離。其頭等船客五名。因已上岸。抵東京寓帝國旅館。立卽通知該處警廳。託其爲適宜之處置。

此外因本船之修理出入於船上之横濱工作所工人三十一人。亦施行隔離收容於萬治醫院。對於運搬夫二十九人。亦施行大便檢查。

更於此船停泊之地域投綠化石灰。(即漂白粉)並禁止港內與附近地河海水之應用。與漁撈。對於水上生活者特設免費之自來水龍頭。供其應用。與昨年之設施相同。

感染徑路殆來自上海。其潛伏期約有七天。

菌型問題

既接上海有眞性霍亂之報告。卽思確定其流行菌型。於防疫預防上有所補助。因特向上海索分菌株而未得。僅於横濱得上海系統所發生之菌而攷檢之。亦同學研究者所樂聞乎。

形態　爲定型弓形狀。有活潑之運動。余施行鞭毛染色。一端有鞭毛一條。菌型大小。則因培養時間經道之不同而有差異。又因鞭毛染色。可見菌體之周圍成網狀。是所謂僞似鞭毛之像。此時期之運動。不能與分子運動相區別。

毒力　以分離後重疊三代之菌株。取十分之一白金耳。注入體重二百克闌姆之海猽在二十四點鐘內卽死。

菌型　以去年流行之菌株與本人之異型菌株(井上之第二型)所免疫之家兎血清。對於野邊博士之所謂原型中間型異型(卽井之第一型第三型與第二型)與本年之推恩台爾株。施行凝集反應。所得之結果如左。

菌株	凝集價
稻葉某(第一型)	八百倍
彥島某(第三型)	八百倍
小川某(第二型)	三千二百倍
推恩台爾	三千二百倍

由此可推定推恩台爾株與小川相同。乃屬於第二型(異型)也。更以第二型免疫血清經種種之操作。施行吸收試驗。以確定之。因此實驗之結果。可知本年横浜初發之病人。其菌型確屬於第二型。與昨年所流行者無異。而横濱市第二衞生試驗所之助川博士亦云與昨年所流行者爲同一菌型也。

次井上氏更就本菌檢查其溶血性。見其於牛血液寒天培地中。培養二十四小時後。集落之周圍處處呈輕度綠色透明輪層。四十八小時。則此輪層再擴大而至遍及全集落。

結論

由是可斷定推恩台爾之霍亂菌。爲上海系統。屬於井上之所謂第二型。其菌有輕度之溶血性也。

按此篇以井上善次郎博士之作。載在日本醫事公論八月二十一日發刊之第三百五十七號。余見海內舊醫。於千眞萬確鐵案不可移之眞性霍亂之病原。尚陰陽寒熱。議論紛紜。類似瞽盲摸象之談。他人已就本菌辨別其種屬。勤勤懇懇。施行綿密之實驗。同處亞洲。知識相越若是。更何尤事事之見侮于人。閱覽之下。有所根觸。爰亟譯餉吾親愛之同胞。俾知科學研究之一斑。更望醫界速醒、勿覊長夜漫漫。終無旭日杲杲時也。

日本井上氏就本年流行霍亂之實驗

蔡禹門譯

井上氏對於日本橫濱商埠初發病人霍亂菌之實驗報告。已詳前譯。今又得次號雜誌續有報告。再譯述如下。

井上嗣又得英輪『瑪賽托尼亞』之續發病人之菌株與上海之日本防疫官入倉氏。北里研究所之渡邊氏所送之菌株二種。於是就此材料加以實驗。可以察知是否屬於同一系統矣。

以上三菌株均具霍亂菌定型的形態。一端有鞭毛一條、營活潑之運動。

馬賽托尼亞輪第二病人菌株之毒力。對于體重二百五十克蘭姆冲入五分之一白金耳即死。

以上三株皆於牛血寒天之平板培地上經過二十四小時。即呈部分的溶血。至四十八時溶血現象已亘全部。與前譯所述之「瑪賽托尼亞」輪第一號株（第一病人之菌株）相似。更以免疫血清之凝集反應現象與凝集者之吸收試驗關係驗之。確知以上三株與瑪賽托尼亞第一號株屬於同一型。

就以上所檢得四菌株。知其屬於同一菌型。則於今後之防疫上與預防上實大可考慮之問題也。

日本橫濱警察所對於霍亂之戒備

蔡禹門譯

自橫濱市神奈川街店夥舟次在七月十七日發病後。即加以注意。至二十四日午前九點決定本市已有眞性霍亂侵入之確據。

於是警察所衛生部更加警戒。先是對於業漁者水上生活者以及商鋪中人施行預防注射。計六萬六千餘人。至是更設臨時分駐所二處。以防再有新發生。置水上巡檢船五艘。施行入口船之檢疫。更於警察所開警察醫與防疫醫之會議。致力於病人之早期發見。更以牒文致警察署長而於醫師會長處亦通知焉。

▲致各警察署長預防霍亂之牒文　霍亂病自上月以來。頓流行蔓延於上海青島方面。纔於本月橫濱及神戶港內亦有患者發生。在大阪市內亦發見保菌者。而橫濱市之浦島町亦於本日(二十四日)接到發生霍亂之報告。發病地與治內。其交通及貨物之出入關係等有密接之關係者。而夏季又爲本病流行之時期。至於病毒於何侵襲治內。亦難豫測。惟望此時勵行檢病的調查及死體之檢查。且望保持與開業醫師之聯絡。以期患者之早期發見也。

▲致醫師會長書　逕啓者。暑氣漸消。秋涼將屆。遙維貴會公忙之暇。定卜進步。霍亂病自上月初流行蔓延於上海青島方面以來。纔於本月在橫濱及神戶港內見患者之發生。復于大阪市內亦發見保菌者。且本日(二十四日)於橫濱市浦島町亦接到患者發生之報告。發病地與治內交通關係及貨物之出入頗密。至何時被病毒之侵襲亦難測。此時祇希診察疑似之患者時。就近呈報至警察署。望將此意轉達貴會會員是幸。

關於章王霍亂治法之討論

(錄申報)

自章太炎王一仁二君。在報紙發表霍亂治法談後。本館接到對此問題之討論文字甚多。無論其理由如何。要爲近時醫學界進步之現象。特彙誌於下。以供衆覽。

▲丁惠康對於章王霍亂論之駁議　一昨報載霍亂之治法。章太炎氏謂宜以四逆湯爲主。而王一仁氏以爲誤投四逆。或經西法鹽水針後。多致口渴欲死。且謂民十霍亂。由於陰寒直入心臟。爲寒霍亂症。今年由於心臟亢熱過甚。爲熱霍亂症。宜用萸連等劑。余細考其實。兩者皆未得其真相。齊固失之。楚亦未爲得也。霍亂之原因。由於可買形菌 Commabacillus 之入於腸胃與陰寒無關。於心臟無關。與亢熱更無關。則何有寒霍亂與熱霍亂之分哉。特秋夏二季。則霍亂菌易於蕃殖。人體受暑受涼。則易爲霍亂菌之所侵襲耳。中醫於霍亂之原因。旣未明瞭。而欲以四逆萸

連治之。皆舊說也。霍亂致死之因由　血液亡失多量之水分。所以眼球凹陷。脈搏微弱。皮膚失其彈力性。手指現癟螺狀。欲於短時間而補足其水分。捨注射食鹽水外。更有何法。若用四逆萸連等湯灌之。大抵胃不能受。立即嘔吐。或幸而胃能受納。一入腸中。亦將湯藥盡數瀉出。又豈能吸入於血中哉。此種迂緩之治法。是猶以西江之水。而蘇涸轍之魚。其無及也必矣。病者或醫者。若誤信章先生之說。或王先生之說。而以之治療。一試不驗。及再試之。而病人已虛脫矣。幸勿自誤誤人也。一出一入。關係頗大。故不得不辯。

霍亂治法感言

丁惠康

昨日報載楊君言霍亂即是痧症。須改易名稱曰吊脚痧。或癟螺痧。可別乎尋常霍亂症。不知吊脚癟螺二者。特霍亂之二種現象耳。又焉能別乎霍亂而自成一病。果如所云。則將有嘔吐痧。下痢痧。腹痛痧。頭昏痧。厥冷痧等名詞發現。安乎不安。皆由不明病原。不知病理變化。但由望診推究之。因從而吊脚之癟螺之耳。又謂霍亂用玉衡書法治之。無不立愈。愚亦未敢以爲然。因未明病原。焉能區別霍亂之眞僞。其所治愈者。殆假性霍亂。則樟腦白闢地亦能治愈之也。又有謂擬設一醫院。聘請中西醫士。凡遇一症。由中醫治不愈者。歸西醫診治。即以霍亂而論。如舊醫不能治愈。始歸新醫診治。能乎不能。蓋病勢猛者。數時即斃。一病之來。防患於未然者爲上。勿失治療之時機者爲中。一再遷延而陷於重篤者。斯爲下耳。人命至重。焉能一一爲醫士之試驗品哉。設所患爲白喉。猩紅熱等症。舊醫不知隔離之法。而欲治之。則功效未見。其病毒已蔓延而不可收拾矣。在病人失去可治之時機。在他人大受傳染之危險。此種辦法。能實行乎。最近如務本女校。一室六七人。俱染白喉。其實例也。缺乏普通醫學常識。不知病原細菌。不明傳染之利害。其立論如此。亦無足怪。蓋吾國醫學之壞。壞於儒。所傳素問難經。殆皆僞著。五臟部位。皆顚倒錯亂。其故由漢時有今文古文兩家之說。今文即左肝而右肺者。漢末鄭康成氏爲古文家。獨取今說。自是以後。垂二千年。蹈襲勿敢變。鄭氏實尸其咎。吾國古醫以張仲景孫思邈爲最。而仲景傷寒論所稱之十二經。考諸近世解剖之學。始知其誤。近代儒者。偶讀古書。便爾率筆爲文。不知近代醫學已脫哲學之範圍。首重實驗。時加改進。故泰西醫典。每一年或二年。必發版重刊。舊說之正者留之。訛者棄之。新發明者刊入之。此泰西醫學之所以日進。而吾國醫學之所以不昌也夫。恐非好辯。特以醫家一言既出。而病家之安危係焉。心以爲危不敢不愼重以告國人耳。

再論霍亂之治法（錄申報）

丁惠康

昨載邱君發表治時疫商榷文。並錄絲痧靈應丹藥方一則，而於霍亂之原因。並無一字道及。則其所謂治療時疫之法。誠有商榷之必要矣。故不憚辭費。更贅述之。邱君謂西醫一病有一菌。一菌有一藥。果爾。則誠醫藥界之進步。人類之幸事。惟其不然。故霍亂仍須注射食鹽水與強心劑。（此僅屬對症的療法。非滅菌根本治法。根本治法至今尙未發明。）又謂中醫一病有一理。一理有一方治之。吾亦未敢以爲然。如邱君言寒熱霍亂有大殊之處。以舌診推究之。寒則面青白舌清淡。熱則面暗晦唇深紫等等。不知所言者僅屬病的徵候 Sympto-m 而已。非眞確之病原 Aetiologie 也。夫病原未明。何遑論病理。則所謂療治之方。吾未見其可也。往古之時。科學未明。故診斷各病。多如邱君所謂之舌診以推究之。如上外表熱爲陽。下內裏寒爲陰。曰炎上。水曰潤下。木曰條達。金曰宣降。土曰和中。此陰陽五行之空談。亦均係徵候之象而已。如肺癆瘧疾霍亂。以及各種傳染症。大都有時熱而炎上。寒而宣降。其症候大抵相同。而病原則不一也。近世診斷學進步，吾人亦當從症候之象。而深究其實在之病原。病原既明。然後可知病理之變化。故邱君所謂舌診云云。即謂爲病理者。實不足以爲訓。蓋知其然而實不知其所以然也。

霍亂之原因。由於可貫（，）形菌之入於腸中。故起下利及各種霍亂現象。在排泄物與分泌物中。用顯微鏡可檢視其原因病菌。故霍亂爲傳染病之一。惟其根本療法今世尙未發明。故至要之務，在於發明一種滅菌之藥品。則其功殊匪淺鮮。故邱君之藥方。有効與否。雖不敢必。然未經眞性霍亂患者之試驗。（邱君不知霍亂原因。其以此方法治者。是否爲眞性霍亂。不得而知。因普通患者十之七八。爲假性類霍亂症。）吾人實不能予以提倡。若謂回陽之功甚捷。則注射樟腦劑。僅數分鐘已効。其果能尤速於此耶。

敬告醫者與患疫者（錄中報）

丁惠康

虎軍猖獗中。忽傳名醫丁廿仁先生亦以染疫而云亡矣。吾不禁念及邑中名醫張紹曾與倪銘三先生之死。蓋三先生者均業中醫。而均著名於時。而竟悉罹時疫以歿者也。余念三先生之死。不覺重有感焉。

夫三先生致死之病因。均急性傳染病也。（如霍亂痢疾白喉猩紅熱等）夫疫雖厲。治之得其法。非必死之病也。其中蓋有幸有不幸耳。第三先生既業中醫。一旦染疫。初不知病菌為害之烈。不免因循遷延。以為或可自療。於是輕者以之重。可治者竟成不治之症矣。可哀也夫。

故余以為急性傳染病之來也。無論西醫與中醫。當力弭門戶之見。以世界醫學大同之治法為規則。如西醫遇猩紅熱患者。除為之注射血清外。不可多貪其醫金。當令其立入隔離病院。中醫如遇霍亂患者。當令其入醫院就西醫診之。萬不可苟且因循以陷人於不可救藥之地也。

嗟夫世人攘攘。孳孳為利耳。醫者亦猶人也。則又焉能去利而勿顧。於是醫者明知其自己之弱點。莫識其病因。而不能治其病原。僅為利。故不惜以他人之生命。為之嘗試。以冀於萬一之幸。是類醫者。其無形中之殺人。甯可限量。人命芻狗。莫此為甚。醫者苟具些些天良。吾知其必愯然悟。瞿然起。而不忍為之也。（按丁先生之病。確係痢疾。舊醫謂為濕温。要為急性傳染病之一也。）

再告醫者與患疫者（錄中報）

丁惠康

今歲時疫蔓延。死亡枕藉。國人之缺乏常識。無可或諱。有心之士。遂為文以警告之。苦口婆心。良可欽佩。惟間有一知半解之士。謂陰寒直入心臟。則生寒霍亂。今年則由心臟亢熱過甚。多熱霍亂。經西法鹽水針以後。多口渴欲死。神糊內閉而絕。嗚呼。此種理想之空談。其貽誤世人。將不知伊於胡底也。蓋心臟位於胸腔。而腸胃則藏於腹腔。胸腹之間。有橫隔膜為之隔離。則心臟之受寒受熱。何能使腸胃發眞性霍亂哉。此說者之不明解剖也。人體受寒受暑。則易被病菌之所侵襲。故寒暑僅爲病之助因。而非病的原因。若霍亂之病原菌。夫人而知爲可買形菌矣。Commabacillus此說者之未知病原也。夫解剖未明。病原未悉。而欲其能治病。是不啻南轅而北轍矣。

故不幸罹及時疫。宜立卽送入醫院。萬勿輕信陰陽五行之空談。方藥雜投。因循遷延。以致時機一失。虛脫而死。

醫者治病。亦宜隨世界醫學之潮流。而與之俱新。萬勿可墨守數先生之說。奉之若金科玉律。牢不可破。當先講究解剖與病原二者。蓋不明解剖與病原。雖謂其非醫生。亦不爲過。

治疫後之感想

二重

上海虎疫流行。連年不絕。而爲禍最烈者。近十年間。已經二次。一爲民八。一卽今夏。民八之役。余適有事南方。未親睹疫勢之實況。然按各家報告。覺病者之衆。救治之難。不逮今夏。今夏承上海醫院特約。臨時加入服務。得與該院時疫部病人接觸者約四十日。此四十日中。竭智盡謀。殆無日不與病人體上霍亂菌相奮鬬。結果爲余占勝利者有之。終歸失敗者有之。爰於事後作種種感想。第以固有職務所繫。不遑爲有統系之記載。拉雜不文。幸閱者有以諒之。

(一)今夏虎疫之流行　在上海醫院紀錄上。最可注意者。時疫部病人。軍警獨少。聞往年成例。軍警每占總數十之三四。今年則百之三四猶不足。而此少數軍警。又多來自浦東及西南鄉區。其發病在本埠者。余所親遇者僅二人。一係方由徐州募往福建之新兵。一則某區最近補充之警士。詢之均未經防疫注射者。由此觀之。今年軍警染疫之少。全由預先已勵行防疫注射之故。目今軍警長官。明白事理。能不漠視防疫事業。盡力提倡於上。其功自不可滅。而吾醫界獲此成績。益使防疫注射之眞價值。多一番證實。令世之懷疑而畏打所謂防疫針者聞之。亦可以憬然悟矣。

(二)此次疫區之廣　爲邇來所僅見。不第中下階級人民。多供其犧牲。卽平日養尊處優之上流社會。以及號稱先覺之智識階級。染者亦不少。足覘普通人平素不講衛生。其原因不盡係於經濟智識問題。不過此次疫起首先響應者。仍推貧民階級。且據上海醫院二閱月間統計。病人全數。勞動家占百分七十五強。而尤以生活簡單智識淺薄之客民爲多。今後欲根本防疫。非自提高貧民生活與智識入手不可也。

(三)更以染疫者年齡覘之　據上海醫院所統計。自四歲之幼兒起至七十九歲之老人止。殆幼年青年壯年老年都有之。不過染疫最多之年齡爲二十歲至四十歲。又男女之數爲三與一之比。原來霍亂由飲食而傳染。大概男子較女子飲食之機會多。且年壯者口腹之慾亦較強。以余自驗。平日素不知渴。迨夏則需飲極頻。尤嗜冷物。雖過食亦不害。歷年不自知其最之何自來。恐一種自然之結果。蓋人皆然者。幸余洞知利害。能愼食耳。不然處此公共衛生不發達之環境中。染疫亦易事也。

(四)至於疫勢與氣候之關係　以病者人數增減言。似與氣溫成正比例。即陽歷七月下旬至八月初旬約三星期間。氣候最熱。來診者最爲擁擠。病房時患人滿。迨八月中秋以後。風雨數見。氣溫較降。來者亦顯見減少。足證氣候炎熱。能增加傳疫之機會。但病勢之重輕。與氣候無甚關係。反在後期。有不病則已。病必重症之感。直至八月將盡。始覺病勢轉平。來者皆不若前人之危險。是與別種傳染病之趨勢無異。初起毒弱。患者較輕。轉輾傳染。毒力益強。染病亦益險。至後盛極而衰。毒自消殺。殆已成爲傳染病必循之公式矣。

(五)凡百疾病　就醫愈早者。治療必愈易。是疫則不然。當其流行之始。雖有在病初。速使之絕食安靜。給以消毒強心藥劑。並一再洗腸。不難制其進行。一二日間已克達預期之目的者。但入後疫勢日熾。一日不第來者重症居多。即初極輕病。不轉瞬間可變爲重大。有不許從容挽救之勢。故在後來者。苟斷定爲霍亂。不問其脫水程度如何。必先以鹽水注射。免延誤時間。於此獲一經驗。凡治霍亂病人。早期施行鹽水注射。決於病體無害。有時反有事半功倍之利焉。

(六)凡經鹽水注射而獲效者　吐瀉漸次停止。然其後發生他種險象。如乾嘔胸悶。呼吸困難。脈搏增速。煩燥失眠等者亦不少。初以爲尿中毒現象。連用利尿藥注射。毫無應響。檢其腎臟機能。當時雖尿量不多。亦不見有炎症特徵。後由血中驗得血球過多。始疑以上種種由血少水分而來。一再繼行鹽水注射。莫不就愈。故當時咸認鹽水爲治疫惟一之良藥。不但吐瀉甚者不可少。即吐瀉已止者亦相需至切。曾憶一緝私營水手。病已轉入霍亂窒扶斯期。發熱不退。遷延至二旬以上。內服藥絕不稍效。惟注射鹽水後。暫時小便增加。神識清朗。自覺暢快。連注射至廿餘次之多。

漸次治愈。余亦認爲鹽水之效也。

（七）據成書所載　鹽水注射每次平均二三磅可耳。而此次余所經歷者。初用二三磅絲毫無效。平均每次非五六磅不可。且僅一次注射而愈者絕少。普通必繼續二三次。甚至十餘次。憶有一病人。來時並不吐瀉。而脫水現狀極著。詢之發病二三小時。所謂乾霍亂者是。自用鹽水以後。隨注射隨吐瀉。歷三十六小時。始轉危爲安。前後共費鹽水近四十磅。足駭聽聞。然當時亦不覺其過也。

（八）鹽水之用既繁且費　因是而致意外流弊者。則未之一遇。惟其副作用「寒熱」則什九難免。初意鹽分或太濃。速率或太高。更疑及溫度庸有失當。幾經改良。依然如故。殆所謂水之禍歟。且有注射未終。已發寒熱。甚至寒戰過劇。竟不得不暫停注射者。尤以氣溫較低之日爲多。斯誠當時一大憾事。而觀察上每見女子與神經質者。較壯健病人易發寒戰。恐與各人體質不無關係。

（九）鹽水注射　入於靜脈者視入於皮下者。成績孰優。本欲一試比較。奈來診者日多一日。應接不遑。而病者又多重症。勢非速行靜脈注射不可。故到底不得不一律施行靜脈注射。縱其人肥胖。靜脈深伏。或脫水已多。靜脈縮小。不能顯露者。亦必切開皮膚追索血管。以達目的。利其奏效速而時間省也。僅幼兒血管過細者。始用皮下注射法。其危險甚時。則用腹腔注射法。但余所遇之例不多。孰優孰劣。更無由判焉。及今思之。此次治疫時。消費鹽水之鉅。得未曾有。恐專行靜脈注射。亦爲其一大原因。不過可自信者。鹽水直接入血。病人體中水分之補充與排泄。倍加迅速。不啻助病者將全身冲洗一過。冲洗愈多。體內存留之毒素愈少。有利於病之治愈。當亦不淺。況靜脈注射時。病人所受注射之苦痛。較之皮下者相去不可道里計。然則皮下注射法雖廢無傷。

（十）在疫勢猖獗之日　染者命若懸磬。誠有稍縱卽逝之感。曾憶一病人。黎明病作。晨來住院。已爲之注射鹽水。而獲轉機矣。及午視之。勢又增惡。適値餐時。人手不足。而外來病人。又絡繹不絕。無法對付。致延時刻。然相距不過炊許。迫爲第二次鹽水注射。注射方始。而心動呼吸已告停止矣。是固醫者之誤。自此以後。益自警惕。雖片刻亦不敢稍懈。第於斯人。不無內疚。特筆述之。用誌我過。

（十一）至此大疫之死亡率　據上海醫院時疫部所收住院病人統計。不過三%。余以曾注射鹽水者獨立計之。則不下七%。而不住院者猶不及焉。其死因可分四類。一因救治太遲。心臟衰弱過度。於鹽水注射中。心跳已停止者。二因中毒太深。雖一再設法挽救。無論如何。終不克維持其生命者。三因續發尿毒症。小便不通。痙攣昏朦。不省人事而死者。四因病後發熱。成所謂霍亂窒扶斯症。全身衰極而致不起者。綜此以觀。第一類悞於治療失時。固無論矣。二三四類。或不當死、而竟不獲預防於事前。補救於事後。足覘醫術幼穉。治疫無特效藥。其有俟夫來日研究與發明者。決非細小問題、可比况國內公共衛生事業。尙待提倡。數年內難期完備。霍亂絕跡之日正遙。吾人今後之責任不綦重耶。

(十二)霍亂本屬一種最急性之傳染病　證以此次所見、病人結局之速。往往出人意料。不但危險者不數小時已畢其命。即幸而不死。亦僅一二日可獲安全。其治療所歷日期。除繼發尿毒症與霍亂窒扶斯者不計外。平均不過一星期。但病後恢復之遲速。並不與病之重輕有一定關係。病重者未必皆遲。病輕者未必皆速。殆隨各人年齡體質而轉移。與別種傳染病又屬一致。

(十三)又病人能否絕對服從醫言　與其病經過亦大有關係。苟見理切。操持堅。能謹守絕食之戒者。愈必速。否則。鮮有不因飲食過早而病勢轉重。甚至一誤再誤者。此於有家族隨侍在側之病人。尤數見不鮮。或因家族識淺。不能理會醫者本意。反視病人索食爲佳兆者。或隨侍者爲女流。心存姑息。往往不顧利害。陰以食物慰病人心理者。要皆非監察所能周。迨變故橫生。始聞其實。當時看護上最感困難者。莫此爲甚。而欲藉此以拒絕隨侍之人。則又人情所不許。誠無奈之何。

(十四)此病預後。殊屬難定。吐瀉不已。雖與脫水症狀之重輕至有關係。然吐瀉之劇者。結果未必不良。而吐瀉之輕者。亦往往有續起尿毒症而死。今就余此次所見者言。凡第一次注射鹽水後。多數反見吐瀉增劇。必經第二第三次注射。始漸減輕。是吐瀉爲洩毒之自然作用。苟醫者不失時機。加意補給其水分。吐瀉雖劇。於病體決無大害。故吐瀉之頻稀。不得視爲預後之標準。又前人有以尿量多寡卜其結果者。即尿量愈少。預後愈不良。然此次所收病人。尿閉者居大多數。而結果不治者。僅百分之幾。是初期尿閉。不過失水過度之一種徵象。豈盡因腎臟機能受何障碍而致者。故僅視尿量多寡。亦難定愈後之良否。

(十五)此次治疫。自覺有一種現象。大堪注意。即以血炭末給病人。無論其嘔吐能否即止。苟一二服後立見黑色瀉物者。其就愈必較速。若數服猶未見黑物瀉出。或偶一見之忽又中絕者。則治療終必煩難。想意血炭末服後。大足以覘病人胃腸受納藥物之程度。惟此次尚屬初見。苟將來能歷驗不爽。或可為愈後上一助。又前人記載孕婦患此病則愈後尤不良。但此次所遇孕婦。無不就愈。不過流產則什九難免。據同事沙君言流產亦不足深慮。彼四五年來經驗。恆覺病中流產。反較不獲產者愈後佳良云。是亦有深究之價值。倘他年霍亂再流行。當有以證之。

(十六)嗜鴉片者一旦患瀉。其治較難。是固普通人所熟知者。第於霍亂則不然。不過其人現狀衰憊特甚。苟不詳其既往。加以相當補救。斯不免誤耳。曾憶一病人來時絕未肯言犯何嗜好。吐瀉交作。萎頓不堪。初視之亦與普通重病者等。奈一再注射鹽水注射強心藥。而垂喪之態毫不稍改。將謂束手矣。迨其關係人忽送抵癮品來。私以灌之。頓見起色。因而感焉。始盡得其情。自後凡遇同狀態者。必詳細調查。予以救濟。結果莫不就愈。是染烟僻者患霍亂。愈後未必不良。則可以斷言。

(十七)此外尚須附繫一言者。對于霍亂血清及俞鳳賓博士所介紹之三種藥水。余均不見有何特效。以血清言。此次曾注射血清者計十一人。注射後不但鹽水注射未稍節省。治療日期亦未減縮。且有一人仍繼發尿毒症而不免於死。以三油藥水言。服者計十五人。大都隨服隨吐。病人苦以為厭。其始終不拒服者僅一人。而此人之愈。大半仍鹽水注射之功。因此遂不復用。至於其他一切療法。無非因襲古方。對症投藥。自問無獨得之妙。故茲不贅。

注射霍亂預防液說

孫祖烈

吾錫自交夏以來。霍亂盛行。死亡相繼。全邑人民。均有談虎色變之慮。鄙人曾於霍亂潛事流行之時。首先撰文警告大衆知所防衛。並發起注射霍亂防疫針。計到所注射者。先後有二千餘人。成績均極良好。亦一快慰之事。茲者疫勢已平。人人具知注射防疫針之功效。特於醫餘著霍亂預防液之製法及免疫原理與注射方法。俾人人知其梗概焉。

溯霍亂預防液。西文名詞為 Cholera vaccine。中文謂之霍亂伐克辛。俗名防疫針是也。此藥係一種液體。乃用霍亂菌經二十四小時洋菜培養後。用滅菌生理食鹽水洗下。經過攝氏五十五度之熱滅菌法。再搖之使菌叢分開。然後經過標準試驗。冲淡之。俾含有需要之菌數。研究培養。以決其無發育性。再加入防腐藥而成。

創作霍亂伐克辛預防劑者。為西班牙人佛冷氏。時為西歷一千八百八十二年。製法及成績。知者甚鮮。此後哈金氏襲取佛冷氏之製法。加以更改。用於印度。獲有良美之結果。古弗氏於動物及人體上之試驗。證明已死之培植菌。足以產生免疫性。現在霍亂伐克辛之製造。大都用古弗氏法。

凡作居於霍亂症區域內。不可不注射霍亂伐克辛。以防傳染。

預防注射。須行二次。第一次注射已死霍亂菌十萬萬。隔五日至七日後。第二次注射二十萬萬。第一次注射後。即有顯著的保障。經繼續注射後。更形顯明。何謂保障。即霍亂菌之侵入。若已注射伐克辛者。得藉其已產生之免疫性。而抗除之也。

此藥液注射前。宜先以瓶十分搖動。於臂之上部或他處施行皮下注射可也。一切之附帶消毒法。均宜注意。

注射霍亂伐克辛後。皮膚現有紅色及浮腫。身體微感不適。及熱度升高。此種徵候。悉能於七十二小時內退去。間亦有現稍為嚴重之徵候者。然均無礙。

霍亂伐克辛之產品。有美德日三國之分。內中以美國出品最佳。德日次之。美產者因製法精良。且須歷經動物試驗。故價亦較貴焉。

注射霍亂預防液。為完全增加體內之抗毒素。惟注射之前。須預先檢查身體之健康與否。若注射後於一星期內攖生不宜。而感染病菌者。則其所發病症更劇。此尤應格外注意者也。

時疫與飲料水

榮達坊

今夏滬上氣候酷熱。為數十年來所罕見。時疫流行。勢極猖狂。然試就南市閘北租界各區罹疫而死之人數考之。則租界最少。閘北最多。南市介其中。時疫之起因雖不一。而社會羣衆忽視衛生厥為主因。不幸之閘北居民。日飲汚濁之飲料。加以居處不適。種種因緣。故罹疫之數。獨佔多數。是則飲料水問題。實為市政上不容忽視之一大問題。用為鄭重介紹榮君論文於讀者。　編者

水之沉澱於地面者。或蒸發。或注流江海。或滲入土壤為植物所吸收。其未為植物所吸收。而留儲在不透層上者為地水。飲料水源。不出而水與地水二種。惟水為最普通之溶液。故地面無淨水。

即就雨水而言。因常隨塵埃凝聚而含有少量無機鹽及微生物。水之可爲飲料水者。不在其純淨無一微生物而在其清澄無色臭味。無病菌無易分解之有機物及過高之無機鹽。現弱鹼性反應而無苛性鹼度耳。飲料水專家漢士頓曾有云。設糞水經相當之清理消毒後而符上情者。亦無不可用爲飲料水。言雖近謔。但英國飲料水監督委員會之修正其保障飲料水之固定禁條亦有此一言。

水之清澄者不必皆可爲飲料水。如糞廠之出水無色臭而不可爲飲料水也。又如濕地自流井水外觀誠清澄矣。而因高於硬度故而非經濟之飲料水也。良好之飲料水。亦即是標準之飲料水。非本篇所能盡詳。但核要言之則當如下。

(一)細菌檢查 其大腸菌之平均密度。(Mean Dens ty of B. Coli) 不當超過一百立方糎中一個之數。

(二)物理檢查 當清澄無色臭味。

(三)化學檢查 則水當現弱鹼性反應而無苛性鹼度。(C-austie alkoliuity)

硫酸鹽不高於百萬分之二百五十。(250 P, P M.)

硝酸鹽不高於百萬分之三十。

氯化鹽不高於百萬分之二百五十。

鎂不高於百萬分之一百。

鐵不高於千萬分之三。(O, 3 P. P. M)

鋅不高於百萬分之五。

鉛不高於千萬分之一。

銅不高於千萬分之二。

殘渣不高於百萬分之一千。

水之高於硬度者說者常謂易致食滯及腎病。過軟者則易致齒病及軟骨病亦有論硬水宜於幼童而不適於老年人者。凡此皆僅爲局部之觀察。不足憑信。按英美而論。其因地理關係而用硬水及過硬水爲飲料水者頗不少。迄未見有顯著之惡影響。惟人之習于硬水者一旦徙入用軟水之地或反是。則常有人因一時不能適應新環境。而起食滯惡心等症。則常有之。此即國人所謂「水土不服」是也。

水無不含有多少量之硫酸鹽。但此鹽含量過高則有輕瀉作用。於夏日小孩尤易感受。在霍亂盛行之區。則此點亦當與以相當之注意。鐵在飲料水中常見之。猶以自流井水爲然。水之含有此質者。則有墨水味。盛入瓶後。漸變混濁而現淡黃色。但如其含鐵不高於千萬分之三。則尙無礙耳。鋅鉛之溶入水中。大都由於淸理不愼。加用明礬太多。水現酸性反應。致水管之鋅鉛溶入水中。水之有銅。則由於用硫酸銅消滅積水池之藻類植物所致。總而言之。良好之飲料水。亦卽是標準飲料水。是相對而定量的。飲料水符合標準者。非言此水絕對無礙健康。祇就諸結果歸納爲安全而已。卽有礙健康。其影響亦至微耳。譬如在細菌學未發明以前。飲料水衛生標準。皆側重淡化有機物及吸養量。今則雖利賴爲傍證。然已不若前人之重視矣。英美最近對於飲料水之標準之趨勢。已由保障安全而進求保障社會健康。故在美有數處因患瘋骨痛病者之多。飲料水專家主飲在料水加入少許礦以防杜之。水中之溶鹽。終以不超過藥劑量爲準則。水之泥濁者。非絕對不宜飲。常有水因泥及炭酸發鐵故。水現乳白色。而仍無妨爲飲料水者。但在濁水。生物卵子混入之機會較多而難別。一經飲入。則孵化於胃腸爲害矣。前者曾有飲料水專家謂各地人口之平均益壽之高低。與飲料水之成分有密切之關係。其言雖遍泛無證。然亦無人能否定其說。在今日中國不講公共衛生則已。否則良好之飲料水。尤爲急切之需要焉。

時疫善後感言

榮達坊

時疫之來。國人每以天災視之。一若非人事所能爲力者。故其來也。祇見當局之禁條誡文。東西佈貼。時疫醫院。紛紛設立。岌岌爲亡羊補牢之計。年復一年。終不稍變。至於防杜疫於未來之設施及計畫。則鮮聞之。甚者則佞佛酬神。以禱默佑。此中消費。年增無已。尤以內地爲甚。夫霍亂時疫。本盛行於亞州。惟在前時。地曠人稀。人民散居。流水之雜汚。與天然淸理。尙相平衡。故雖人民對於疫病之起。防杜之方。毫無所知。而其爲害不烈。今則人口因工業發達而集中。人民既乏衛生常識。而負責任者則又委靡不振。故致水源雜汚日甚。而無所限制與保障。人口密度日高。而無水公司之設立。有之。而其淸理則因襲成法。不知變更出水增加。而不知消毒。重爲因果。卒致造成今日之局面。其又誰之過哉。日本於季春時。於來往船隻。已嚴行檢查疫病。故雖在鄰邦。疫雖有而不烈。其防杜未來之周密。較國人又爲何如耶。

霍亂叢載

霍亂菌與猩紅熱病菌爲飲料水所傳染之主要病菌。猩紅熱病本盛行於歐美。今則亞洲亦常見之。惟其爲害尙不若霍疫之爲誌耳。霍疫盛行於炎暑。猩紅熱菌則盛行於夏末冬初之間。霍疫由飲料水所傳染之證至夥。下表卽爲其一。英漢姆堡與愛爾妥那二城。幾相毗連。於一八九二年同汲飲料水於歐爾倍江。漢城汲水於上游。愛城則汲水於下游。相距八哩。漢城水則未施清理手續。而愛城則施以沙濾。下表乃爲秋季二月內之統計。

	人口	二月內患疫之統計 患疫者	二月內患疫之統計 因疫死亡者	以萬人計算 患疫者	以萬人計算 因疫死亡者
漢姆堡	六四·〇〇〇〇	一七〇〇〇	八六〇〇	二六四	一三四
愛爾妥那	一五·〇〇〇〇	五七〇	三二〇	三八·一	二一·三

猩紅熱病疫之於飲料水。有如瑞士查禮盧地之統計。下二表皆以人口十萬份計算。

西歷年份	一八七九	一八八〇	一八八一	一八八二	一八八三	一八八四	一八八五	七年平均
飲料水未經清理時患猩熱病數	三三	八〇	四三·	四八	一七	一七四	二〇	七三·六

西歷年份	一八八六	一八八七	一八八八	一八八九	一八九〇	一八九一	一八九二	一八九三	八年平均
飲料水經清理後患猩熱病數	一〇	一三	八	九	一〇	八	八·五	七·五	九·五

最近如各地之霍亂度。其由飲科水所染致者。不在少數。其最顯著者。爲無錫楊亭之疫。其蔓延之速。爲害之烈。苟非由於飲料水之雜污。則其爲害決不致若是之普遍。而傳染若是之速。至於疫區之善後。而除當局之禁條誥文。慈善家之時疫醫院外。尚有一種普遍之民衆善後法。卽是酬神公醮。民衆對於公醮之信仰。較時疫醫院爲尤深。故事後疫勢消殺。則咸額手稱神默佑不止。人民之迷信如斯。當局之對於共公衛生之設施又如彼。可慨亦可憫也。

在人口未集中之時。卽不講衛生。雖有疫病。其爲害不烈。但在都市及工業區。人口密度既高。人與人之關係自密。而水之雜污爲人口集中必有之現象。故爲保障飲料水源計。於水之雜污不得不施以限制。但以人口過密。及工業發達之區。雖嚴施以限制。而其雜污則仍不與天然清理相平衡。故雖有時尚清。而仍不宜選用爲飲料水。（按水之清者。常亦有高於有機物及病菌者。如廢污清理廠之出水。雖清澄無色臭。而仍不可用爲飲水也。）在此情狀之下。爲公共衛生計。自不得不創設水公司以保障安全。在今日我國諸大都市及工業發達之區。關於公共衛生之設施。亦卽是防杜疫病之根本方法至夥。就其犖犖大著。約有三端。（

一）施行河道之衞生測驗與釐定限制面水雜汚之條章。（二）籌設水公司以供給良好之飲料水。設已有水公司。則督促其淸理與消毒。（三）檢查食物與廢汚之處理。凡此三端。皆需迅爲籌劃。不容稍緩。他如地水之保障。雖在今日中國面水之保障尙未施行。而談地水。似若過早。但自覩閘北因無良好飲料水。人民爲自衞計。咸鑿自流井以汲地水。計本至善，迄今在閘北一帶常有相距無幾而已有數井之現象。此種汲取地水。毋言其太不經濟，且各井常因相距近，而互相應響。致出水量降低。而與井身建築以損害。使面水滲入而雜汚地水。一井雜汚。其附近各井亦必應響。予望當局之對於此點。與以研究。而預爲之備也。上述諸端。深望疫區及未來都市及工業區。與以注意。使杜防患使消患於無形。設或不然者。則來年之疫。可待抑且厲於今日矣。

紅會時疫醫院診務統計

△今夏共診一萬零七百十二人

中國紅十字會。每屆夏季。爲救濟時疫起見。照例設立時疫醫院於天津路。十餘年來。活人無算。今年虎疫猖獗。較往者尤甚。該會以求治者踵趾相接。原址不敷容納。特在閘北分設時疫醫院兩處。自七月一日開幕起。截至昨日止。天津路共診七千一百四十七人。住院共二千零九人。注射鹽水者一千七百二十八人。病故一百十三人。閘北兩處。共診三千九百六十五人。住院一千三百八十六人。注射鹽水者八百四十七人。病故一百零七人。以上三處。共診一萬零七百十二人。共故二百二十人。（內有不及救治到院遽斃者七十三人。變症十八人。中尿毒者九人）就上述之數而平均之。每百人中僅死一人云。

消息

◉醫師登記並開業試驗章程

淞滬商埠衛生局爲整頓醫師起見擬章醫師登記並開業試驗證章程。提交衛生委員會討論通過。並已定於本年十二月一日實行登記。現下該局已進行調查頗稱順利茲將章程原文照錄如下。

一醫師開業試驗委員會　由衛生委員會推舉本埠醫界若干人。請衛生局延聘組織之。

二試驗次數　每年舉行兩次。第一次在四月第二星期一。第二次在十月第二星期一舉行。

三試驗費及登記執照費　試驗費拾元。第一次試驗不及格者。在一年內再試時可免再繳登記及執照費兩元。於試驗及格後領照時繳納。

四試驗手續　欲與開業試驗者。須於試驗前一月內向衛生局領取志願書及履歷書填寫明白。並將本人四寸半身照片一張。連試驗費一併交到衛生局換取試驗證。

五試驗科目　分爲解剖生理（醫化學）病理（法醫）診斷產婦科內科（精神病小兒科）外科（皮膚花柳）眼耳鼻咽喉科衛生（微生物）藥物學等十科。皆用筆試（答案限華英法日德五國文字中任用其一）平均約得七十分爲及格。筆試及格者。再行口試一次。以定去取。

六登記

甲　凡經本國及外國國家認可之醫學校畢業。呈驗文憑者。准其免試登記。

乙　已經領有內務部醫師開業執照者。准其免試登記。

丙　凡在淞滬區內行醫滿五年以上。並且於民國十五年陽歷十一月三十日以前報告衛生局。經調查確實者。僅行口試。免行筆試。並免繳試驗費。及格者准其登記。

丁　除上述(甲)(乙)(丙)三款外。須行全部試驗。及格者准其登記。

卌　登記時須該醫親繳四寸半身照片一張存局照(甲)(乙)兩款登記者。給予醫師執照。照(丙)(丁)兩款登記者。給予醫生執照。

七登記執照之呈驗　每年一月中須呈驗執照一次。由衛生局蓋印發還。

八遷移報告　其遷移地址時。須在兩星期內報告衛生局。違者罰金兩元。

九登記者之義務　凡登記者遇有病人患傳染病者。(病名另定)當卽報告衛生局。遇有死亡者。當卽塡寫死亡診斷書。遇出生者。當卽塡寫出生證書。均由該醫直接報告衛生局。

十登記者之權利　凡登記者准其在淞滬區內開業行醫。幷可將病人大小便血液痰吐分泌物膿汁等送到衛生局試驗所代爲檢查。其診斷之結果。由試驗所趕速報告該醫。

十一懲罰　無開業執照而私與病人施行處方或注射等行爲以營利者。由局交法庭依法處罰。

十二本章程如有應行修改及未盡事宜。得提議修正陳准施行。

十三本章程自公布三十日後施行。

淞滬商埠醫士登記並開業試驗章程

一醫士開業試驗委員會　由衛生委員會推舉本埠醫士之有學術經驗者若干人。請衛生局延聘組織之。

二試驗次數　每年舉行二次。第一次在四月第三星期一。第二次在十月第三星期一舉行。

三試驗費及登記執照費　試費八元。試驗不及格者。在一年內再試驗時。可免再繳其登記及執照費兩元。於試驗及格後領照時繳納。

四試驗手續　欲與開業試驗者。須於試驗前一月內向衛生局領取志願書及履歷書塡寫明白。並將本人四寸半身照片一張。連試驗費一併交衛生局換取試驗證。

五試驗科目　分爲(一)內難概要。(二)傷寒概要。(三)溫病概要。(四)瘧疾概要(瘧痢卌)(五)女科概要。(六)外科概要。(七)兒科概要。(八)眼科概要。(九)喉科概要。(十)傷科概要。(十一)本草概要。(十二)古方概要。以上十二目內。其外科兒科眼科喉科傷科。近皆號稱專科。然各科皆以內難爲本。皆用本草。皆有本科經方。故內難本草古方。爲必考之目。至號稱大方脉者。(一)至(五)及十一十二之七目。均須考試。平均得七十分爲及格。筆試及格者。再行口試一次。以定去取。

六登記

甲 凡經江蘇全省中醫聯合會認可之中醫學校畢業呈驗文憑者准其免試登記。

乙 已經領有內務部醫士開業執照者准其免試登記。

丙 凡在淞滬區內行醫滿五年以上並且於民國十五年陽歷十一月三十日以前報告衛生局經調查確實者僅行口試免行筆試並免繳試驗費及格者准其登記。

丁 除上述(甲)(乙)(丙)三款外須照第五條施行試驗及格者准其登記。

戊 登記時須該醫親繳四寸半身照片一張存局。照(甲)(乙)兩款登記者。給予醫士執照。照(丙)(丁)兩款登記者給予醫生執照。

七登記執照之呈驗 每年一月中須呈驗執照一次由衛生局蓋印發還。

八遷移報告 其遷移地址時須在兩星期內報告衛生局。違者罰金兩元。

九登記者之義務 凡登記者遇有病人患疫傳病者。(病名另行規定)當即報告衛生局。遇有死亡者當即塡寫死亡診斷書。遇出生者。當即塡寫出生證書。均由該醫直接報告衛生局。

十登記者之權利 凡登記者准其在淞滬區內開業行醫。並可將病人大小便血液痰吐分泌物膿汁等送到衛生局試驗所代爲檢查。診斷之結果。由試驗所趕速報告該醫。

十一懲罰 無開業執照而私與病人施行處方等行爲以營利者由局交法庭依法處罰。

十二本章程如有應行修改及未盡事宜。得提議修正陳准施行。

十三本章程自公布三十日後施行。

◉衛生試驗所通告

商埠衛生局之衛生試驗所，現已籌備就緒，自本月一日起，正式接受檢查，昨特發出通告云，逕啓者，本所細菌室新設備已告成，自本月一日起，即正式接受檢查樣品，凡開業醫師及醫士，有細菌及血清材料，須施檢驗者，可送本所，一律免費，患者自投本所，囑爲檢驗者，收費從廉，化學檢查事項，仍照舉行，此佈，地址大南門外企雲里衛生試驗所

◉衛生試驗所消息

▲暫訂檢驗規則（一）送來之檢查樣品。須嚴密封裝並註明產地或發生地點採取日期採取方法及試驗之目的。（二）如檢驗手續過繁。須經一定時期方可報告。（三）本所僅處理檢驗事項。其他槪不負責。（本所僅就所受材料從事檢驗。據實報告。與材料之來源及病者無關。每有陽性以採取保管之不合。反得陰性者。或檢查樣品爲甲種原料。實爲乙種。本所不能代負其咎。合併聲明。）（四）檢驗後出給報告書。如另行請求鑑定書證明書等。須由本所代爲簽封證實信用者。其手續費應另行繳納。（五）各機關送來關於公衆衛生之檢查樣品。囑爲檢驗者。檢驗費免收。（六）送來檢查樣品。如不足試驗之用。本所得再索之。檢查樣品必須臨地採取者。本所當派人直接往取。（七）關係重大之檢查樣品。本所得公開試驗。檢驗上之規定如下。（一）飲食物類（一）飲料水及雜水（二）氣體（三）酒類。（四）肉汁類肉類。（五）油類（六）乳類。（七）植物性嗜好品。（烟草咖啡茶葉等）（八）食物。（二）藥物類（一）原料藥品鑑定。（二）製劑藥品鑑定。（三）細菌藥診斷（一）顯微鏡檢查。（二）培養試驗。（三）動物試驗。（四）血淸學診斷。（一）瓦氏反應 Wassermann Reaktion。（二）曼尼蓋氏反應 Meiuicke Reaktion。（三）畏達兒氏反應 Widal Reaktion。（四）懷弗二氏反應 Weil-Felix Raaktien（五）寄生蟲藥診斷。（一）顯微鏡檢查（附則）（甲）狂犬病診斷及預防注射（一）診斷狂犬（二）注射巴氏（狂犬病預防）疫苗（三）注射山氏疫苗。（四）注射犬用疫苗。（乙）診防接種（一）種痘（二）傷寒霍亂等預防注射。

●編者的報告

下一期起。擬增刊「醫學碎金錄」一欄。專載短小精警而適於實用一類的文字。

本會接得德國柏林大學居開元君丁名全君來信。說有許多新穎的材料。可以供給本報。我們是非常欣幸。

讀者諸君對於本報有什麼高見。請儘量發表。倘使可以做得到的。無不儘量的採用。

讀者諸君。倘使已經讀了這一期。而從第二期起。定本報全年。可在訂報處（醫學書局）收還實洋書券二角。

本報取公開的態度。倘荷　同志諸君。惠賜稿件。尤爲感激。（寄上海梅白格路一百廿一號中西醫學研究會收）

上海中西醫學研究會略史

本會成立於西歷一千九百十年。卽民國紀元前二年。爰自籌經費。糾集同志。就上海派克路昌壽里。設立會所。以實行研究醫學。並印行中西醫學報。藉供遠近醫界之觀摩。後因入會者日夥。醫學報亦日見推廣。基礎已立。因自建三層樓洋房於派克路十八號。歷經稟准前淸民政部並兩江總督江蘇巡撫批准在案。

民政部　批

據稟及章程均悉。該生等精研醫理。設會講求。萃中西之學說。謀醫學之普及。熱心公益。深堪嘉尙。所請立案。自應照准。此批。

兩江總督部堂張　批

據稟已悉。該生等聯合同志。設立中西醫學研究會。係爲維持公益。鄭重衛生起見。志甚可嘉。察閱章程。亦尙妥協。應准立案。卽由該會自刊鈐記開用。以資信守。仰上海道轉飭遵照。仍候撫院批示。此批。稟抄發。

江蘇巡撫部院寶　批

吾華醫學。迄無進步。皆由不能集思廣益使然。所見甚是。該生等自籌經費。糾集同志。組織醫學研究會。將以中西學說。供遠近醫界之觀摩。用意至善。所擬章程。亦尙妥協。應准如稟立案。仰上海道查核明確。飭縣妥爲出示保護。至此等會所。近來有無由官頒發鈐記成案。所請能否照准。並卽由道查議詳復飭遵。仍候督部堂批示。繳摺存。稟抄發。

共和初建。民國肇造。遂取銷前案。重行呈准　內務部立案。時海內外同志已達千餘人。各地設立分會共

內　務　部　批

稟及章程均悉該生等專攻醫理精研生理博採中西之學說合

謀醫業之深邃設會講求實堪嘉尙所請立案之處應予照准此

批

中　華　民　國　元　年

計十有餘所。會務日形發達。原有會所不敷辦公。因遷至靜安寺路三十九號洋房。爲總會事務所。面臨跑馬場。空氣清新。地址極爲適中。十餘年來。本會進行。更不遺餘力。繙譯醫典。都數百種。由醫學書局發行。實開吾國醫學界破天荒之創作。亦未始非吾國醫學界之好現象也。本會同人雖不敢故步自封。顧能力薄弱。尙希海內外　同志諸君。賜以南針。加以匡助。以造成中國維一大規模之醫學機關。以開闢中國醫學界之新紀元。同人等企予望之。

△新會址　原址因房屋翻造。現遷上海梅白格路一百廿一號

內務部批准立案中西醫學研究會出版

中西醫學報

The International Medical Journal

February 1927 Vol. IX No. 2

九卷二號 十六年二月

The Medical Press Ltd.
121 Myburgh Road, Shanghai

中華郵政特准掛號認為新聞紙類

凡有不能以人乳哺兒而用代替品者則其最要之點須視所用之代替品是否與人乳最相似而嬰孩食之得益匪淺

勒吐精代乳粉所含之各種原質皆爲人乳中所有者而且成分準確故與人乳無異

乳糖

按此種要質人乳中含有百分之六・六〇而**勒吐精代乳粉**用水調勻後亦有百分之六・三八至若牛奶祇有百分之四・七五而普通代乳粉用水冲調後亦僅百分之五・八七甚或不到此數

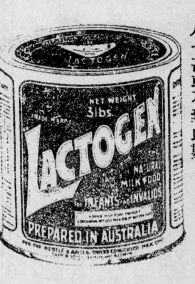

勒吐精代乳粉係用純潔之牛奶製煉而成且用科學方法增加乳糖之成分使之與母乳相似故以乳糖之成分而論當推**勒吐精代乳粉與母乳最爲相似也**

編輯者言

在這國事蜩螗，民不聊生的時候；我們毅然決然地，把本報繼續出版。很有幾位先生，替本報擔憂着，可是我們負着重大的使命；就是：「希望養成國人醫事衛生常識，使社會有一種正當的觀感，善良的習慣；而謀…公衆的利益和人生的健康，…」所以不得不決計向冷酷的社會，黑暗的環境，繼續的奮鬥着！自本卷一號出版以來，竟蒙讀者諸君熱烈地的歡迎，同志諸君誠懇地的扶助，這是我們引爲無上的光榮！同時更感到十二分的慚愧；但是既承諸君公同的督促着，以後自然可以向着光明的路上走。總之，我們負着最重要的使命，同時更抱着最遠大的希望，就是：「本報是普及醫學教育的教科書；是全國民衆的衛生讀物！」至於嚴格的醫學雜誌，國內已有好幾種。像中華醫學會出版，俞鳳賓博士編輯的中華醫學雜誌；同濟大學出版，蓋思理博士編輯的同濟雜誌；醫藥學雜誌社出版，德醫黃勝白先生編輯的醫藥學等；都是極有價值的刊物，

揚州第五師範陳邦賢先生，最近惠寄本報「中外醫事年表。」的係名貴之作，准下期起發表。

蘇州省立醫科大學王幾道先生，寄來很多的稿件，多係經驗之作。因限於篇幅，本期先登二篇，其餘均可在下期刊出，特告讀者，幷謝幾道先生。

本期先行增刊小論壇；醫林碎金錄，准下期刊出。

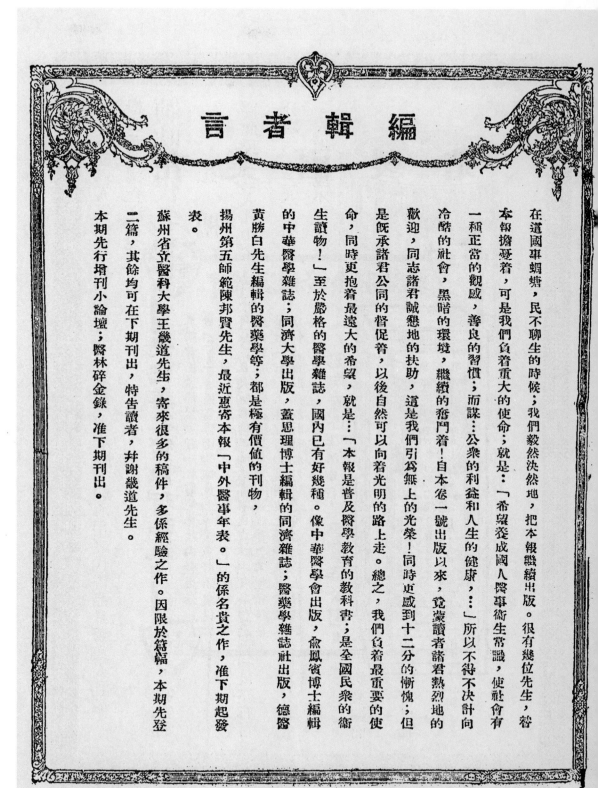

在美國製造

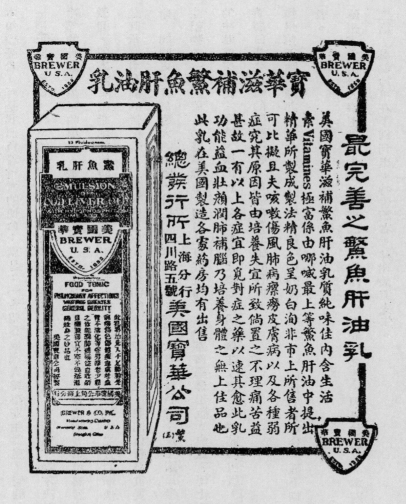

寶華滋補鱉魚肝油乳

最完善之鱉魚肝油乳

美國寶華滋補鱉魚肝油乳質純味佳內含生活素Vitamines極富係由挪威最上等鱉魚肝油中提出精華所製成製法精良色呈奶白洵非市上所售者所可比擬且夫咳嗽傷風肺病瘰癧皮膚病以及各種弱症究其原因皆由培養失宜所致倘置之不理痛苦益甚故一有以上各症宜即覓對症之藥以速其愈此乳功能益血壯顏潤肺補腦乃培養身體之無上佳品也

此乳在美國製造各處藥房均有出售

總發行所 上海分行四川路五號 美國寶華公司

解剖學全部名詞彙編序

俞鳳賓

中華民國紀元之初。名詞之學。未有切實研究者。而科學潮流澎湃東來。譯名龐雜。無所適從。識者憂焉。其時醫學名稱。尤各自爲譯。標準缺如。一般學者。引用爲艱。孔子有言。『名不正。則言不順。言不順則事不成。』管子云。『正名自治。奇名自廢。』名詞者。智識之鑰、傳道授業之利器。推行學術之工具。故名之正奇、有關於文化之進退也、民國四年。博醫會。中華醫學會。中華民國醫藥學會。江蘇省教育會。共感時艱。以嚶鳴之忱。各推代表。組織醫學名詞審查會。討論統一醫學名詞之方法。（於民國七年擴充範圍改爲科學名詞審查會。）而首先審查之一部。爲解剖學名詞。此項名詞。在歐洲瑞士國巴賽爾城。曾開國際解剖學會。將所用希臘拉丁原名。與英文。曾經一度澈底之整理。列爲對照。刻有專書。Basel nomina anatomica (B N A) 而在東瀛。亦有譯本可資參考。故提前審查。而工作開始於此焉。囘憶當年。每屆開會。中西典籍。羅列案頭。酌古斟今。鉤心鬬角。凡古舊醫書所載之名詞。合於解剖學而有採取之價值者。廣爲搜羅。悉付討論。舊譯名稱中與原名意義相符。認爲合格者。均仍其舊。至於東鄰所譯。除少數認爲未妥者外。凡雅馴正確者。一槪采取。審查之時。各代表復各披露其心得。小學家更釐訂其正訛、席中逢重要異議。提出時。則討論一名詞。甚至有費光陰至一小時以上者。雄辯滔滔。務得眞諦。但求名詞之妥貼。字義之相稱。不避煩瑣。極盡心機。冬令開會。呵凍出席。而不覺嚴寒。夏季審查。揮汗討論。而不憚溽暑。同人從事於此。專以利學術之推行爲唯一目的。豈有他哉。顧起草審查之後。其於徵集意見。整理刷印等等手續之煩複。經費之浩大。光陰精力之消耗。有出吾人預料以外者。其亦『作始爲簡。將畢爲巨』之謂歟。

今彙編已付印矣。自開始籌備起草至於今彙訂成帙。重編刊印。計歷十一載又七箇月。而其內容與此長時期中經過之情形。或亦閱者所欲知。故謹列於後。

分類　全書所載解剖學名詞共四千八百三十九箇。包括骨骼學。韌帶學。肌肉學。內臟學。感覺器學。皮學。血管學。神經學八類名詞。

手續　本書各名詞審查之程序。先推專家起草。次提出會議公同審查。次將審查通過之名詞。分發中外專家及醫學機關。徵集意見。次根據寄到意見。加以整理。次送請教育部審定。次將審定本重排刊印彙編。計自起草以迄編印完竣。經過中西專家之審議校訂無慮數千人。

時間　此項名詞。於民國四年二月動議審查。即推舉專家起草。民國五年八月開始審查。民國六年一八兩月及民國七年七月繼續開會三次。始告結束。每次審查完畢。即印刷分發各處徵集意見。至民國十年。特延專家。費一年之光陰。全部編排。民國十三年五月。經教育部完全審定。復延專家爲最後之校閱。今始完成付印而出版。歷時近十有二年。

編輯　本書各名詞。本係分類討論。枝枝節節。逐字通過。經審定後。若照舊本印刷。勢必難於檢查。

乃依西文字母次序排列每一名詞。分拉丁。德。英。日本舊譯。參攷決定七項。

經濟　關於審訂本書之各項費用如印刷四次草案及審查本暨一二兩冊審定本約耗四千七百元。編校等薪津一千七百元。開會膳宿等費一千二百元。出席者自備之川資尙不在內雜費六百元。總計約費八千元之鉅。（款項由江蘇省教育會會計員兼任管理）其中大多數款項由與會團體分擔。一部分係教育部津貼內撥出。而會員任起草者出席討論者閉會後閱稿者。整理會務者。均盡義務云。

十二稔。以還審查解剖學名詞者。（見名單）分飛勞燕。天各一方。大都專職羈身。未暇再任一度之校閱。而此項名詞在社會中需要又殷。郵筒催印。頻至迭來。欲請精通數國文字兼長於名詞之士。董理裒集攷訂之職。迄未訪得。不得已乃延聘文學家一人。擔任編纂。復聘醫學家一人。校閱全部。付諸鉛槧。雖任事者務求不苟。其中錯誤疏漏。或尙難免。望同志加以校正。俾可修改於異日焉

中華民國十六年一月俞鳳賓謹序

肺炎之樟腦療法

王畿道

肺炎之用樟腦。東西醫師。已早言之。樟腦一藥。本爲强心聖劑。可以使末稍血管收縮。心動旺盛。(Seligmann, Gottlieb) 其於呼吸系統。則日本森島庫太氏。謂其有刺激延髓中之呼吸中樞。而使呼吸量增大也。至肺炎用樟腦之所以奏效者。則諸說紛紛。莫衷一是。如 Liebmann 氏則謂樟腦可以使肺血管擴張。循環旺盛。以呈消炎作用。森安連吉氏則謂樟腦有强心作用與殺菌作用。源三郎氏則謂樟腦有抑制肺炎菌發育之作用。然皆言之成理。不能辨其孰是孰非也。考肺炎有二種。一曰格魯布性肺炎(大葉性肺炎)。一曰加答兒性肺炎(小葉性肺炎)前者用樟腦而奏效。如 Liebmann 森安連吉氏等已報告矣。後者用樟腦而奏效。則報告較少。茲將淺見所及。列述如下。以便同志者共同研究焉。

(一)王成　年十七　水菓小販

症狀　據云十二日前。自覺身體疲倦。飲食不振。暴飲冷水之後。卽惡寒戰慄。而發高熱。咳嗽不止。入院時。體溫 39.9c。脈搏 110 至口唇乾燥。顏面朱紅。咳嗽咯痰。痰爲鐵鏽色。喉頭痰梗。有難咯出之感。飲食不振。肺部症狀。右肺下葉。打診濁音。聽診有氣管枝呼吸音。及捻髮音。

診斷　格魯布性肺炎

治療　每日除投以吐根等袪痰劑外。並注射20% Camphoroel 2—4 次。每次 1cc。五六日。咯出大量膿性痰。體溫遂渙散下降。復於平溫而治。

(二)劉勝 年二十七 兵

症狀 半月來咳嗽不止。時有咯痰。發熱不退。頭痛。四肢痛。腓腸肌壓痛。全身發粟粒大紅疹。大便祕結。常五六日一次。脾臟不腫。心悸亢進。呼吸困難。Diazoreaktion 陽性。肺中 Giemen 音頗著。檢查結果知染流行性感冒。入院後七日。症狀轉劇。高熱不退。飲食不振。咯痰頗多。帶血性。脈搏細數。每分鐘 130。至。呼吸困難。鼻翼震顫。兩肺上葉 Giemen 音與氣管枝呼吸音頗顯著。並能聽取濕性水泡音。

診斷 流行性感冒肺炎 (Influenzapneumonie)

治療 每日除投以 Pyramidon, Caffein N-B, Digalen 等清熱強心劑外。並注射 20% Camphoroel 1-3 次。每次 1cc。如是八日。熱度漸退而治。

(三)高升 年二十七 商人

症狀 是時流行性感冒流行。患者十日來。咳嗽不已。胸前刺痛。尤以咳時爲甚。頭痛。腰痛。亦甚劇烈。腓腸肌有壓痛。高熱稽留。大便祕結。入院後用肥皂水灌腸。熱度微退。間日又復上升至 39,5c。Diazo-Reaktion 陽性。右肺上葉氣管枝呼吸音及濕性小水泡音頗顯著。左肺上葉 Giemen 音亦著。

診斷 流行性感冒肺炎

治療 每日除投以 Pyramidon, Coffein N-B. Pulv. Ipeca. 等外。胸前並敷以橄欖油及絨巾。復注射 20% Camphoroel 1-3 次。每次 1cc。如是五日。熱退而治。

[illegible]注… 章腦油注射後。該部皮膚往往發生潮紅腫脹等炎症。症狀常三四日而退。

中國歷代淋病的流行和黴毒侵入中國的考證

陳邦賢

淋病和黴毒。都是花柳病的一種。遠東諸地最容易流行的疾病。現在遠東各國。雖盡力的撲滅。但還沒有見十分的効果。卽以中國論。上海等處已厲行取締娼妓。提倡社會衞生教育。那淋病和黴毒還是異常之多。現在把中國歷代淋病流行的狀況和黴毒侵入中國的考證介紹與諸同志

淋病在中國流行最早。西歷紀元前二六九七年的時候。素問叫做癃。宣明五氣篇。『膀胱不利爲癃』靈樞五味論。『酸走筋。多食之。令人癃。』素問五常政大論。『涸流之紀。其病癃閟。』癃的解釋。就是小便不通。暢上古時代。癃就是淋。到西歷紀元後一九四年的時候。漢朝張機。始叫做淋。機字仲景。湖南長沙人。著傷寒金匱。是中國發明內科學的鼻祖。後也推爲醫中之聖。張機對於淋病的學說。還係從素問得來。因素問六元正紀大論。『小便黃赤。甚則淋也。』本病論。『民病淋溲』所以傷寒論。『淋家不可發汗。發汗必便血。』實在是治淋的方法之一。金匱。『淋之爲病。小便爲粟狀。小腹弦急。痛引臍中。』這是形容淋病的狀態。和從前渾淪吞棗說叫做癃。已有宵壤之別了。到西歷六〇五年的時候。隋朝巢元方著病源候論。遂有石淋。癆淋。血淋。氣淋。的區別。分類又較前精細了。到西歷九六〇年的時候。宋朝以後。關於淋病的名目。更外繁多。如沙淋。膏淋。濕淋。暑淋。白淋。赤淋。冷淋。熱淋。急淋。虛淋。痰淋。老人淋。妊娠

淋。產後淋。胞痺。……等都是宋以後添出來的幾乎不論那種內外的原因都拿來做淋病的原因。實在有離題千里的趨勢。因此可以知道淋病在中國流行狠久並且狠利害的。

至於談到黴毒。這是晚近出來的病在中國古時候沒有考究起來。黴毒的傳播。發源在海提島。從哥倫布遠征重洋的導引。移殖到歐洲的西班牙意大利因此蔓延全洲。葡萄牙人後航海東行。流毒到亞洲的印度中國日本。海提島是西印度的地方。那島素稱黴毒繁盛的區域。不論男女老少。沒有不感染這病的。自從哥倫布重洋探險。發見新大陸後。始傳其毒。當哥倫布第一次遠征的時候。所有的軍艦。開到海提島，止不能進。停泊四十二日。艦上兵每日登岸。淫掠島民的婦女。那兵先後大半都感染了黴毒。到西歷一四九三年三月的時候。哥倫布囘西班牙。船上的人員。大半感染了這病。西班牙遂因此傳播黴毒了。又軍艦航海的時候。遇見了暴風疾雨。船上的人異常恐懼。遂祈禱上帝。說如能脫除危險。當往安哥那地方謝神。安哥那是意大利的地方。意大利因此也傳播黴毒了。到一四九四年秋季的時候。法王加爾第八世。徵僱各國的壯丁來當兵。應徵的西班牙人占居多數。後來法國的軍隊圍那配路地方。兵士荒淫無度。戰役終了的時候。各兵囘自己本國。黴毒也就跟着帶到自己國裏去了。所以到一四九六年的時候。歐洲的全土。幾乎全是黴毒螺旋菌的佔據地。這是黴毒侵入歐洲的狀態。

黴毒到中國的時候。在西歷一五〇〇年間。明朝弘治末年。當時葡萄牙的人。初由印度到果阿。後泛海到廣東。和中國人通商。黴毒也就跟傳播到中國來了。西歷一五一二年間。西商復由中國的廣東傳到日本的長崎。日本因此也受了梅毒的傳播。所以日本稱黴毒叫做唐瘡。又叫做廣東瘡。又叫做琉球瘡。

中國關於黴毒的書籍。多散見各外科書籍。只有明朝陳司成著有黴瘡秘錄二卷。散見在各書可記述的。如俞辨續醫說『弘治末年。民間患惡瘡自廣東人始。吳人不識。呼爲廣瘡。又以其形似。謂之楊梅瘡。若病人血虛者。服輕粉致生結毒。鼻爛足穿。已成痼疾。』西歷一五九一年。李時珍本草綱目『近時正德間。因楊梅瘡盛行。遂用輕粉取效。』又『近時起於嶺表。傳及四方。遂致互相傳染。自南而北。遍及海內。』由此可以知道黴毒侵入中國。係確在西歷一五〇〇年間。明朝弘治末年的時候。是從葡萄牙人帶入中國。中國是從廣東開始。這是黴毒侵入中國的考證。

婦女及產科叢書

人類的生殖　一册　實洋一元五角

是書爲德國度闌克博士原本純係科學的醫學的立論其學說之緻密體例之嚴整與市上一般普通書籍其價值迥不相同內凡關於生殖力之所以强弱結婚之最要條件預知胎兒之爲男爲女生育日期之測知法生殖機能的障害性病之識別與預防性交過度與手淫之害以及姙娠與攝生等莫不敘述詳盡而透徹並附有極精緻之銅圖十餘幅及預知生育日期表與原本不爽絲毫尤稱特色全書用上等上等銅版紙道林紙精印封面用摩洛哥皮質裝訂極爲精美

姙娠生理篇　一册　實洋五角六分

于婦人之如何成孕自成孕以至分娩如何狀況如何衛生胎兒在母體中如何發育如何成長醫者對於姙婦如何診斷如何檢查對於胎兒如何鑑別其爲男爲女爲單胎雙胎又如何鑑別其爲生死爲頭位爲臀位無不分門別類一一具載非特產科家不可不讀即家庭之間亦不可不讀也

不姙症及治法　一册　實洋三角二分

婦人七出無子居其一然無子之罪往往不在女子而在男子是書凡女子不姙之原因男子不姙之原因婦人不姙之臨床上所見而關於夫之診查尤致意焉然後論不姙之療法蓋除三分之一爲男子不姙外婦人不姙之可得療治者居十之八九比書誠婦科之至寶也

（分娩產褥）生理篇合篇　一册　實洋六角四分

凡分娩之狀況產婦之生理胎兒之體位產婆之手術分娩後之狀況產婦之生殖器變化及攝生看護法嬰兒之生理的狀態及營養護持法皆詳焉

竹氏產婆學　一册　實洋四角八分

於姙婦之攝生分娩時行事之秩序產婦之攝生初生兒之發育法小兒之營養產婦及初生兒之疾病難產及手術等詳言之蓋詳爲吾人普通智識中所不可缺者我國之有產婆學當推此書爲鼻祖矣

醫學書局發行

伐愛爾 Weil 氏病(傳染性黃疸)

蔡適存

定義　本症爲急性屢次發生有熱性之病症。同時並患黃疸、脾腫蛋白尿及出血。一八八六年伐愛爾 Weil 氏首先記錄。

發生地帶　本症爲散在性。歐洲及歐洲以外各地無處無之。在日本發生最多。非洲熱帶區之西海岸現亦已屢經發見。

病原　初以爲由於不潔河水中之各種微生物。從洗浴及飲食所致。迨一九一五年。日本稻田井戶兩氏及歐洲華倫呼脫 Uhlenhut 弗洛梅 Fromme 兩氏。同時發見螺旋菌爲其病原菌。稻田井戶兩氏定名爲黃疸出血性螺旋菌 Spirochaeta icterohaemorrhagiae。華弗兩氏定名爲黃疸螺旋菌 Spirochaeta icterogenes。就動物學言。以前名爲佳。此種螺旋菌存在病人內臟、血液及尿中。有時爲數極少。其長度不一。約六至九μ。(小者四μ大者且至二十μ)波狀不正。有時無波曲而如彎圈之絲。因其波狀極細密。謹能察其體之彎圈而已。此菌隸於 Leptospira 屬。在內臟中可用來伐提悌 Lavaditi 氏鍍銀法以顯明之。

天笠鼠極易感傳此菌。故得本症時。可接種於天笠鼠以作證斷。最好接種於其心臟內。若於腹膜則需

中西醫學報　第九卷第二號

稍增其量(約五珽)皮下亦可接種。此菌且能侵入皮膚及粘膜。天竺鼠接種後四五日。卽發熱度及普通之黃症。(鞏膜及耳部尤爲顯着)結果卽至死亡。剖檢之在其內臟可查得比菌。而肝臟內尤多。動物轉輾接種。亦得同樣之佳果也。

此種黃疸出血性螺旋菌甚易用野口氏法(用浮有石臘 Paraffin 之血淸及腹水)培養。華倫呼脫氏用一比三〇自來水化淡之血淸亦得繁盛之培養。以此種培養所得者在動物間轉輾接種。極易感染。而其毒度不變。在腐敗內臟及自來水中。此菌能支持二星期之久。

症候　起始時驟然惡寒戰慄。繼發高熱。有劇甚之頭痛。大多於第二日卽現黃疸。其黃疸有極劇者。糞便至脫色。尿中含有大量胆色素。重者終日頭痛。失眠知覺障礙。發譫語。

脾臟高度腫脹。糞稀薄。嘔吐。皮膚及粘膜(鼻與胃腸部)出血。筋肉疼痛劇烈。(腓筋及臀部尤甚。)

尿中含多量蛋白質及圓柱。且混有血球。重症甚至尿閉 Anurie。

本症約歷一星期後。高熱卽漸消散。或迅速下降。一般症候在第二星期內亦漸消失。此時往往再發。(一反復三次則極少)生同樣之症候。

輕者各種症候均極輕。或且不現黃疸。故多種螺旋菌熱 Spirochaetenfieber。亦有屬於本症者。

重篤者患尿毒症及內臟出血而致死。餘者均能全愈。日本有數地方本症極凶惡。其死亡率約達三五%。

普通本症囘復期爲時甚短。患本症後卽得極强之免疫質 Immunitaet。

鑑別診斷　除急性黃色肝萎縮Akute gelbe Leberatrophie外。黑水熱 Schwarzwasserfieber 黃熱 Gelbfieber 及再歸熱 Rueckfallfiebe 均須注意。而黃熱更爲相似。極易相誤。對於黑水熱。則從症狀及高度血色素含量以區別之。

病原菌之檢得爲極確實之診斷。直接行血液檢查。則僅於第一日得之。且須用黑暗視野照射法 Dunkelfeldbeleuchtung。又最確之診斷。可用第一日之血液二竰。接種於天笠鼠心臟或靜脉內。以察其反應。而免疫性反應 Immunitaetsreaktion 亦可應用之。

病理解剖　肝臟變化甚微。腺胞中心膨脹及壞死。古佛氏星形細胞 Kupffer'sche Sternzellen 起赤色嗜食細胞作用 Erythrophagocytose。及胆汁鬱積。腎臟最易被侵。起如上述之症狀。出血症狀則於各種內臟均可察得之。

流行病學　鼠類亦貯帶螺旋菌，(腎臟內尤多。)此種螺旋菌在形體學上培養上及生物學上與黃疸出血性螺旋菌無從區別。且亦自尿中排泄於體外。此種野鼠傳染。散播極廣。各地可均發現。在紐約已發見自此種鼠類所得之培養。從實驗室傳染而侵犯及於人類。蓋因外表皮之接觸。卽能傳染也。至直接口腔傳染。尚無確證。徐爾崔Zuelzer 氏已在柏林自來水中尋得螺旋菌。在形體學上培養上及天笠鼠接種後發生之症狀。與本症病原菌相似。故此種腐敗菌實有生此病之能力也。飲不清潔之河水及濁水者。易患本症。且就推測言。從昆蟲亦可傳染也。

療法　僅有對症的療法。起始時可用甘汞 Calomel。若六〇六則毫無效驗。免疫血清在初期似有微效。在日本從培養基中。製成接種苗以作豫防之用。

巴西大瑪撻 Da.matta 氏。於病毒在腎臟時用烏洛脫洛品 Urotropin 靜脈注射。每次用〇・五克烏洛脫洛品作一%溶液。連續注射四日。待停止三日後。再注射四日。然後再停三日。如是爲五回注射。

藥物叢錄（譯英國醫學週刊）

丁錫康

(一)康杜氏謂治瘧疾。可用Methylene Blue 以代金雞霜 Quinine。凡 Quinine 不見效時或遇惡性瘧症。均宜用 Methylene Blue 附助之。Methylene Blue 靜脈注射之分劑。爲每次以 0.05 gm.之 Methylene Blue溶于 5 gm.之水中。每日可注射一次或五次。如遇輕症 Methylene Blue 亦可內服。每次分量 0.10 gm. 至 0.20 gm. Methylene Blue 如行皮下注射。易致化膿。

(一)如遇惡性貧血 Pernicious Anemia 赫德曼氏用 Arsephenamine 靜脈注射。每次 0.075 gm. 至 0.15 gm. 每六日注射一次。頗見成效云。

(一)Peuperal Septicemia 薄氏用 Mercurochrome 220 Soluble 靜脈注射。每囘用念三西西 23 C. e. 之1%溶液。注射一囘後。病者竟得告痊。

(一)Epidemic Parotitis 流行性耳下腺炎。弗氏用 Neo-Arsphenamine 靜脈注射。頗效。

(一)在腦炎之 Lethargic Stage 用百分之四十之 Methenamine 溶液。靜脈注射。每天五西西。凡用十天頗有效驗。

(一)企諾氏診得一人。因以 Bismuth 注射筋肉內。二小時後。病者中毒身死。其原因或 Bismuth 偶然注入筋肉中之靜脈內云。

(一)孕婦中毒 Toxemia of Pregnancy。用百分之十之 Magnesium Sulphate 溶液靜脈注射。甚有價值。能起血壓力減低。腫脹消失尿量增加 Eclampsia 初時之 Convulsions 及其他症候均減輕。施行時並無危險每次用二十西西 20 c.c.。如病狀不見減輕。可再行注射第二次。

(一)孕婦嘔吐症賽氏之意以爲因 Cabohydrate Metabolism 澱粉質之新陳代謝機能減退所致。可用 Insuliu 治之。凡一囘用 Glucose 2 gm. 以 Insulin One Unit 注射皮下。

(一)瑪得氏用 Insulin 治特別瘦弱症。凡二十三例六人無效。九人甚效。在三月內身體加重 4 至 7 kg.。每次注射 5 Units。一日二囘食前注射。凡經二星期。其分量可增加至每日用 20 或 30 Units。每打 10 Units 之 Insulin。食品內須含 30 gm. 之澱粉質。Carhohydrate 患者在治療期內。須靜臥。

(一)海納氏謂對于中樞神經 Central Nervous System 之傳染症 Infection。(如腦膜炎)用 Mercurochrome。無效果。

(一)惠白氏于急性腹膜炎症。常用 5% Glucose, 5% Sodium Bicarbonate 及生理食鹽水治之。

(一)馬飛氏對瘧症用 7.5 gr. 之 Sodium Cacodylate。行靜脈注射每六小時注射一次。每天共注射四次。大約四日後。血內瘧虫已可絕跡。後卽以減半之分量注射二星期。注射後反應甚鮮。瘧症之沉重者。可注射15 gr.。每六小時注射一次。普通瘧症。用金雞霜亦效。惟遇惡性者。用 Sodium Cacodylate 實佳。

（一）別氏對于重大之火傷症。Extensive Superficial Burns 行 100 c.c. 之 20% Sodium Chloride溶液靜脈注射。

（一）麥立夫氏用以脫Ether治內耳膿炎。Suppurative Otitismedia 甚有效。先用硼砂水洗耳內。稍乾後。卽用以脫灌入耳內。頸須仰臥。使不外溢。直至以脫發散 Evaporate 淨盡爲止。每天可用二次。惟耳鼓之穿孔太小。以脫不能灌入者。用之無效。

（一）新倪二氏以 Tryparsamine 治神經系梅毒。患者之半。均顯進步。或治愈之徵象。

（一）高潑朗氏謂以 Ether Zss 和 Olive Oil Zss 注入肛門內。每天二次。對于百日咳。有制止痙攣期發作之奇效。

（一）薄氏報告。對于各種僂痲質斯 Rhematic Conditions 腰疼 Lumbargo 及神經痛 Neuralgia。用 Atophanyl 靜脈注射。治之甚效。此藥爲同量之 Atophan 及 Sodium Salyclate 之混合品。每管 Atophynol 含 0.5 gm. 之 Atophan 及 0.5 gm. 之 Sodinm Salicylate。并加少量之 Novocain。對于僂痲質斯熱有止痛及退熱之功用。惟于慢性關節炎及坐骨神經痛。Sciatica 此藥僅有暫時止痛之效。靜脈注射時。須緩緩行之。

（一）Calcium Lactate 有預防偏頭痛。Migraine 發作之功效。分量爲 30 grains。在發作前服之。此藥固乏治愈偏頭痛之能力。然確能消除或減輕其症候。所用之藥宜新鮮。陳舊者失其功用。

（一）馬飛氏謂腸潰瘍 Duedenal Ulcer 一症。亞爾加里性藥品不能使用過度。可用Neutral Calceium or Magnesium phosfhate 以代 Magnesium, Sodium, 或 Calcium 藥物。Tr. Belladonna 與亞爾加里藥併用甚有價值。如患者神經刺激太甚。可投以 Luminal 或 Bromides。愛克司光療法亦可試用。

（一）Merbaphen (Novarsurol) 筋肉注射或靜脈注射。每次一西西 1 c.c.。每星期兩回。顯有利尿消腫功效。注射三小時後。即有效驗。

（一）培梅二氏對于孕婦嘔吐症。用牛乳灌腸。每次牛乳內置 Chloral Hydrate 3 grams。每日灌腸凡三次（六小時一次）頗效。如症候減輕。Chloral Hydrate 分量亦可逐日遞減。

（一）Plasmochin 經德意諸醫士之試驗應用。均謂對于瘧症確有制止發作之功用。小孩嬰兒尤宜。此藥亦可與 Quinine 合用。

（一）Mercurochrome 220 一藥。經楊白諸氏製出後。頗引起醫學界之注意。此藥百分之二一 2% 溶液對于外面創口。頗有强力之殺菌功用。局部刺激亦少。而此藥又可用爲身體內細菌之殺菌劑。百分之一 1% 溶液靜脈注射。對于許多傳染病。（如Anthrax Septicemia Leprosy, Encephalitis 等）均已試用。頗有佳良之成績。惟于腦膜炎 Meningitis 尚無若何顯著之效驗。用此藥後。有時發生腸炎或腎臟受損等弊。宜謹慎也。

六〇六 Salvarsan 之危機

王畿道

六〇六Salvarsan 爲驅梅要藥。全世界醫士所公認。而病人以此治癒者。奚啻恆河沙數。今者有主張此藥發明以來。神經早期梅毒日形增加。不亦可怪歟。姑略陳之。以資研究。由梅毒螺旋菌所形成之病灶。早已潛伏腦內。注射 Salvarsan 後。一部分之螺旋菌卽被殺滅。其他未殺滅者。反因受刺激而誘致腦膜發炎。或大部分之螺旋菌被滅。產生多量毒素。亦能誘起腦膜炎症。如 Herxheimersche Reaktion 是也。

例一　楊姓。數年前。曾染梅素。未大發作。近因梅素性 Rheumatismus。且於肩胛部發生寒性膿瘍。某美醫施行手術。更注射大量六〇六。未幾。卽發現神經症狀及痲痺症候。

如用 Salvarsan 療法誘發之腦膜梅毒。常在狹窄之骨管部。所以顏面神經及聽神經。一側性或兩側性發生痲痺。實非罕見。

例二　許姓。五年前患下疳。注射六〇六而愈。復請其友金醫生注射六〇六 0.6。以圖根治。不意注射後。卽發顏面歪斜。耳聾及舌味失常。

梅毒性腦膜炎。由血液與腦脊髓液之檢查。方能確定。確定以後。對於驅梅療法。亦須謹愼。爲之最初用

Iodkali 或注射少量 Neosalvarsan。漸次增加。以免意外之弊。卽避腦膜刺激現象一時過劇或腦充血之虞。

六〇六注射後浸潤炎症之療法

注射六〇六。遇靜脈粗露者。固甚容易。倘遇靜脈細沉者。則非易易。偶爾不愼。卽有注射於靜脈周圍皮下之虞。症輕者。旋卽自消。較重者。施以冷罨。多能消退。最重者。則該部皮下。往往因而浸潤發炎。殘留硬結。遺恨終身。頃見德國醫學週報 Laudesmam 氏遇此患者。卽注射殺菌食鹽水 10 cc 於浸潤內及其周圍。以促吸收。收效頗佳。并謂曾治癒十六例。均有效云。

喉痧

John W. Ritchie 著　王度節譯

患喉痧的人有些是很厲害。在一兩天裏就要死的。有些是很輕。往往誤會以爲是頭部受了冷。或者以爲不過是喉痛。小孩子患喉痧的最多。潛伏期約從兩天到八天

喉痧微生物。　喉痧微生物是桿狀黴菌。生在喉嚨裏的最多。但是常有生在口裏鼻子裏和喉頭裏的。也有生在嘴唇上眼皮裏面和身體上別的部分裏面的

喉痧黴菌。除了到牛乳裏去以外。往往不生在身體外面的。大概乾燥可以殺滅喉痧黴菌。但是若是被周圍的東西保護着。那麼這些黴菌可以生活幾時。在初患喉痧的小孩子嘴唇上所觸過的石筆上。喉痧黴菌可以生活幾天。在患喉痧的人喉嚨裏的乾膜上這種微生物可以生活幾個月。

喉痧微生物到身體裏去的門路。　喉痧微生物從口裏或者鼻子裏到身體裏去。他們從一個人口裏咳出來到空氣裏去被別的人吸收進去。或者從吐涎裏蔓延開來很危險的。大凡有喉痧微生物的人的手巾上。差不多一定有這種微生物的。門鈕書籍或者器具上。也往往也有這種微生物。公共的杯子鉛筆橡皮糖糖類玩具或者小孩子所拿過的不論什麼東西上有時候也有這種微生物。許多喉痧的傳染。是因牛乳所致的。並且蒼蠅和家畜也可以把這種微生物傳染開來到口裏和喉嚨裏去。

遏制喉痧的難處。　雖然有禁斷交通期間（從傳染病地方來的船禁止和陸地交通大約四十日爲期）並且用抗毒素但消滅喉痧微生物十分爲難。因爲喉痧全愈以後。這種微生物常常還可以留在喉痧裏四五星期或者幾個月。許多康健的人。（和患喉痧的人接觸的）的喉嚨裏。也有這種微生物。有些人似乎不過患尋常的傷風。或者一些兒喉痛。鼻子裏和喉嚨裏。也有這種微生物的。喉痧在似乎

已經消滅以後。往往因為了傳布微生物的東西。又忽然發出來。像火似乎已經熄了。又忽然發出火燄來一樣。因為不論什麼時候。患喉痧的人可以把微生物傳染他人。使他人發最厲害的喉痧。或者若是他自己的抵抗力降低。那麼他自己要被微生物所殺。

喉痧的毒素。　喉痧微生物有時候致人死亡。是因為使喉嚨漲沒的緣故。但是喉痧致死的尋常原因。就是很強的毒素。這種毒素很厲害。像拇指甲面積的喉痧微生物生在喉核上。就可以生出毒素來。足以致死、這種毒素。大概侵入神經系腎臟和心臟。

喉痧的抗毒素醫治法　我們知道病原微生物在身體裏生出毒素來的時候。身體造出抗毒素來消滅毒素。使自己免得受毒。科學家依了這個原理、發明了從馬血裏採取喉痧抗毒素、（就是血清）的法子。若是一個人患喉痧。就可以把馬血裏取出來的抗毒素注射到身體裏去。那不是殺喉痧微生物不過是消滅毒素。使細胞免得受毒。等身體能彀殺滅微生物。那麼病就止了。

抗毒素要用在喉痧最初的時期。是很要緊的。因為毒素已經毒害了神經系腎臟和心臟的細胞。身體已經受了大損傷。那麼抗毒素不能彀消滅毒素了。但是抗毒素對於喉痧的全時期都有效驗的。應當常常應用抗毒素防止喉痧。也是很有效驗的。若是一個人處於易被傳染的地位。往往打一針抗毒素來阻止喉痧的發展。

抗毒素醫治法的效驗。　在喉痧起初的時候。就用抗毒素。是差不多沒有人死的。在 Virginia 州地方有一百三十九個人。患喉痧。抗毒素是城裏的衛生部所供給的。不取費。可以自由應用。一百三十九個人當中不過死一個。這個人在醫生沒有請到以前就死的。又患喉痧以後。心臟弱了。不可以有劇烈的運動

論學校醫

陳邦才

一　學校醫之重要

學校中當注意衛生體育二事。固爲辦學者所盡知矣。抑知學校醫之尤不可缺乎。夫所謂衛生。所謂體育者。其目的在學生身體健康之增進。而能抵抗疾病之侵襲也。顧身體健康之增進與否。非實行檢查體格不可。而檢查學生之體格者。厥惟學校醫是賴苟學校而無學校醫。則學生體格之强壯薄弱。終不可曉。而學校施行衛生體育之效果大小遲速。亦不可得而知。學校醫之重要也如此。且學校無論如何注重衛生。必不能保學生無疾病。使病非急性病。猶可待醫治療。苟患有急性病。往往朝發而暮死。甚或互相傳染。害及全校。推厥原因。皆由於無學校醫之故也。故學校有寄宿生。或校址在鄉鎮間者。必須聘學校醫一人。以備學生有病。可以隨時治療。學校醫之重要也又如此。不啻唯是。傳染病發生。則死亡枕藉。非先事豫防不可。飲食物不潔。則疾病叢生。非悉心檢查不明。而傳染病之豫防。飲食物之檢查。伊誰之責。此外教室內所當注意者。若通風。若換氣。若透光。若採溫。無一不賴學校醫之視察而識別其有無利弊焉。然則學校醫與學校之關係至大。辦學者又烏可視學校醫爲無足輕重之舉哉。

二　學校醫之職務

學校醫之重要。固爲近世教育家所公認矣。顧學校醫究以何者爲應行之職務。何者爲非應行之職務。何者爲正項之職務。何者爲副項之職務。是問題不可不明瞭也。果此問題不能明瞭。則對於己身及學校兩方面。均不能盡其應盡之天職。而不應行之事件。或且越俎代謀。至其最後所得之效果。乃甚爲微弱。學校醫之職務。固不容不劃淸者。茲就鄙見所及。拉雜述之。是非所弗計也。

（甲）正醫職務

一　醫療學生之疾病。若病症須休業醫治者。得申告校長行之。

二　凡學生有傳染病。宜斷絕他生接洽時。得申告校長及管理員行之。

三　醫療住校職員及校役之疾病。

四　學校之近傍有傳染病發生時。必施行豫防消毒法。

五　凡關於學校衛生上必要之事項。如有意見。得貢獻於校長前。以備採擇。

六　於課餘後得演講公共衛生及個人衛生之大意。使學生咸知注重衛生。（每月可舉行一二次）

（乙）副項職務

一　會同體操敎員檢查學生之體格。依左列事項而記入於表簿內。

（1）年齡。（2）身長。（3）體重。（4）握力。（5）胸圍。（6）脊柱。（7）視官。（8）聽官。（9）體格。（10）疾病。

二　會同體操敎員。矯正學生身體上不良之習慣。

三　會同主任敎員視察敎室內之衛生事件。依左列事項而記入於視察簿。

（1）通風換氣之便宜否。（2）透光採溫之適當否。（3）學桌與黑板之距離。（4）煖爐與最近生徒之距離。（5）敎室內之淸潔。（6）其他衛生上必要之事項。

四　會同庶務員檢查飲食物之淸潔。

以上觀之。學校醫之職務既繁且重。而學校醫之人格。亦不可不討論焉。

三　學校醫之人格

（甲）學術　舊醫學之不見信於國人也久矣。蓋舊醫學類以陰陽五行之謬說。視爲至高且深之病理。解剖不知。生理不曉。診斷不確。理化不明。若人治病。病奚能治。惟新醫學若解剖。若生理。若病理。若診斷。若藥物。俱本乎科學。似較舊醫學爲確實。且藥品淨潔。便於服用。學校醫職務重要。豈可委諸市儈。愼選學校醫之人格者。必擇學術優美而尤當以新醫學爲主體也

（乙）經驗　理論者。經驗之先導。經驗者。理論之確徵也。故經驗離理論而失當。理論離經驗而空妄。經驗與理論。二者不可缺一也。學校醫苟專憑一己之理論。而無診病之經驗。則其診斷必不能精確。而患病者亦難達治愈之目的。故學校醫不僅欲富有新醫學之知識。必更求有診病之經驗也。

（丙）體格　建一番事業。必先具有一種精神。而健全之精神。寓於健全之身體。故學校醫身體不健。必不能盡職也。且或以有疾病者而充任學校醫。其對於一切病症。難下精確之診斷。如患肺癆之學校醫。不能診察其發熱之症候。其一例也。（因學校醫手掌發熱。莫辨溫度之高低故）準此而論。學校醫

之人格。又安可不求身體健全哉。

(丁)熱心　自來創建事業者。大抵由於熱心人也。蓋熱心者多喜於辦事。而事業無不積極進行。反是則敷衍塞責。終無成效可言。故學校醫苟乏熱心。則對於一己之職務。旣不能盡。而學校施行衛生體育之成績。末由而知。此愼選學校醫之人格者。不可不注意。其人熱心與否也。

執是而論之。學校中不注重衛生也。則亦已矣。果欲注重衛生。必先得優良之學校醫。而所謂優良學校醫者。宜富有新醫學之知識。診病之經驗。並體格須强壯。辦事須熱心。夫然後學校衛生上之事件。方能積極進行而不怠。

學校醫之重要之職務之人格。旣如上述。余甚望辦學諸公。對於學校醫一事。尙三致意焉。

髮禿之原因及預防

Reginald S. Oswald 原著　邑成

髮禿之原因不一。而以頭部包巾爲甚。試觀土爾其亞拉伯波斯北印度諸國人。其首用包巾。故禿髮者多。西班牙則用寬邊窄裏之帽。其北部用小帽以緊束。故髮病均難減免。而婦女不用包巾者。鮮有禿髮之患。更觀美洲紅人。常赤首往來於風日中。然髮常光澤。雖年老而髮色不衰。由斯以觀。吾人護髮之習慣。固有可取。然以利害相較。殊出意外。藉非經驗。何由知之。

髮生於頭肌之珠莖。若植物之有根焉。雖時加芟薙。而不礙於珠莖之生殖。則如草芥之屬。隨去隨長。以根蒂未傷。生機仍在故也。設取地氈覆於草地。使日光空氣不得透。則不及數星期。草色萎黃。二三月即枯而死矣。惟髮亦然。但有修翦。尚無大礙。以髮質本有滋生之性。又得體部之營養。故能發榮滋長也。若覆以高冠便帽纏布等物。髮根卽失其功用。馴致脫落。而體部營養之力。亦有所不及矣。然則保髮之道維何。曰莫若撤去頭服。不避風寒。則髮之效用始彰。夫惟赤首。始能免於禿首。髮之衞生則然也。顧世人以不冠爲失禮。往來晉接。體貌攸關。固未克獨行其是。若夫幽居寂處之中。正可脫帽自適。乃仍以戴帽爲習慣。舍涼爽無論。而就蒙蔽。可厭。繆莫甚矣。故無論在盛暑或嚴寒。須厲行不帽主義。始雖突兀。久之已心漸安。亦復無人非笑。然則吾人所患者。無排除成見與積習之能力耳。著者曾見紐約教士俾凡爾氏。素好習勤，常赤首耕鋤於風雨中。教徒見之初以爲怪。繼卽甚敬禮之。此教士之卓行。誠難能而可貴者也。要知不冠主義。不惟能養髮。且能堅護頭顱。雖遭困厄。心神悲愴。體量失重。勁力減少。而髮及頭肌，則鮮受影響。昔有奸商。驅奴於海外，虐待備至。然其人露宿風餐。歷久而髮不改色。而其他一部分。則爲司舟楫之奴。執役未五載。髮已盡脫。此非人種之有異也。由操舟者常服頭巾。有以致之耳。

人體健時。髮之滋養料。不虞告竭，及其體衰。滋養料不能徧給髮之全部。自當撙節出之。而髮因供給之有缺。其病遂可立而俟。斯時頂部之長髮。先行脫落。然餘髮種種。尚可得未竭之滋養料以生存。語云。髮長不伴老人頭。蓋謂此也。按髮部滋養料缺乏之故。實由人體先失脂肪之質。但肉體猶欲竭力運輸。使髮不脫。馴致無可爲力。斯禿象見矣。試觀禿毛之畜。無不先露瘠瘦之狀。反觀脂肪充足。體魄强健之獸類。則毛色無不豐澤。故體力之强弱，與髮之盛衰。有密切之關係焉。讀古英雄史。頗有以髮之美觀，爲凱旋之紀念者。若戰士錫迦。金髮碩茂。卒成偉績。押沙龍髮美無倫。故英名蓋世。參孫髮長垂地。故膂力超羣。誠以體魄碩偉，元力充足。髮亦呈其雄奇之色采。此按諸實驗而可信者。特吾人有完好之髮。而好戴窄帽。或修翦過勤。俱非所宜。他若風土熱症及流行感冒等症。皆足損髮，不可不知。

膏沐亦古禮之一種。古者賓朋宴集。必先以香膏濡髮。否則爲不敬。至貴客入謁。主人亦必膏髮以迎。臨別。主人復爲客行膏髮禮。豈無謂而然耶。卽古人臨危之際。亦不忘斯禮。昔亞利暗氏航行海上。船員叛之。擠氏於水。氏緣船標而登，謂予髮新膏。詎至喪命。則古人以膏髮爲祝福之一端。竟視若有關於生命，此種迷信之言。雖不足據。而專論髮之衛生。則得膏而潤。可以補本體滋養料之不足。蓋敷膏之髮。雖遇劇寒劇熱。亦不爲所傷。而頭肌乃受益於無形矣。旅行家蘭格爾氏嘗謂西伯利亞某驛卒。曾以脂塗犬身厚幾寸許。乃使輓車冒雪而前。毛革無恙。至於飛走之類。亦有能自潤毛羽者。例如鳥類能以喙刷羽體間且有藏膏之核以潤全身。野豕則往來於松林間。集松脂以塗其毛。皆是也。

人類之髮根無時不浸潤於天生膏囊之中。囊內有皮脂腺時洩脂膏以養髮。吾人當年富力强時。此種髮脂。初不虞其缺乏。及年事已高。或精力衰弱。則髮脂之分泌亦漸減少。故此時宜用脂膏。以補其缺。乃能阻止膚間寄生物之發生。而大有裨於髮。然用膏之害。亦能堵塞髮孔。礙其發育。教育改革家俾士度氏欲去斯弊。乃令其學生於每星期日敷膏一次。惟至星期一。必洗擦無遺。七日之中。既得二十四小時之潤澤。更以洗擦免其流弊。最爲合度。

髮部隨時洗刷清潔。則寄生微物無由發生。若乞靈於藥石。匪特無益。而且有損也。故不獨染髮之色料。多含毒酸。能損髮根。以避之爲是。卽生髮之劑。爲害亦烈。宜亦屏斥。法之善者。在於勤加洗刷。若能用冷水。則髮根强固。發生尤茂。故論洗髮劑之奏效。莫如冷水爲最佳。

夫秃髮之原因。既如上述。然室內氣候灼熱。亦足以蝕髮。在法蘭西之業庖丁者。年事未高。秃髮極易。又汽船中供役之火夫。以時有秃髮之患。昔有擅相術之滑稽家。自謂能識別火夫。無一或爽。緣滑稽家曾執役於機室。習見火夫咸有秃髮之怪相故也。然則保髮有道乎。室中勿過熱。夜枕須求涼。弗用毛枕。勿用睡巾。洗以冷水。然後髮根可固。卽已病者。亦能漸復原狀矣。

醫學書局出版

醫學叢書

- 醫學指南正續三合編……九角
- 醫師開業術……八角
- 近世催眠術……五角
- 醫學碎金錄……四角
- 醫海一滴……四角
- 醫海文庫……六角
- 醫學叢刊……六角
- 醫學小叢書四種……五角
- 衛生碎金錄……五角
- 衛生叢刊……五角
- 學校健康之保護……五角
- 無藥療病法……四角
- 實驗却病法……三角

名目繁多詳見圖書目錄

同濟大學化驗閘北水電公司自流井水報告及鑑定書

梁伯强

(甲) 化驗報告

承寶山縣公署之委託。於九月一日親往閘北水電公司。視察該公司新鑿之自流井大小兩座。並向該兩井水化驗。以下種種化學的及細菌的化驗手續均採用德國及通行規定爲標準。

(第一) 局部視察及臨時化驗

(一)大小兩井均在該公司內工廠旁近。該大井之蓄水池。其入口處位於較高之地上。覆以水門汀製之蓋。(不甚固封)。不易致汚。而該小井之蓄水池正傍工廠。此間有許多工人行走。乘之入口處封蓋不固。僅應用小木板。所以該水致汚之可能較大。

(二)因爲該井之大水管在蓄水池內位置太低。不能直接測量水流之溫度。玆僅於汲水瓶內測定大井之水爲攝氏二十度。小井之水爲二十度半。同時外間溫度爲二十八度。因此該水溫度遂過高。

(三)該兩井之水均無雜味及臭氣。

(四)汲水入瓶後。有許多小氣泡上升。(大約爲空氣或炭酸 CO_2。)

(五)該水用蒸溜水比較。微帶黃赤之顏色。

(六)該水初則澄清大約經十五分鐘後漸漸變濁。(此當由溶解性之鐵化物 Ferrobikarbonat Fe (Hco_3)$_2$ 變爲 Ferrhyproxyd Fe (OH_3) 之鐵化物) 再經數小時後。瓶底沉澱許多金赤色之絮狀物。(卽該鐵化物)在大井水內尤多。

(七)該水均微含酸性。(用 Lkamus 紙試之)

(第二) 化學的化驗。

(一)鐵 (甲)定性。加入 Hcl (鹽酸) 及 $K_4Fe\ (Cn)_6 \cdot 3H_2O$ (Ferrocyankalium) 於該井水內。卽呈所謂 Berliner 藍色反應 (=Ferriferscyanur [Fe (Cn_6)] F_3e_4) 證明水內鐵質之存在。(乙)定量。加入 H_2SO_4 (琉酸) 後。用百分一之 KMnO4 (Kaliumpermanganat) 溶液確定大井水一立脫(Liter)內含六·一六米厘克蘭姆 (Mg 以下簡稱米克) 鐵質。在小井水內含五·六〇米克。此量高出定限 (卽〇·二米克) 在德國須施去鐵法矣。

(二)水之硬度 此卽指其中所含石灰 (Kalk) 及鎂 (Magnesia) 化合物之多寡。量法用 Bao (Barium oxyd) 制定肥皂溶液。而後用此液量定該水。大井水爲德制之五·〇度 (卽英制之六·二五度。) 小井水爲德制之五·一度 (卽英制之六·三八度。) 此水可謂頗軟也。

(三)有機化合物 照通行規定只能定量水內所含之易養化物其法先用過多量之 $H_2C_2O_6$ (Oxalsaure) 溶液養化之。而後用 KMnO4 (Kaliumdermanganat) 溶液量定其剩餘者。由是而推定一立脫水 (大小兩井均同) KMno4 之消耗爲七·四三五米克。卽含三十九米克有機化合物。(至六

十三米克尙爲可飲之淸水）

（第三）　顯微鏡試驗

在經過二十小時之瓶底沈澱物內用顯微鏡觀察。除以上所擧之赤色鐵質絮狀物及少數礦物質外。未發見腐化菌及各種植物性或動物性之汚穢成分。（可見無地面水分之混入。）

（第四）　細菌試驗

細菌培養照德國及通行之規定。均用 Gelatine。惟此物至攝氏二十四度則溶解。惟夏季之溫度常高出於此。所以乃改用 Agar 培養基。經過攝氏三十七度四十八小時以後。在大井水內每一 CCM 含細菌三十五個。在小井水內含十三個。此種細菌用顯微鏡證明非病原菌。此均係所謂之「水細菌」Coccen 及 Hyphamycetcn。（井水一 CCM 至多二十菌。）

（乙）　化驗鑑定書

九月一日在閘北水電公司所取新鑿大小自流井之水。經化學的及細菌的化驗後。證明該兩井之水。甚佳。可供飲料。

其理由如下。

（一）該兩井之水味佳可口。

（二）該水質不過軟。亦不至硬。（德制五度。卽英制六·二五度。）既適飲料。亦宜洗滌等之用。

（三）該水內含有機化合物不多。（一立脫內僅三十九米厘克蘭姆）

（四）該水內含鐵過多。根據普通之經驗與健康無害。惟鐵之 $Fe(OH)_3$ (Ferrihyaoxyd) 沈澱與「鐵細菌」產生。來日愈積愈多。可以充塞水管（每一立脫含六・○米克。照每日出水五十萬加倫計算。每年中水管內沈澱之鐵約可萬磅。）

（五）該水內不含何種病原菌。小井水內每一 CCM 含細菌僅十三個。可謂頗少。大井水每一 CCM 含細菌三十五個。此於井水為過多。大約係因大井較深。新鑿後洗滌較不易也。而此不至有何疾病傳染之危險。

（六）該井（尤為小井）之蓄水池覆蓋不甚固。不能免却以後之污穢。此為防患疾病傳染須大注意者也。

附註　根據種種經驗及試驗。普通水內所含各種化學物質。與吾人之健康不能直接發生影響。該物質之增減與腐化菌及病原菌之存在。亦不能成平行。因為有機化合物係從滲浸潤地層而入於地下水泉內。至於細菌則僅能穿過該取水處疏裂之地層而入於地下水泉。欲防患病疾傳染。所以須時時試驗該水內細菌數增減。因細菌增多為地層疏裂之明證。又普通細菌容易穿過時。病原菌亦得而入也。近報載各處驗水。每僅為化學試驗及顯微鏡試驗。而於最重要之部卽細菌多寡之確定則付缺如。實大誤也。其驗水之成績。不能鑑定該水之優劣（指疾病傳染可能）於此可知

讀新醫自覺語之感想

金峙程

夫醫之爲道。日新而月異。余少從先父通讀素靈傷寒金匱諸書。長游海上。研求新醫學識。知陰陽五行十二經脉之說不足恃。乃專肆力於新醫。數十年來。愧無建樹。然醫事未嘗少懈。因知人命重大。豈容率爾操觚。醫雖小道。非上智之人不足以言醫。古聖言之諄諄。如余之駑鈍下乘。安可不自量哉。今讀蔣紹宋醫師發表之新醫學自覺語一篇。有不能已於言者。

新醫稱謂宜劃一也　解剖生理學說。各國一致。化學物理作用。萬難立異。是新醫學說。原屬一家。亦何必各異標幟。而以德醫英美醫日醫西醫等名稱。故示人以派別。混淆社會耳目。以分信仰之心。當知社會之于新醫。猶在懷疑時代。蓋半由於常識缺乏。不明新醫之眞際。半由於迷信舊醫之觀念。深入人心。以是心懷疑懼。信仰未堅。今復故意以英美德法等外國國籍名稱來相號召。惑其視聽。則將以爲新醫派別孔多。不知孰優孰劣。於是退而羣趨於神農黃帝之門。新醫所以不能充分發展者。殆其目標之未經劃一也。今內部既須有醫師法草案並經塡發醫師執照。上海復有醫師會之設。凡屬新醫。宜一例稱爲醫師。無分畛域。則信仰集中。久而彌堅矣。

診病宜方案並列也　舊醫爲人治病。輒方案並列。名醫或借風寒濕熱陰陽五行之說。左右迴旋。集成長行。以示雅博。社會愈尊之謂其滲透病情也。新醫則不然。診察之外。疾書蠻行文一紙。揚長而去。或授與藥劑若干。囑病人服用。淺識者流。或竟詆爲某醫不識病。所給藥劑。亦不知爲何藥。置不敢服。凡此之點。殊非取信社會之道。余以爲新醫診病。亦應方案並列。先述病狀大概及體溫脈搏等。並記一假定或確定之病名。次及處方藥名。中西文均適用。法宜寫中文。爲便於病家瞭解。避免錯誤也。蓋病狀有記載。可以候覆診時查考。設病家改延他醫。既往病情。得有攷證。且先述病情。次及處方。憑症投藥。可避免無謂之非難或詰責。而病家亦可了然於病情之大概。如是推行有年。庶幾社會逐漸明晰新醫之實際。非有意模仿中醫。或專事迎合人之心理。實欲增益社會之信仰力也。

醫事常識宜宣傳也。　疾病與生命至關重大。故醫事常識。爲人人應具之智識。但吾國人狃於習俗。鮮有此研究者。一旦患病。則皇然手足無措。且缺乏判斷力。因此有名實不符之醫院。離奇眩人之廣告出焉。此乃平民缺乏醫事常識。遂墮其術而不自覺也。今上海醫師公會編有新醫與社會週刊。而本會復有中西醫學報月刊之印行。是皆宣傳眞理之捷訣。而爲公衆造幸福者也。要之新醫應矢誠矢愼。眞實不欺。竭盡心力。爲社會服務。養成平民醫者之風度。以期矯正現社會之弊害。則新醫之令名與信用。不難蒸蒸而日上矣。

新醫與社會

閣下

備費洋二元訂閱

中西醫學報

不啻充君常年醫事衛生顧問

何樂而不為？

預定全年贈實洋代價書券一元

本誌是

▲導引思想▲介紹科學

▲闡揚國粹▲容納真理

▲普及通俗的新醫學識

▲提倡實用的公共衛生

▲進促家庭的健康幸福

▲全國民衆的無上讀物

醫學博士丁錫康　丁惠康編輯

每月出版一鉅册定價大洋三角

每年十二册預定半價一元八角

國內郵費二角四分

國外郵費九角六分

醫學書局發行

贈君一朵　生命之花

丁惠康編

為最高尚最珍貴之禮品

諸君覺着生活上乾燥而乏味嗎？諸君欲除種種的煩腦，疾病，痛苦嗎？諸君欲得真真之大解脫，欲求真真之快樂和幸福，不可不讀此「生命之花」一書！

內容豐富

自兒童時代以及青年結婚壯年老年時之種種關於生命及衛生上之學說莫不敘述詳盡了當透徹

紙張優美

全書用上等二號紙即信箋紙精印微作蔚藍色幽雅豔麗兼而有之毫不傷目堪稱生面別開

裝訂精良

封面用摩洛哥皮質上等銀粉精印四週稍廣尤覺美觀閱之愛不忍釋

▲每部精裝一册實洋一元二角五分

▲購滿六部每部祇收實洋一元

▲以之作為禮品再為相宜而受人歡迎

▲外埠函購不取郵費以示優待

醫學書局發行

上海梅白格路一二一號

新醫與社會

余巖

國步之隆盛。社會之發達。人民幸福之增進。有二大要素焉。卽醫學之社會化。政治之衞生化。是也。費爾和之醫事革命論曰。「醫學者。一社會學也。政治者無他。不過醫學之大者而已。」觀乎各處國民之疾患。有不因於社會之缺失而生者乎。爲政者得一流行病發生之警報。須知其於國民發育之途中。軒然起一大障礙物也。」其言實有至理。吾國醫經亦有上醫醫國之言。蓋國以民爲主。自古而皆然。善爲政者無他。去民害而已。民之害不一。而疾病亦其一大宗也。兵者所以禦强暴而免侵奪也。農以醫飢。桑麻以醫寒。工商以醫民用之匱。何往而非醫乎。至於夭札疫癘。殺人如麻。其爲害也大矣。獨非爲政者之憂耶。邦有疾病疕瘍。醫者之羞。實爲政者之恥也。故世界大戰而後。英國首立衞生之部。以與內務外交等並立。今年淞滬商埠督署成立。而衞生局首先出現。無他。欲去民害也。欲國步之隆盛也。欲社會之發達也。欲人民幸福之增進也。自今以後。社會經濟之狀況。生活之程度。不獨爲政者所當研究。亦醫家所宜留意也。死因之多少。病類之消長。不獨醫家所當稽覈。亦爲政者所宜考察也。不以社會衞生爲根基。凡諸虛僞浮夸之設施。是金玉其外。敗絮其中也。置醫學於度外之政黨。與夫不解衞生與社會關係之政治家。此過去時代之人物。不足以托國是也。以個人爲對象。以治一人療一病爲滿足之醫家。亦過去時代之人物。不足以托民命也。中華民國之建國。於今十有六年。干戈擾擾。一事無成。而新年之慶祝又至矣。慶者慶過去。祝者祝將來。所慶祝維何。曰去民害而已。吾輩之於新年更宜慶祝。所慶祝維何。曰政治之衛生化。醫學之社會化而已。此去民害之極則也。此新醫與社會發刊之本旨。而本報增刊之微意也。

六氣論

余雲岫

自余著靈素商兌後。舊醫家陰陽五行十二經脈之說。摧毀無遺。社會之崇古薄今。守先王之道。至死不變。幾欲以身殉之以國殉之以天下殉之。而亦所不惜者。亦知其說之不通。愛莫能助。捐棄而不敢復言矣。二三年來。舊醫退保殘局。據氣化以爲險要。而作困獸之鬬。其言曰。西醫精解剖。中醫精氣化。其所撰醫案。滿紙猶作風寒暑溼燥火之談。蓋自宋元以來。其風尚固如是矣。病人之就診者。亦必先自白曰。我是火。我是溼。於焉知六氣之說。中人最深。至於今日。幾於婦孺皆知。信口亂道。若無疑義。此種怪象。徧地皆是。不但庸俗如此。卽具高等知識者。亦習爲口頭禪。而不覺其非也。嗟夫。六氣之說不明。則社會對於病之觀念。永無了解之期。而衞生養病諸事。往往操背馳之行動。罹意外之危險。亦國民仁壽之一大障礙物也。不可以不辨。

六氣之說。始見於左氏春秋。其目曰。陰陽風雨晦明。已與內經風寒暑溼燥火之目不同。然皆不外乎自然界之現象。人類研求學問。皆以自然界之現象爲質的。其造端於天地之法象。古今東西。其揆一也。第古人智識幼穉。思想簡單。祇能就彰明昭著者而研求之。陰陽也。五行也。八卦也。皆自然現象之彰明昭著者也。醫學之著目六氣。亦此例而已耳。

六氣之變化。非不足以致病。醫學上亦非無研究之價値。以余觀之。六氣致病之原因。可分三類。

（一）直接原因。

（二）間接原因。

（三）誘因

（一）直接原因　六氣之直接致病。極不常見。蓋生存於地球上之動物。對於自然界之變化。常能調節抵抗之。使不至受影響而生疾病。故六氣之變動。必其有極大之暴力。爲人類所不能抵抗者。始足以陵人而致病。否則不能爲人害也。又必其人極孱弱。抵抗力極不完備者。始能受氣化之影響而成疾。否則稍稍劇甚之變化。亦不能致病也。是故統病之總數而計之。六氣致病。爲數極少。寒時之手足凍傷。近火者之燒傷。暑天之暍病是也。除寒暑火三者外。其餘風溼燥三者。無直接能致病之理由。請先論風。古之所謂中風。今之感冒也。有病菌。非風所致。今之所謂中風。腦出血也。亦非風。醫經之賊風風邪。卽吳又可之所謂戾氣。皆病菌類也。細菌未發明之前。古人知疾病之發生。有非尋常六氣所能說明者。以爲必有一種特別之物。以作用於其間。無以名之。名之曰賊風。名之曰風邪耳。今病理學細菌學大明。此等彷彿想像上之名詞。徐靈胎所謂自宋以還。陰陽氣血寒熱補瀉諸膚廓籠統之談。皆可以一筆勾消矣。若夫溼之致病。更屬無有。人身成分。含水之量。約有百分之七十。小兒幼婦更多。故其皮膚滑膩豐軟。至老則漸漸乾枯矣。區區空氣中之溼度。及湯水醍酪之屬。能致病耶。飲酒者之多痰。乃其咽喉上皮發生慢性炎症。分泌增多耳。此受酒精之作用。與溼無關也。至於燥。更無致病之理。今夏亢旱極甚。可謂燥矣。而吐瀉霍亂之症反多。衡以內經燥勝則乾。溼勝則濡寫之言。適得其反。如謂燥能致病。則不宜濡寫。如謂濡寫是溼。則何以起於亢旱之時。固知不明病因。不識細菌。空言六氣者。往往有此矛盾之現象也。

(二)間接原因　六氣之能間接致病。較直接爲多。如夏秋之交。氣溫高昇。溼度亦增。種種微生物。容易生長。飲食諸物。腐敗極易。故胃腸諸病。夏秋較多。加之蒼蠅蚊蚋。增殖極繁。最易傳播病毒。故瘧痢等病。亦以夏秋爲多。況復肌肉弛緩。動作怠惰。抵抗力亦減。病菌更易侵犯。凡此皆夏秋多病之間接原因。然其直接之主動力。則在微生物及飲食物之腐敗毒也。以上所言者爲暑溼。至於風寒。則能刺戟皮膚氣管。使血液變調。抵抗減弱。故感冒欬逆之病。春冬爲甚。而其直接原因。仍在微生物也。雖如慢性氣管支炎(俗名痰火病)至冬則劇者。亦其病體本未除。遇冷空氣之刺戟而增加。非因寒而新生也。

(三)誘因　誘因者。疾病種子。已伏體內。幸遇身力強固。難以發展。一旦遭逢他病。則授寇賊以機會。乘時蠢動。以成症也。如肺炎之雙球菌。康健之肺中。亦嘗有之。然不爲禍害。一罹感冒。則乘主人之隙。發爲肺炎者。往往而見。癆病之菌。以外國之調查。凡十二歲以上之小兒。百中已有九十人侵居體內。然往往靜居蟄處。不見其害。迨一罹他病。如麻疹。如肺炎。如重篤之感冒傷寒等病之後。往往病勢驟進。女子產後。亦屢見癆瘵。皆病菌乘虛發動故也。譬之編砲。內藏火藥。卽病菌也。外湊以火。卽誘因也。至其爆裂。則全是內伏火藥之作用。已非藥線之作用矣。

以上所述。爲六氣致病之三因。明乎此。則舊醫六氣之說。可得而批評矣。

舊醫之說六氣也。其大謬之處有三。

（一）以六氣之過不及。爲致病之直接原因。

（二）以病之證候爲卽此過不及之六氣。客居體內而發生作用。

（三）以治病之藥爲卽是治六氣之過不及。

（一）以六氣之過不及爲致病之直接原因。

內經刺節眞邪篇曰。「邪氣者。虛風之賊傷人也。其中人也。深不能自去」歲露論曰。「賊風邪氣之中人也。不得以時」素問八正神明論曰「若用力汗出腠理開逢虛風其中人也微」生氣通天論曰「冬傷於寒。春必病溫」至眞要大論曰「……寒氣反至民病厥心……」五常政大論曰。「少陽司天。火氣下臨。肺氣上從。大暑以行。欬嚔鼽衂。……」生氣通天論曰。「地之溼氣感則害皮肉筋脈」氣交變大論曰。「歲水不及。溼乃大行。民病腹滿身重。……」六元正紀大論曰。「金鬱之發。燥氣以行。民病欬逆……」至眞要大論曰。「少陽司天。火淫所勝。則溫氣流行。金政不平。民病頭痛發熱。……」凡此皆認自然界之六氣。爲直接致病之因也。六氣致病之直接原因。前已辨之。其謬誤可不待煩言而解矣。蓋古人對於疾病。注重在自然界之變化。而耳目之所及。感覺之所到。至於六氣而止。更不能再進一步。以窺見其隱微之所在。彼見六氣變化之影響疾病。遂直以爲六氣所致。而不知六氣之背後有政客潛踪匿跡以煽動攪亂於其間也。政客維何。微生物等也。六氣者。其傀儡也。是故六氣致病之說。世俗謂爲精微奧妙。自新醫觀之。不過病理學中一部分之物理學的刺戟。及化學的刺戟而已。在疾病發生上。固有意義。要非直接致病之主人翁也。極粗淺。極浮泛。自精審之科學發達後。此種幼稚之思想。古董之學說。無當於天人之道也久矣。而謬誤相承。牢不可破。其亦不思之甚也。就中最奇之現象。則於六氣之中。偏重風寒。一旦患病。必密閉窗戶。不稍透風。今年天氣暵熱。如是。凡患病者。猶復狃於積習。如法泡製。試思空氣溫度在華氏寒暑表九十度以上。病人體溫在一百零兩三度之間。更加之以環繞病榻充塞病室之家族親友人等體溫之放散。卽使洞開窗戶。通風易氣。已不異於嚴寒時節之擁重衾熾火爐熨湯婆者矣。乃復深閉密封。眞乃不知天時者也。無常識甚矣。余輩被邀往診者。一入病室。如赴湯火。入鼎鑊。少住幾分鐘。卽汗下如雨。病人更何能堪。其因此而昏厥。因此而病勢加重者。余見之屢矣。余每誚之曰。六氣不獨風寒。何公等畏風寒如虎。獨不畏暑火致病耶。或曰。此卽風爲百病之長一言誤之也。嗟乎。泥古不化。至於背天時昧常識而不悟。奚望其能明曉學理乎。

(二)以病之證候。爲卽此過不及之六氣客居體內而發生作用。

素問風論曰。「風氣藏於皮膚之間。內不得通。外不得洩。風者善行而數變。腠理開則洒然寒。閉則熱而悶。……」又曰。「肺風之狀。……時欬短氣。……心風之狀。……焦絕善怒。……肝風之狀。……善悲。色微蒼。……脾風之狀。……身體怠惰。……腎風之狀。……隱曲不利。……胃風之狀。……食飲不下。……」調經論曰。「陰盛生內寒。」舉痛論有寒氣客脈。客腸胃之間。膜原之下。客小腸膜原之間。客五藏之言。氣厥論曰。「腎移寒於肝。癰腫少氣。脾移寒於肝。癰腫筋攣。肝移寒於心。狂隔中。心移寒于肺。肺消。……肺移寒於腎。爲涌水。……」六元正紀大論曰。「太陰在泉。溼客下焦。發而濡瀉。及爲腫陰曲之疾。」至眞要大論曰。「少陰之復。燠熱內作。」又曰。「火氣內發。上爲口糜嘔逆。」凡此皆謂六氣內蘊而生疾也。既以六氣爲直接致病之因。又以此致病之六氣。爲卽客於身體。舍於藏府。以發生種種證候。此又誤上加誤矣。夫謂六氣致病。猶可以間接原因誘因等解說之。至於既已發病。則與六氣已無關係。上文編炮之喩。已辨之矣。請更喩之。男女會合。有媒妁以介之。六氣者。媒氏也。至成婚以後。媒氏已退處無用之地。至於懷妊生子。猶謂媒氏作用於其間。豈非可笑。假若肺炎菌竄入肺中。因肺中健全。病菌無隙可乘。不能致病。是猶男女雜處於社會之中。無會合之機緣也。一旦受風寒之刺戟。肺中變調。抵抗減弱。病菌卽乘間竊發。占據肺胞。而發生重大變化。是風寒者。猶媒介人。不過授以會合之機緣而已。至既已發病。風寒之力已過。再無効忠之地。而發熱而欬逆短氣而唾紅磚色之痰。則純粹肺炎菌之作用而已。若猶指此等病候。爲風寒客肺所爲。是認媒氏爲懷妊生子之夫婦也。悖孰甚矣。又若霍亂痢疾之菌。健康之人。亦往往有帶菌者。其不發病。則無湊合之機緣故也。一旦或飲食生冷。或腹部受寒。或過飽等。胃腸受新刺戟。變易常度。以致抵抗減弱。則病菌亦蠢動以與胃腸相接觸。而成霍亂痢病。至既發吐瀉弔脚。癟螺。日下數十行。大便粘稠帶血。裏急後重等種種病候。則完全是霍亂菌赤痢菌之作用。於斯時也。猶斤斤然以爲寒溼暑熱之行爲。是亦認媒妁爲懷妊生子之夫婦也。悖孰甚焉。吾鄉有婦人產後得肺癆。荏苒二年而死。常延產科世醫治療之。爲其病得之於產後也。不知產後亡血。不過使抵抗減弱。蟄居肺中之結核菌。得以乘間竊發耳。至欬嗽。欬血。日晡發熱。漸漸羸瘦。諸病候。則皆完全結核菌之作用。已與產事無涉矣。產事亦媒妁而已耳。且據病理之研究。往往有原因相反而病候相同者。如火傷凍傷。一屬於熱。一屬於寒。以舊醫六氣言之。豈非居反對之地位。然兩病所發生之實質上變化。皆分三度。第一度皆爲發生紅斑。第二度皆爲發生水泡。第三度皆爲組織壞死。由是觀之。據證候以斷原因。無有是處。況乎復有寒鬱成熱。溼從火化。熱深厥深等旁通之說。逃遁之途。路路可通。頭頭是道。一病候之發現。謂之熱亦可。謂之寒亦可。謂之溼亦可。謂之暑亦可。惟長舌健筆者。恆占優勝。是以聚訟千載。莫宗一是。迷信六氣者。盍亦知所返乎。

(三)以治病之藥爲。即是治六氣之過不及。

素問六元正紀大論曰「溼淫於內。治以苦熱。佐以酸淡。以苦燥之。以淡泄之」至眞要大論曰「燥化於天。熱反勝之。治以辛寒。佐以苦甘」又曰「熱淫所勝。平以鹹寒。佐以苦甘。以酸收之」以及近人謂今年霍亂爲亢熱所致。忌附子熱藥。須用黃連雪水西瓜等說。皆屬於此。大約宋元以後。空論大盛。所有醫籍方書。滿紙皆鋪張此說。而病之眞面目。藥之眞功用。皆被蒙蔽汩沒而不彰矣。夫病之發現。既非六氣舍于人身之作用。則治六氣有何意義。如男女既已會合。懷妊生子。問媒氏有何意義。更進而言之。腹漸漸大矣。乳頭之暈色加濃矣。妊婦惡阻。不欲食矣。乃精蟲與卵子會合。發育長大之故。與男女本身已無關係。即使之男女別居。夫婦離婚。有何意義。故俟病之發而治六氣。是禁懷妊而逐媒氏。治惡阻而禁會合也。刻舟求劍。可謂不達于事情矣。故余謂注意六氣之變化。於預防疾病上。則有重大之關係。若以之治疾。乃絕對無意識之舉動也。亡羊補牢。所以防再亡。非以求既亡也。夫療病之法。有原因療法。有對症療法。原因療法。如梅毒之注射六零六。白喉之注射血清。瘧之服規寧。蛔病之服山道年。食滯之服吐下藥之類是也。對症療法。如熱用退熱藥。吐用止吐藥。瀉用止瀉藥。氣管痰多。用祛痰藥不眠用安眠藥之類是也。未有隔靴搔癢。置原因症候兩大要事而不顧。而求諸間接原因及誘因也。禁孕育者不顧男女之會合。而反治媒妁。醫惡阻者。不於胎氣上用工夫而反治男女會合。苟非癡愚。斷不出此。而今之時醫。皆操此術。是否合理。明達者可以心知其故矣。

由是觀之。六氣之說。尙有價値可言乎。而世之嘖嘖稱道。不離於口者。其說膚淺籠統。不煩思慮。不用醫化分析。不須細微鏡察驗。不必驗血。不必透影愛克司光線。不必用微生物培養。諸新醫煩瑣細碎之手續。皆可豁免。而又無病理解剖可以對證。臟腑又不能言。不能起而鳴其非。且復爲社會之所習知。其出言至易而操術至逸也。夫畏難而趨易。避勞而就逸。人之常情。而又得病家之承認。何爲而不樂行之哉。余懸壺滬上十年於茲矣。遇有善怒多倦不眠虛怯之病人。彼必先自述曰。我肝火也。若爲之匡其謬誤曰。肝無火也。眞肝之病。不如是也。此乃神經衰弱也。則漠然不應。雖爲之詳細解說。以至舌敝唇焦。猶是疑信參半。若簡直應之曰。唯唯。此誠肝火也。則如土委地。歡喜欣受而去者。比比然也。如之何醫者不樂行此耶。是以今世新醫。亦有祗按脈處方者矣。以爲對付不澈底之社會。如是而已足也。此雖玩世不恭。要亦社會有以迫之使然。憤激而出此也。

青年進步衛生叢錄

醫學書局出版

進德叢書

連史精印

各書一律八折

偉人修養錄

每部三角

人當少年時代。心志未定。知識未充。雖有長者之訓誨。苦無良書之誘導。以養成其高尚偉大之志。往往蕩檢踰閑。漸入於小人之域。江陰徐蘊宣君慨焉惜之。乃○譯此編。以餉吾青年。書凡三編。曰立志編。曰處世編。曰健康編。各編語語切要。足爲成大事立大業者之模範。而學生又當奉爲圭臬者也。

西洋古格言

每部五角

吾國先哲之格言夥矣。而泰西之格言無聞焉。江陰徐蘊宣君。譯西洋古格言。共分三十五章。漢文列於上。西文列於下。薈萃各國之精理名言於一編。誠洋洋乎大觀也。欲研究泰西之道德及古今之風俗者。不可不讀此書。而學西文者。又可以此爲自修參攷之資。

少年進德錄

每部六角

丁君福保編纂。共二十七章。各章皆薈萃前人之至理名言而成。其精警透闢處。如當頭棒喝。能喚醒癡迷。如暮鼓晨鐘。能發人猛省。凡吾國少年。急宜購置座隅。爲朝夕省察之資也。

少年之模範

每部三角

勸善之書。汗牛充棟。類皆言不雅馴。爲通人學者所不樂觀。丁君福保特選錄二十四史中之嘉言懿行。足爲少年進德修業之模範。書凡十二章。而其中所載之嘉言懿行。悉爲吾人立身行己所不可少之指南針。學者苟能一日三復。身體而力行之。鮮有不成爲完全之人格者。

女誡註釋

每部二角

後漢班昭撰。無錫裘梅侶女士註釋。設辭淺顯明白。如白香山詩。老嫗都解。教女者宜取則焉。

溫氏母訓

每部二角

明溫璜述其母陸氏之訓也。著錄於四庫全書。於立身行己之要。相夫教子之大。簡賅切至。字字從閱歷中來。能耐人尋思。發人猛省。末附趙撝謙之吉德三十條。凶德四十條。今吾國女界之知識。漸入昌明。捨凶趨吉。先從兒童始。欲兒童之果能去凶入吉也。先從母始。

讀書錄錄

每部四角

明薛文清博綜文典。究極要領。嘗慕橫渠之爲學。精思不舍。晝夜驗之於心。體之於身。有得則筆之於紙。日積月累。成讀書錄一書。其言近。其指遠。誠療饑之菽粟。救病之藥石也。無錫丁福保君擇其中淺近而切於日用者。錄之成帙。名曰讀書錄錄。簡易明白。學者當家置一編。爲克已省察之資。其裨益非淺鮮也。

聽訓齋語

每部三角

清張文端公英撰。此書多教子孫之言。諄諄以立品讀書養身擇友爲務。並及讀書寫字作文保守田產諸法。足以爲子孫立德之基。其言溫厚和平。中正切實。不爲高遠難行之論。不離日用常行之內。洵可爲激烈諸少年之藥石。

新道德叢談

每部四角

此書爲丁福保君最近之作。羅列東西洋各國之新道德學說。參以著者意見。悉心編纂而成。凡十一章。私德公德。靡不分條詳載。爲近今研究新道德中之最完善本。

少年進德彙編

無錫丁福保編纂。共分四册。凡公德私德及最新之衛生法。按編詳載。足爲少年進德之金針。出版以來。行銷遍海內。可見此編之力量宏大矣。現照印本出售。每部實價四角。

二十世紀之學校兒童健康十字軍

錢泰基
譯美國羅斯偉頓盤爾 Rose Weston Bull 原著

造成學校兒童健康上善良之習慣。與其强迫而致之。成效未可必得。孰若因勢而利導之。使兒童樂於從事。漸以相習乎。此二十世紀之兒童健康十字軍所以立也。健康十字軍之主旨。在鼓勵兒童用自力遵守健康條例。爲兒童所易於疏忽者。其法在利用其好勝之心。啓發其名譽之思想。使能遵行規定之事件。如洗手刷牙沐浴等。獎以軍校軍尉之職。則兒童莫不樂爲之。故美國此種十字軍成立之時期雖未久。而效果已卓著。昔日兒童以一星期一浴爲厭者。今則自願增爲二浴。且諸兒童健康之好尙風及他人。有勸化其家族用牙刷者矣。有令其居室窗戶洞開。僅以簾格之阻其直接通風者矣。多數人民之菜單。必書清水爲通用之品。亦受健康十字軍之影響也。聞近日列名於十字軍册中者。已有五十萬人之衆。本學期之末。預料可得百萬。以後之蒸蒸日上。尙未有艾焉。

兒童健康十字軍。發生於一幼年團體。以推廣紅十字聖誕印花之銷售爲務者。蓋前此肺癆研究預防會。發售紅十字聖誕印花。以爲防禦肺癆之費。組織學校兒童爲十字軍。乘聖誕假期內銷售之。而以教員爲之率。兒童既親預於防癆舉動。對於肺癆之害。應行合力制防之道。益見親切。兒童互相競爭。益增其銷售之熱心。學校之間。又以爭多售印花爲勝。由是兒童十字軍大爲推廣。至今日爲銷售聖誕印花之重要分子矣。

未幾肺癆研究預防會見兒童十字軍之熱誠活潑。大有可爲。惟銷售聖誕印花。限於一時。至久不過聖誕左右之六星期。苟能利用其全年之餘閒。講求健康之道。於公共衞生必大有裨益。遂於一九一六年組織兒童健康十字軍。爲持久之機關。主其事者。爲第福賚斯脫 Charles M. De Forest 肺癆研究預防會之幹事。紅十字聖誕印花之管理員也。

第氏爲耶魯大學畢業生。經商數年。改營社會事業。注重幼年人對於康健上之行動。以爲若能組織與指揮之得當。於國家後日之民力上大有關係。第氏有一子。年七歲。對於沐浴防禦癘疫等。一如尋常兒童。每表示其不願之意。其父因欲籌謀引導兒童實行衞生之計劃。以爲後日健康十字軍之基礎。深知訓練兒童。僅用命令禁阻之法。無甚效力。日加强聒。反足引起兒童之頑抗。彼因之創一勸導新法。一日其子在其小室之壁上。見一表單。上注日期星期。旁行列健康要務八則。多爲彼所畏懼而不肯爲者。第一事爲食前盥手。第二事爲飲水。第三事爲刷牙。如此而下。以兒童最厭惡之沐浴爲殿。其父乃告之曰。能實行八項中之一項。謂之一健康點。每得一點。即在對本項目某星期某日之空格內作一X。一日有八點。如日行不輟。一星期可得五十六點。然沐浴不列於每日需要項之內。故一星期得五十點者。可得榮譽獎。得四十點者可通過。下於四十點者。爲不及格。雖然。實行各項健康要目。果有何所得乎。則又告之曰。最初可得一證狀。許入二十世紀兒童健康十字軍。以後視其健康上成就之勳業。遞升軍職。於是其子欣然力行種種健康要務。以得塡注表單。爲有興味之事。樂意爲之。一方資爲遊戲。一方望得酬報。

既得許入兒童健康十字軍之證狀後。其父勸其勿流於疏懈。當奮勉進行。俾可得各項榮譽之職。某星期之總均數尚少一點。急多一浴以補之。第氏得此成效。深爲滿意。以爲鼓勵酬報之法。可施諸其子。安有不可施諸他家之兒童者乎。因此竭力推廣兒童健康十字軍。於全國學校之中

健康十字軍。採用記點之法。散發記點片於各兒童。會外兒童能得點數在四十以上者。予以加入兒童十字軍證狀。爲軍士。軍士能連續兩星期得及格之點數。爲軍尉。軍尉連續四星期。及格者。爲軍校。軍士軍尉。均有標記。至軍校則有十字軍之銀質徽章一枚。既升軍校。更能於十星期中。點數在八十以上者得授上校。獎以金質徽章。上校爲十字軍最高之品級。

兒童夙具好羣之性。肺癆研究預防會。因勢而利導之。提倡各學校設立健康十字軍。使彼此有互相競爭之精神。十字軍得日臻發達。又有校外之兒童。能得軍士軍尉軍校上校等職。亦聯合爲團。各團以兩月會集一次。研究應時之問題。發展兒童對於衛生之觀念。例如時在二月。團長可討論戶外睡臥之設備。時在四月。則可會議撲滅蠅蚊之法。至六月。教以食物之保護。及腸熱症之由來。至八月。可籌劃戶外遊戲及運動之法。於十月。可教兒童保衛齒目皮膚之方法。至十二月。解說紅十字聖誕印花之效用。及肺癆傳染之性質。此其大略也。

肺癆研究預防會。常於其間操有組織與指揮之權。每屆十字軍集會。先期發布集會之程序。將會中應行討論之要綱。刊布。以便教員有所依據。著作及刊布關於健康之戲劇。令兒童扮演不衛生之弊害與衛生之利益。編輯幼童衛生故事。時爲演講。以引起其對於衛生之興趣焉。

聯合全州十字軍之各團。是爲一師。一師中之兒童。能協力動作。改良地方衞生之情况。增進社會之健康、其成效昭著者。獎以旗幟錦標。於是各師有互相競爭之精神。使各兒童知自己謹守健康要務。造成一强健之身體。尙未得謂已盡其本分。必圖謀社會之健康。與地方之發達。爲兒童十字軍事業之重要目的。每人當爲其同胞之保護者。負開導社會之責任。方完全其爲十字軍之軍人也。

兒童健康十字軍之發達。有一日千里之勢。各處電致紐約肺癆研究預防會。索取記點表單證狀標記徽章者。應接不暇。記點表單之售去者已有四十萬份之多。報告發達之成績者。亦絡繹不絕。紐約州紐盤爾 Newburgh 肺癆巡行看護馬加賚極立斯女士 Miss Margaret Gillis 之報告。尤爲有味。摘錄數則於下。

余授每一女孩一記點表單。告以如何記點之法。非實行健康要務者。勿得妄記。使知自尊其人格。又每一女孩給以牙刷一柄。牙膏一罐。常有刷牙會之操練。每次集會。見牙齒淸潔者。嘉獎之。乃如此淸潔牙齒之影響。竟不止及於小兒。有一斯拉夫幼女。問余能給其父牙刷一柄牙膏一罐否。謂其父生平未嘗刷牙。但喜此牙膏之香味耳。余立給予。後見其父果用之。全家無不刷牙。且以能習美人風自矜矣。

有二意大利女孩。領取記點表單後。鄭重視之。欲使其表上無一空格。故每日入浴一次。二女之爲此。非易事也。其浴乃在廚下之水桶中。爲之。表中之規則。彼等一一遵守。其父母及其家中他兒童亦均爲其熱心所感化。遵行健康要務。全家之健康。遂爲之增進。

凡女孩之入兒童健康十字軍者。其家莫不受其影響。余於以知此種教育之方法。與事業。正有可用之機會。且爲社會所必需者也。

兒童健康十字軍。自第氏發明後。到處受人歡迎。發達之迅速。不可言喻。第氏嘗曰。吾等今日已有固結之幼年團體。樂意盡力於自身及社會之健康。徧於全國。人數增加之速。率依幾何級數以進行。將來所達之地位。無從限量。於此等兒童之身上。建設後代防止疾病之基礎。若在二十年前。已有兒童健康十字軍之組織。更加以今日各種健康上衛生上之改革。今日不至有百分二之壯丁因肺癆之故。被擯於軍隊矣。吾人今者方在造就後日之國民。以期可擔負異日重振國家之艱鉅。此乃歐戰以後。無可逃避者。於此干戈擾攘之世界。最終之希望。卽在今日之兒童。是故造成兒童健康之習慣。祛除其自己之疾病。保衛社會之康寧。鍛鍊堅强之人種。尚有何事更重於此者乎。

牛痘雜說

丁錫康

按牛痘自英國檖納氏發明後。經多數衛生處之試驗。始徵實其爲預防天花之惟一妙法。亦爲醫界中最有價值之發明也。在外國之瑞典德意志美利堅。曾設法律强迫人民種牛痘。而天花一病。竟致絕跡。故患天花者。實可視爲野蠻人民而非文明國家所宜有矣。天花之病人。非特自身感絕大之痛苦。實亦爲社會之蟊賊。因其遺害於人民。有互相傳染之危險也。

吾國先時本有鼻苗之種法。預防天花效力甚佳。惟所用之苗爲天花苗。而非牛痘苗。吾人鼻間種天花苗後。卽患天花。頗多危險。現時所用之牛痘苗。種後所出者爲牛痘。如發熱嘔吐發疹等之反應甚輕。絕鮮危險。況種天花苗後所發之天花。易傳染他人。遺害社會。今牛痘則無傳染之危害也。

小兒種牛痘後。身體內發出預防天花之抗毒素。時間常久。漸漸消失。故須種第二次第三次牛痘以恢復之。此牛痘免疫性之期限。雖不能一定。算準大約平均爲七次。第一次種牛痘後。身體發生之天花抗毒素。第一年最多。至第二年後。續漸減少。有醫生在九百數十人中施行第二次種牛痘。其所得結果。凡離第一次種牛痘時間愈遠。第二次牛痘出者愈多。如相距時間爲七年。則種第二次牛痘而出者十人中竟占六人。可見吾人初生後種第一次牛痘。直至七歲至十歲之間。必須種第二次矣。此乃種牛痘之

牛痘雜說

普通距離時間小兒如能於每三年間種牛痘一次。則對於預防天花更爲安全。又遇天花流行病時。如鄰居有患天花之病人。雖種過數次。亦須再種。不宜忽略也。初生兒四個月至六個月間須種第一次牛痘。惟患遺傳梅毒及皮膚病者宜遲種。凡人已種過一次牛痘而未種第二次者。以後雖傳染天花。其病大都減輕。其減輕之程度。與離種牛痘以後之時間適成反比例。譬如病者種牛痘一年後患天花。較種牛痘兩年後患者爲輕也。如病者已患天花。雖種牛痘。其病症不能因之減輕。惟在潛伏期內。（卽天花之苗已入其人之身而天花症候尙未發出之時）速種牛痘。或能預防或減輕其症候耳。

有少數小兒。初次種牛痘不出。以後續種。仍有不出者。其原因甚多。或此種小兒身體內本具天花之抗毒素。或種痘手術不甚合法。或牛痘苗失其功用。故初生小兒之已種牛痘而未出者。不能視爲安全。以後仍須續種數次。有一小兒種五次不出。而至第六次始得美滿之效果。幸種牛痘之手術。頗爲簡單。絕鮮痛苦。多種數次。亦無危險也。如小兒種第一次牛痘已出。牛痘佳良。其身體內對於天花之抗毒素未曾消滅。以後雖種第二次或第三次牛痘。理應不出。不必疑慮也。天花盛行時。父母對於初生嬰孩宜速種牛痘。不可因其幼小而稽延。致染天花。

種牛痘之法最爲簡便。普通人均能之。惟對消毒方法。宜加注意。故終以請醫士種痘爲妥。先時種痘均用器刮。惟德國首先禁用。最新之法。宜以針劃。所劃之痕凡二。長一英寸。二者相距一英寸。以防發出後痘漿互相連結也。種痘之處。以左臂之外面爲最佳。如臂部不便。則腿部亦可。惟易受傷耳。皮膚宜以肥皂水洗淨。然後以酒精拭之。乾後置牛痘漿於其上。卽用消毒過之針劃之。再用針以漿輕輕磨入劃痕內。迨乾後卽用已經消毒之乾紗布數層覆之。以橡皮膏粘在皮上。卽不脫落。不宜用過厚重之罩或膏藥等物裹上。使熱氣不易發散。反受損害。牛痘出後所結之痂。須任其自落。不可剝去。以防腐爛。凡反應愈烈。（如發熱發泡等）結瘢愈大者。其身體內所發之免疫性亦愈佳。種牛痘後八日。身體內卽發生免疫性矣。

種牛痘之手術。宜以牛痘苗種入皮膚內。不必以之刮入皮膚以下之組織。故劃痕不宜深。更不宜見血。有微血數滴。固無妨礙。惟血液稍多。則易凝結。反妨害牛痘苗之吸收也。

吾國人民對於種牛痘大都已無反對。然有時鄉村愚人。不加注意。或信於算命之說。初生小兒。遲至一二歲尚未一種。竟染得天花。或致夭死。可愚亦可憫也。

我之反對遲婚的理由

馬景行

中國的老人家。急欲抱孫。所以替他兒子早婚。有時候愛憐少子。也盼望未死之前。見少子成婚。以淸首尾。又有時候因宗族制度的不善。與舊學說的壓力（如不孝有三無後爲大之類）爲兒子早婚。又有因社會的奬勵。以爲郭子儀有洪福。鄧伯道無陰德。所以主張早嫁早娶。以期多子多孫。以上的理由。眞不値達者一笑。自從遲婚說傳入中國以來。凡號稱新學者。大都摭拾七零八落的西文報紙。異口同聲。主張遲婚。甚至說愈遲愈好。如此維新。何可厚非。可惜未嘗自家體會一過。所以不免耳食盲從。我並不是主張早婚的人。但我極端反對遲婚。何以故。因爲中國的人。已經是早婚的。再用不著我主張早婚了。但是主張遲婚。實在與中國。與世界。與文化。與自身。俱有莫大的害處。這害處。能滅世界。比洪水猛獸還更烈呢。作者不是好奇的人。等我把反對遲婚的理由。平心緩氣的說來。

（一）自然界的關係。　熱帶之人早熟。故早婚。不是因爲早婚纔早熟的。乃是因爲早熟纔早婚的。寒帶之人遲遲長成。故遲婚。不是因爲遲婚纔遲熟的。乃是因爲遲熟纔遲婚的。溫帶之人。不早不遲的成熟。所以也是不早不遲的成婚。此都是因爲天時與地利的結果。不能不如此的。不但人類如此。動物植物也有寒熱溫三帶的不同。絲毫不能勉强的。人之成熟。都有定期。再早也早不到的。再遲也遲不來的。年齡短修與成丁的遲早有關係。與婚姻的遲早無關係。一經成熟。婚與不婚有何分別呢。慾不能强制。勢必出於非正當的一途。那害便更烈了。

(二)男女分配的關係。　天之生人。除了特殊的人境與地境而外。大抵男女兩界的人數相當。男多女少。則行一妻多夫之制 Polyandry 如西藏人是也。男少女多。則行一夫多妻之制。囘族人是也。若是男女人數。不多不少。是應該採用一夫一妻制度。Monogamy 不當採用多妻制度。Poligamy 蓄妾是多妻的變相。宿妓亦是多夫的變相。譬如天生男女。男百人。女百人。其中有十個男子。各娶七妻。共佔去女子七十名。只餘九十名男子。三十名女子了。其中有二十男子各娶一女子。共佔去女子二十名。只餘男子七十名女子十名了。如此怎樣配法。求者七十名。而供者十名。就莫怪此十名女子。變成妓女了。今若獎遲婚。男界多一個曠夫。女界卽多一個怨女。更進一層。由遲婚而變爲守獨身主義之人亦甚多。如此男女分配更不能均平了。况且男子生產力。能自二十歲延至六十歲。女子生產力只能自二十歲延至四十歲。相差如此。使男子四十而娶。豈非使女子待至四十纔嫁。豈是人情。若不然。男子更擇少艾。則壯者也擇少艾。老者也擇少艾。少艾之數有限。分配又不勻。蓄妾宿妓又不能免了。且四十不嫁之女子。人數衆多。必有歸納的方法。但此方法必爲社會人心之害。作者更不忍言了。

(三)光陰與人力的耗費。　唐詩說得好。『勸君莫惜金縷衣。勸君惜取少年時。花開堪折直須折。莫待無花空折枝。』漢詩也說過『與君爲新婚。菟絲附女蘿。菟絲生有時。夫婦會有宜。千里遠結婚。悠悠隔山陂。思君令人老。軒車來何遲。傷彼蕙蘭花。含英揚光輝。過時而不採。將隨秋草萎。』這並不是吟風弄月的話。中間實含有至理。美國政治家羅斯福說『能生產兒女的纔是好國民』歐美的社會學家一非社會黨人）都以爲守童身是一種罪孽。因爲就道德而論。世間最爲我最利己之人。無過於守獨身主義者。就社會而論。家庭爲最低級（指簡單而言）的社會。此而不照顧。他更不消說了。就生理而論。充滿於中。必揚溢於外。滿必招損。既無法令其不滿。又何能止其不損。（禪定卽是止滿之法）就力學而論。生產力亦屬於力之一。遏止生產力。如遏黃河之水。力勢必潰決。不可收拾。就心理而論。生殖之慾不是有意志的。乃是被激迫的。Not intellectual bnt impulsive 因此種種緣故。既不能公然成婚。必有代替婚姻之動作。不可說的種種罪惡。從此充滿於世界。這是避婚姻之名。行人慾之實。耗生產之力。無育兒之效。卸家庭之責。傷天地之和。照社會學家的理論。都是守獨身主義的罪孽啊。遲婚二字。換言之。便是有始無終的獨身主義。他的上半生（指三四十以前）是守獨身的。下半生是有室的。生兒的責任。他只擔了一半。獨身的罪孽。他也曾作了一半。生產的能力。他已經耗了一半。殖民的時間。已經去了一半。寶貴的精血。他只餘了一小半。下代的人數。已少了一大半。到了將來兒子纔要讀書成器。他已經奄然一息了。如此父子之間的情誼又少了一半。更有老夫少妻。死別在邇。然後嫠婦。遺腹。孤兒弱女。在在須他人顧慮。社會的負擔。至少也增一半。可憐實行遲婚的人。聽到此處。也當黯然魂銷了。天賦人類以光陰與能力。吾人倒反蹧蹋了此好光陰。好能力。豈不可惜。後來剩了一半。敗子回頭。已經遲了。天生好好地一個全人。何苦自己反降成一個半人呢。天賦人以全副光陰。全副能力。何苦反去學殘廢的樣兒。只用一半能力。學短命鬼的樣兒。只用一半光陰呢。美國開國元勳弗蘭克林說『生命是有限的麼。

若然當惜時。』其意謂能惜陰等於添壽。較之中國古語『寸金難買寸光陰』更警。我望讀者勿忘此語。

(四)世界人丁的關係。　除了蓄妾的方法而外男子生殖的機會。視女子爲轉移。大抵二十至四十之間每三年舉一嬰。二十年當中不過僅得七嬰。(此指男女年齡相等而言男老女少的配合必起分配不勻的恐慌已詳第二節中)如此遲婚十年。則生子平均不過二三人。遲婚十五年。僅得一二人或且絕後。遲婚二十年以上。父母體力俱衰。不能生育。嬰兒衰弱。不免早夭。所謂『待我二十五年不來而後嫁。則就木焉』總之單傳必有絕後之憂。一二人如此。還不要緊。多數人如此主張。便要滅種了。後代必當比前代的人數多些。因爲刀兵疾疫。夭亡之數極多。如無後備的人丁。拿甚麼別的東西來。好塡補死亡的遺缺。不看得法蘭西有人數日少之患麼。此就是法國士女不肯正式婚姻的原因所釀成的。若長此不改。不等待德國滅法國。法國也要自滅了。中國號稱人多。名爲四百兆。其實只有二百七十兆(社會學者葛學博所言)　幾十年來只減不增。美非澳三洲每三百英畝平均只有一人。大戰至一九一九年纔停。餘戰未息。死了二千萬。傷者倍之。一九一九年世界大染秋瘟與春瘟 influenza 又死六百餘萬。某學者在中國演說。說『現在世界最苦的是人力不彀的問題。』馬爾他氏之人丁主義。毫無可懼之處。現在世界的人丁。還是多多益善啊。農業發展。更不憂糧食問題。因此世界人類都負有殖民的責任。早婚遲婚。都要負責。何不豎起脊骨。振起精神。鼓起勇氣。有始有終的去擔那責任呢。至於畏首畏尾。退縮不前。還算得是個好漢麽。

(五)智愚之人數比較。　優秀分子居少數頑鈍分子居多數當此普及選權以大多數取決的時代優秀分子主張遲婚。而頑鈍分子依舊早婚。則是秀者未生子而鈍者已抱孫了。如此相形之下。智者越少愚者越多。數傳之後智者幾乎絕種愚者徧滿大地了。如此。豈是國民之福。一旦國裏有了大事發生如同洪憲皇帝變更國體等事。莫怪全國人民都投票贊成了。法蘭西自從秀古諾次一派優秀分子。離法赴美。法國國勢日衰。工商業不振。前後二拿破崙及路易王家推翻國體三次。中華民國的二百七十兆人中。優秀分子至多不過數百萬人。今又使一般優秀分子提倡遲婚。我怕數傳以後。中國的人。只剩了頑固黨了。閱者莫以爲杞人憂天。印度國的優秀分子。都做了比丘。後來全剩了些愚昧不化的人。一次被躪於回民。二次被滅於蒙古。三次被并於英國。至今纔能自治。那生產世尊的民族。也曾做了牛馬與生番一樣看待。豈不可怕。梁任公以爲與其生一羣猪。不如生一隻虎。殊不曉得甯爲鷄口毋爲牛後。現在不是英雄時代。乃是民族時代。就是生一個麒麟。也沒有用處。白白地被打死了。麒麟也絕了種。何況將來的老虎呢。又有人說。與其生多少袁譚袁尙。不如生一個孫仲謀。這些話都是爲一姓的榮辱而言。是非姑不具論。以我看來。現在大江南北的孫仲謀太多了。所以纔弄得四分五裂的。我不盼中國有偉人。我只盼優秀分子只多不少。

(六)兒女智愚問題。　還有人把些俾士麥弗蘭克林拿出來做比例。說他們的父親都是遲婚的。不知這些一面之詞。眞是不合邏輯。劉先主四十五歲以後。纔生了阿斗。何以費盡孔明的心血。還輔他不成功呢。反觀大禹的兒子啓。岳飛的兒子岳雲。又何嘗不是少年人生的呢。可見得婚姻遲早。對於兒女的智愚問題。毫無關係了。至於禮男子三十。女子二十的規定。正是年歲不等。引成分配上的恐慌。不知其中有何好處可採。古人不足爲訓的地方狠多。文王蓄妾。孔子休妻。保羅獨身。東方朔狂娶。何嘗可是使今人效法的。王侯將相本無種子。不然。個個王侯將相。都要變爲遲婚的新學家了。

(七)早婚者的經濟問題。與求學問題。　早婚者。經濟不足。無暇求學。這不是早婚者的過失。乃是社會的過失。因爲社會既然利用優秀分子。早婚。卽當補助他的經濟。使之足供給他的機會。使之學。這樣社會。纔算公平。不然。個人爲經濟起見。求學起見。不得不遲婚。個人有利。卽於社會有害。反是社會有利。卽於個人有害。二者都是不公不平。所以社會一面當補助求學經費。一面當多開夜校的大學。如此遲婚與經濟等問題。都可以解決了。

以上是七個反對的理由。請大家討論。

陌誨按反對遲婚。乃歐美戰後一般學者之新思潮。實則過遲與過早。均不能無弊。故反對遲婚者。絕非提倡早婚也。宜以適中爲最善之限度。茲將蜀都陳長衡氏所著中國人口論。撮錄其中一段。以供閱者之參考。

吾國早婚之弊。有識之士。論之詳矣。綜而舉之。厥有數端。(一)有妨夫婦子女之體育。結婚太早。男女體質未充。氣血未壯。爲夫婦者。元氣早破。身體必萎。爲子女者。先天不强。後天難壯。父母兒女。兩敗俱傷。個人羸弱。種族不强。其害一。(二)有妨個人之生計。男女結婚既早。養育必多。爲夫婦者。方謀生無術。復有養子之責。於是豪富之家。僅恃區區先人產業。兄弟既衆。子姪復多。一旦分產。轉瞬立盡。至於無祖宗遺業者更無以自治矣。卽欲出外營業經商。而家計牽連。妻子留阻。惟有苟且偸安。全家坐困。生財無術。家計日窮。其害二。(三)有妨個人之學業。婚媾既早。室家念重。不復有遠大之志。或丁口既繁。無資入學。凡此皆爲學業之大梗。講學者寡。肄業者少。男女教育。難期普及。宜乎擁四萬萬之衆。而無術救國救貧也。其害三。此特略舉其害之大者耳。拯救早婚之法。不外二端。其在人民個人方面。則靑年男女。立志宜高。希望宜大。宜先從事於學術營業。俟學業成就。經濟裕如。然後再求嘉偶。實有莫大之利便。今日篤學士女。已相率遲其婚嫁。此實社會中之良現象。望全國人民。皆起而行之。諸同胞之貧者。尤宜注意。裕國富民。不難指日期也。其在國家方面。則宜規定法律上最幼結婚年齡。歐美諸邦。皆有法定結婚最幼年齡。人民可遲不可早。此種法定最幼婚年。各國不同。美國麻奢秋色池法律。男子未滿二十一。女子未滿十八者。不許結婚。其在歐洲。男子必滿十八。女子必滿十六者。凡四國。男子必滿十八。女子必滿十五者。四國。男女必各滿十四者。四國。男子必滿二十。女子必滿十六者。二國。男子必滿十七。女子必滿十五者。二國。男子必滿二十。女子必滿十八者。一國。男子必滿二十。女子必滿十六者。二國。男子必滿二十一。女子必滿十六者。一國。男子必滿二十一。女子必滿十七者。二國。竊謂吾國法律。應制定最幼結婚年齡。男子必滿二十歲。女子必滿十八歲。始許結婚。

頙誨案。吾國古禮。男子三十而娶。女子二十而嫁。是古代結婚年齡。在男子方面本屬甚遲。又男女相差太大。鄙意男年二十五。女年二十。似爲酌中之道。

婚姻指導序

俞鳳賓

昔人有言。飲食男女。人之大欲存焉。人皆知飲食爲維持生活之所需。故學者不惜殫精竭慮、以研究之、指導之。使人不敢妄飲而妄食也。至若男女之間。交際與擇配。如何謂之合理伉儷。必如何而可永久和諧、必如何而可產育健兒。以及節慾免病之必要等等。實爲傳種之重要問題。在優生學中關係至巨。而用科學方法研究之者。既屬甚鮮。秉忠告精神指導之者。又復寥寥。何以重於彼而忽於此。何怪智識譾陋者。一受刺激。卽乏省察自治工夫、而日演出軌之動作。或青年時之斲傷。或配偶時之失檢。或琴瑟之不調。或低能兒之頻現。或恣情縱慾。冶游成疾。不永其年。或誤於廣告。妄自投藥。私閱卑劣小說圖畫。卒至於傷生戕性。或慕利聯姻、貪色結約。不轉瞬間。其所恃者消散如浮雲。而發生異感。凡此種種。欲期合於優生學主旨。其可能乎。是皆由於常識不足。指導乏人之所致也。吾友王君庚編著婚姻指導一書。寄示目錄。索序於余。余覺婚姻常識之灌輸。實爲急不容緩。曩日余於性欲衞生。亦嘗抒述一二。皆隨感而作。今王君之書。纂有系統。以指導社會。而餉我青年。吾知讀是書者。猶獲度世之金針。而得免於盲人瞎馬。夜半深池之景況矣。俞鳳賓謹序。

人體之奧妙

陳霆銳

古代有七大奇物。今自電報電話飛行機雷錠諸物發明而後。亦有七大奇。（案古今兩七大奇均譯見進步雜誌）雖然。世界之奇事奇物多矣。豈區區七大奇所能盡之。惟有一物也。其結構之奇特功用之完全機件之整齊能力之廣大。澈古澈今澈上澈下。未見有能過之者。此何物耶。卽造物賦予吾人之身體是也。故有欲觀世界最奧妙最奇特之事物者乎。請觀於其自己之身體可已。蓋人類之身體。亦簡單。亦複雜。亦細弱。亦强大。自大千世界言之。彼實爲微塵之一點耳。但自其本體言之。亦儼然具有一小世界之模形也。世界原質無慮百種。而一一皆可於吾人之身體內發見之。嗚呼。人體之不可思議。乃有如是哉。

（一）人體內之氣體

舉凡世界之一切緊要化學物質。人體中無不畢具。人身全體四分之三之重量。皆爲養氣所組織。其他如淡輕硫鐵鹽紫銅石灰水銀砒素之屬。亦應有盡有。合所有氣體。約得四千立方尺之體積。卽二十尺長。十尺高。二十尺闊。甚矣其可驚也。

（二）人體之脂肪

人身所有之脂肪。足以製造洋燭一百枝。所有之糖。足供一家一日之需。所有之鹽。足供一家一月之需，所有之鹼。足供自己一月清潔身體之需。其鐵則可製大號螺絲釘二枚。其輕氣則可以製造輕氣球一枚。力足以舉起本人之身體而有餘。其炭素則可以製造鉛筆三千枝。用作燃料。可燃燒至一二小時之久。吾人體內之燃燒作用。亦卽賴此。

完全長足之人。體量當爲一百五十磅。其分配如下。肌肉與其附屬物、當佔八十一磅。骨當佔二十二磅。脂肪十八磅。皮膚七磅。腦三磅。內部臟腑十二磅。血七磅。但人身全體八份之七。皆爲水素。故其水素容積。當爲十七加侖。

（三）身體所進之食物類

吾人每日進用之食物類。大概爲蛋白質五千釐。小粉質八千釐。酪類七千釐。糖類三千釐。脂肪六千釐。水素三萬三千釐。其量可爲大矣。但每日體中排泄物之額。亦幾與此相等。如肺每日排泄物質二萬釐。皮膚一萬釐。腎與大小腸自二萬四千至二萬六千釐不等。至體中之水素。則爲肺與皮膚排泄太半。腎排泄百份之四十四。餘則屬之大小腸焉。以此計之。吾人每年所進食物。包括液體而言。當及一噸有半。體內各部之組織。新陳代謝。終無已時。故今年之吾體。已非昨年之吾體。今日之吾體。亦已非昨日之吾體。極而言之。後一分時之吾體。已非前一分時之吾體矣。猶之大江之流水。深山之瀑布。今日觀之。無異於數年數百年數千年前。但息息代謝。息息變遷。烏可謂今猶同於古哉。

（四）人體之動力

吾人之身體。乃爲一最強有力之引擎也。一健全之人。每日所爲工作。其力可等於以兩手提舉三萬六千噸之物離地一尺而有餘。人造引擎。何能及之。卽以心體言。吾人心體。僅如拳大。但備有噴水管二。一則將血噴射全體各部。一則將血噴入肺部。俾其濾清。重復周行全體。心之每部。各能容血二英兩。心跳速率。每分時約爲七十五次。則每分時心房經過之血。將及一百五十英兩。卽當一零六份之一加倫。每小時卽達七十加倫。每日卽達一千六百八十加倫。每年卽達十六萬三千加倫。若以全部通過之血計之。卽達一百二十萬六千加倫矣。試以十年二十年及畢生之時計之。將達何數耶。然而心之本體重量。僅及半磅有餘也。

(五)血液運行之速

心中流出之血。其速率每分時其長達六百二十一英尺。每小時達七英里。每日達一百六十八英里。每年卽達六萬一千英里。凡人畢生經過路程。從未有如其自己血液經過之遠者也。蓋吾人血液。自心至肺。自肺至於各部。環行全身。復還至於肺。其在成人。僅需時二十三秒。幼童則尤速於此。誠以幼童心跳之速率。亦過於成人。例如嬰孩初生。心跳每分時爲一百三十六次。故血液循環一次。僅需時十二秒。洎至三歲。心跳速率每分時爲一百零八次。血液循環需時十五秒。洎至五歲。則心跳數爲八十八次。血液循環爲十八秒云。

又吾人之血管。乃世界最繁盛之運河也。舉凡工人。軍隊。運輸人。衛生警察。無不畢具。爲數無慮數千萬人。擾擾而來。熙熙而往。同心協力。各事其事。大約每一立方寸之血。有此項工人十二萬萬。吾人全身所有之血。約等二加倫。每一加倫。計爲二百三十一方寸。以此類推。吾人身體內工作人之繁夥。及工事之紛紜。可以想見矣。

(六)肺之工作

身體之自然經濟計算。誠無有出其右者。吾人呼吸作用。不可一息或間。空氣之儲藏。乃爲一緊要問題。大概吾人肺中存儲之空氣量。常達一千六百方尺。倘以面積言。卽等平面四十方尺。吾人內部之體積有限。將何以儲藏此多量之空氣乎。造化知其然也。故兩肺之間。特爲創造氣囊六萬萬個。結構巧妙。能使多量空氣。包納無遺。而所佔地位。又極簡省。計算之精。決非人智所能及也。吾人每日呼出之炭氣。如能收儲。而化作固定之質。則將等於重及半磅之煤塊。其量之鉅。概可想見。

吾人呼出之氣。每一秒時。約行四十三英寸。吸進之氣。則行五十二英寸。其於喘息時之速率。則常至加倍。人體外部。約佔面積二十英方尺。空隙有七百萬個。吾人汗水。卽由此出。汗水者。卽爲血液排泄而出之毒質也。皮膚功用。非特爲排泄的。亦爲呼吸的。換言之。皮膚者乃亦肺部之補助機關也。體內養氣六分之一。皆爲皮膚所吸收云。

(七)頭髮可以繫重一噸有半

吾人所有之頭髮。平均爲十二萬根。髮性極韌。而尤以黃色者爲甚。倘以黃色之髮。組成一繩。則可以支持一噸有半之重量。勿致斷落。頭髮生長速率。每日爲五十分之一英寸。一年卽等於七英寸也。眉毛之生長較速於髮。每日達二十分之一英寸。及長至十分之四英寸。卽便停止。眉毛之壽命。爲一百二十日。指甲重新一次。均需一百二十日至一百四十日不等。至足指甲之生長。則較此爲遲。重新一次。約自六個月至一年不等。

（八）生長之速率

嬰孩生十五日。長度約當十九英寸有半。在其次之十五日內。約生長一英寸半。洎至周歲。則其長度達二十八英寸零四分之一。倘其生長率長此無減則至於三足歲之時。將達五尺九英寸。等於成人矣。洎至五足歲時。將達十英尺七英寸。至十足歲時。將達六十英尺不知吾人之生長率適與其年齡成反比例。卽年齡愈長。生長速率愈減。故嬰孩當第二歲時。平均長足之長度。實爲三英寸半。三歲時爲三英寸。四歲時爲二英寸半。其次十年。則平均每年爲一英寸半。至吾人身體重量之增加與此亦將毋同。嬰孩其在墮地後之二十二星期內。其重量適增一倍。倘其增重之率。依此不減則當其四周歲時。其重量將及二噸矣。

（九）身體爲機器陳列所

身體者。一無美不備。無奇不有之機體也。世界人類所發明之機械。任如何巧妙。任如何新奇。無不可於身體之中尋得之。若樞機。槓杆。翦刀。照相器。發音機。風箱。溝渠。工程。無線電。電池之類。無一不具。今人徒以物質文明之進步自詡。較勝古人。豈知此種物質文明。造化早爲吾人安排於體中矣。

（十）發聲器之佳妙

凡研究聲學之人。無不知欲絃索之發聲響亮。厥有方法三種。一卽將絃索收緊。二卽將絃索縮短。三卽將絃索減細。故其絃索愈緊愈短愈細者。其所發之聲浪愈高。今觀於吾人喉管間之聲帶。當發聲時。立能變成較緊較短較細之式。以期發聲洪大。其作用之巧妙。誠有非夷所思者。

（未）照相器與無線電

吾人之視官。乃一完全細巧之照相器也。吾人應用之照相器之結構。卽取法乎此。人類肉眼。可以視見六百廿五分一英寸之物。若佐以顯微鏡。則其視力猶可放大至千餘倍。

身體中之神經系。乃宛然一電報機關也。夫人知之。不必煩言。但大腦中之細胞體。則各自分離。不相聯絡。然而消息傳遞。此響彼應。非無線電之制而何哉。

身體者。又爲一發電池。發生電力。極爲充足。又爲化學試驗室。所進食物之各項原料。皆能依化學方法。一一剖析。以供身體之滋養。又身體內部毒質。皆可藉淋巴腺之力。分泌排出。溝渠機關。又未有善於此者也。嗚呼。人之身體。豈非世界最可驚奇之物乎。

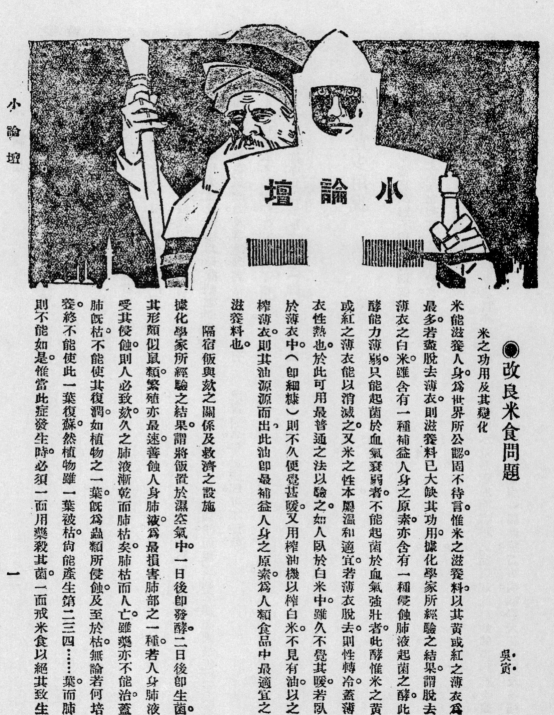

◉改良米食問題

吳寅

米之功用及其變化

米能滋養人身。爲世界所公認。固不待言。惟米之滋養料。以其黃或紅之薄衣爲最多。若蠢脫去薄衣。則滋養料已大缺其功用。據化學家所經驗之結果。謂脫去薄衣之白米。雖含有一種補益人身之原素。亦含有一種侵蝕肺液起菌之酵。此酵能力薄弱。只能起菌於血氣衰弱者。不能起菌於血氣強壯者。此酵惟米之黃或紅之薄衣能以消滅之。又米之性本屬溫和適宜。若薄衣脫去。則性轉冷。蓋薄衣性熱也。於此可用最普通之法以驗之。如人臥於白米中。雖久不覺其暖。若臥於薄衣中。（即細糠）則不久便覺甚暖。又用榨油機以榨白米。不見有油。以之榨薄衣。則其油源源而出、此油即最補益人身之原素。爲人類食品中最適宜之滋養料也。

隔宿飯與欬之關係及救濟之設施

據化學家所經驗之結果。謂將飯置於濕空氣中。一日後即發酵。二日後即生菌。其形頗似鼠類。繁殖亦最速。善蝕人身肺液。爲最損害肺部之一種。若人身肺液受其侵蝕。則人必致欬。欬久之肺液漸乾而肺枯矣。肺枯而人亡。雖藥亦不能治。蓋肺既枯。不能使其復潤。如植物之一葉。既爲蟲類所侵蝕。及至於枯。無論若何培養。終不能使此一葉復蘇。然植物雖一葉被枯。尚能產生第二三四……葉。而肺則不能如是。惟當此症發生時。必須一面用藥殺其菌。一面戒米食以絕其致生之道。久之則肺部之菌已死。新生之菌不繼。雖肺中有一小部分被枯。尚不致損害生命。大概症輕者戒米食六個月以後須食粗米。（粗米卽不脫去黃或紅之薄衣也）當戒米食時代。以麥粉及荳類爲糧。若僅用藥以殺菌。而不戒米食。亦難奏效。故爲防欬起見。必須戒除隔宿飯。「必每餐淨一餐」當米除去外面粗糠後。卽可煮食。切勿去其黃或紅之薄衣。飯食時。又宜多用菜蔬及荳類爲伴。試觀鄉間農民。其欬亦較少。雖因早眠早起。空氣流通。及常運動。與常食荳菜類有以護之。然其米食時。薄衣不甚脫淨。亦其要因。不啻唯是白米及隔宿飯。不獨爲欬之祖。抑亦爲脚氣症之祖也。（脚氣症俟後論之）

食鹽宜少用說

陳言

鹽爲鈉與氯化合而成。家常烹調。無不用之。實則依最近科學家研究所得。鹽並非適當之食品。北美紅人。終年淡食。身體甚強。中非土人。且不知有鹽。疾病亦甚少。反是則歐美各國。因過用鹽而發生危險病症者。時有所聞。我國之患同等病狀者。實亦不少。特忽而不察耳。

蓋吾人體內所需之鹽分。原有定量。據醫家考察所得。常人每日約需半兩。而天然食物中所含之鹽質。已足以供此而有餘。故礦鹽之增添。原可不必。第增添量少。猶不至影響健康。若偶爾過度。則結果實危險異常。剖述之約有三種。

（一）腎臟過勞　人身血中。每千分含鹽質三分。其無用者。八分之一由皮膚排出。八分之七由腎隨小便而出。倘食之過量。則腎臟不勝其勞。每至失其機能。而現衰弱之態。美國最近醫家驗得患腎病者。半由鹽起。可不畏哉。

（二）胃腺之過受刺激　食鹽過多。能產生多量之胃酸。（卽鹽酸。由食鹽遇水分解 $Nacl + H_2O \leftrightarrow Naoh + Hcl$。或與食物中所含硫酸化合而成。$Nacl + H_2So_4 \leftrightarrow NaHso_4 + Hcl$）此種酸性質積於胃內。能使胃腺受刺激。而減其分泌之效用。故食鹽過多。必致胃呆。

（三）其餘危險病症　因食鹽過度而起之病症。種目甚多。最普通者爲水脹。卽俗稱臌脹是也。蓋鹽性最易吸水。每半兩約須水一磅以溶化之。體內蘊積既多。勢不能無相當之水分。於是各部組織內。水量乃驟加。而臌脹之症以起。此外如肺炎。胸膜炎。癰疽。（係一種皮膚炎病）腸熱症。黃疸病。喉痧。天花痘。以及各種心

中國近代中醫藥期刊彙編　第一輯

痛肝鬱等病。亦大率由於食鹽過度。機關刺激太烈。治療之法。惟有先絕鹽食爲最妥當。蓋沿用已久。視爲和味要品。鮮以衞生之眼光研究之。而不知禍患正發於所忽者也。

綜上觀之。可知食物加鹽。並非合於衞生。第習慣已成。不能驟革。且又不能得一相當之調味品以替代之。故吾人祇得於用時格外注意。苟可無甚妨礙。總以少用爲妙。因吾觀我國患以上諸症者日以加多。而舊式醫生鮮知此道。故略爲介紹西洋學說於此。

物名	每千分中所含鹽量	物名	每千分中所含鹽量
淡乳酪	一・〇四	牛乳	一〇・五至一二・六
蛋黃	一・〇四	蛋白	一三・三
菓類(生)	四・二	菓類(煮熟)	三五・〇
肉類	七・〇	麵包	三五・〇
蔬類	七・〇	牛排	二一〇・〇
穀類	七・〇	燔牛肉	一三三至一九六

興奮作用與強壯作用之區別

禪航

中國人往往誤認興奮作用卽爲強壯作用。以致妄投藥物。爲害非淺。其實兩種作用。完全不同。凡增進食慾及消化或增加血液之赤白血球。而亢進其運行等等作用。統謂強壯作用。凡內服或外用藥物。亢進心臟或腦之機能。使精神活潑。呼吸旺盛。與淫慾去睡眠等等作用。均謂興奮作用。簡單言之。凡改良營養。變衰弱而爲強壯。謂之強壯作用。刺戟腦脊髓及末梢神經。而使盛其機能者。謂之興奮作用。

興奮爲消極之作用。只限於一時。興奮性經過後。反覺困倦。強壯爲積極作用。能持續前進。有益身體。例如吾人飲酒。咖啡。茶。及人參等。一時精神舒快。呼吸增進。是興奮作用。又如吾人食蛋類。百普聖(Pepsin)鐵劑等。有健胃及補血之效。是謂強壯作用。

消化器對於食物的工作

蔡適存

蛋白質。脂肪。炭水化合物。是我們最要緊的營養物質。我們是都知道的。

口腔。食管。胃。小腸。大腸。等各器官。經營消化作用。把營養物質經過物理的化學的變化。像牙齒的咀嚼。胃腸壁的運動等。化學的變化就是一消化釀酵素起種種工作。將大分子變爲小分子。然後吸收到血液裏。做我們身體生活的源泉。現在把這種種的消化工作。分述如下。

(一)口腔的消化　食物入口以後。加物理的咀嚼之外。使由唾液酵素澱替埃林 Ptyalin 將澱粉化成麥芽糖。再經一種醱酵素叫麥爾他粹 Maltase 把麥芽糖化成葡萄糖我們吃白飯的時候。覺得嘴裏有甜味。就是這個原故。

(二)胃的消化　胃有兩個口。上口接食管叫賁門。下口接十二指腸叫幽門。食物從食管到了胃。胃壁筋肉就運動起來。把食物和胃壁所分泌的胃液混和。使食物充分的消化。胃液裏含有遊離的鹽酸和配澱辛 Pepsin。使蛋白質分解爲配澱通 Pepton。和埃爾巴莫才 Albumose。還有凝固酵素 Labferment 使牛乳或人乳裏的卡才英 Kasein 凝固之後。再加以消化。遊離的鹽酸還可以分解蔗糖

(三)腸的消化　由胃的運動變成糜粥狀的食物。因胃壁的蠕動。從幽門涌到腸部。再由腸壁中蠕動。向肛門搬運。同時和各種消化液混和。繼續的起各種消化作用。

食糜到了腸裏。就離了酸性的胃液。而和腸裏的鹼性液接觸。腸管裏的分泌液有三路。腸液。血液和胆汁。血液的功效頂大。現在一一分述。

(A)胰液的消化作用　胰液含三種酵素。第一種埃米拉才 Amylase。麥爾他才 Maltase。臘克他才 Laktase。同把澱粉以次的分解。做成各種糖質。從麥芽糖到右旋糖 Dextrose。第二種脫利澱辛 Trypsin。把蛋白質分解做配澱而和埃米諾酸 Aminosaure。使分子分得更細小了。第三種司推埃澱辛 Steapsin。分解脂肪而成脂肪酸 Fettsaure 和甘油 Glycerin。

(B)胆汁的消化作用　胆汁是在肝臟裏生成。從輸胆總管達到腸裏。牠並不含酵素。而能幫助司推埃澱辛去分解脂肪。並且再使脂肪酸容易溶解。而以便腸壁吸收。所以胆汁對於食物消化的功勞。實在不小呢。

(C)腸液的消化作用　腸液裏也有分解糖質的酵素。像麥爾他才。臘克他才等。還有愛來澱辛 Erepsin 分解蛋白質成埃米諾酸。食物到了胃腸裏。經了消化的工作。消化而得的營養物質。就從胃腸粘膜。直接吸入血液。或者經過淋巴路。間接的達到血液裏。再由血液分送到身體的各部。

講到消化以後營養物的吸收作用。大部分在腸部。胃部則吸收得並不多。

胃壁不吸收水分。反而從粘膜裏分泌水分給牠的內容物。牠所吸收則不過濃厚的鹽酸糖和配澱通的溶液能了。但是刺激品

（烟酒辛辣）可以使胃增加吸收。

小腸壁（腸分小腸大腸兩部前面說的十一指腸是小腸的一部）上有無數的絨毛和皺襞使得面積大而增加吸收的作用。

大腸裏大部分吸收點水分罷了。

◎植物與衛生之關係

高立三

（甲）關於營養者。

（一）米穀蕃菇蕈類中所含之澱粉蛋白質等爲人類生活上主要之營養素而麥麴更有治脚氣病之功用。

（二）藥品中如花紅海棠果梨等含有適量之果酸故於飯後略食少些能助消化而清腸胃。

（三）蔬瓜菜類含有甜糖及鐵質能增補人體血液故蔬食有長生之說此說雖難於達到然能以蔬菜和肉類混食爲益已不淺矣。

（乙）關於呼吸及娛樂者。

（一）植物在日間藉日光之力能吸收空氣中之炭酸氣而吐出氧氣人類則必需吸入氧氣而吐出炭酸氣故植物實有變化濁氣使人常得清氣之接濟而獲呼吸舒暢血液清潔之益農人多健全身體其理由此故家庭中宜備盆栽花草市街旁所以宜植櫻桃棕柳等樹市鎮上所以應闢公共花園也。

（二）花草樹木供人玩賞足以怡悅心神增人生之樂趣有益衛生自不待言故泰西各國市鎮上咸注重公園中之種植使勞動貧戶每日工作之暇得娛樂園景以調節其疲勞也我國通商各埠雖亦有公園然其設備上或限於地方狹窄或偏於房屋太多而缺少種植殊爲缺憾。

（丙）關於醫藥者。

（一）我國藥材大半係取諸植物其治病之功不勝枚舉而其治氣虛衰弱之藥厥功尤偉蓋遠出於金石藥材之上萬萬也。

（二）桉樹能免瘧疾爲現代醫藥上所公認據實地調查凡美國種植桉樹之地竟無瘧疾發生故近來桉樹種植日行推廣我國甯波仙樂園亦曾提倡種植此樹矣。

（三）浮萍草及除蟲菊焙乾爛之能滅害人之蚊故蚊蟲香即以此爲製造原料也。

◎腦力之休養法

顧康樂

吾人於用功讀書或研究思想之後每覺腦力疲倦記憶力減弱。

小論壇

有時面部發熱。手足冰冷。皆因腦力消耗過度也。若再繼續用功。則非惟不能得學識上之進步。抑且有礙衛生。數日後精神憔悴。皮膚呈黃色。漸致疾病。是故求學時代。切不可過於用功。而傷身體也。腦力之休養法有六。茲分述之如下。

(一)直立緩行。

用功之時。俯腰曲背。心臟部受壓頗大。血流不能舒暢。頭腦中血液。因之不十分活動。宜直立緩行一二分鐘。使瀰濁之血下降。而新鮮者循環全身。

(二)窗口遠望。

於腦力疲乏之際。即起立至窗口。遠眺深山叢林。則雙目清涼。頓覺心曠神怡。此法既休養腦力。又調和目力。如窗外無山水之景。則臥榻靜養三四分鐘。其效亦同。

(三)行深呼吸。

多時伏案用功。肺中空氣不潔。氧化力衰弱。至空氣清淨之天井或花園內。兩手叉腰。閉目挺胸。行深呼吸七八次。最爲有益。

(四)柔軟體操。

柔軟體操。爲一種極溫和之運動。不必有一定操法。伸手蹈足。皆得曰操。數分鐘後。四肢自由活潑。腦力亦不覺疲乏矣。此法施之於臨睡時。更爲有效。

(五)變換學科。

專攻一科。則費時多而得益尠。故研究一科學至二三小時後。必更換他一種。如久習算學後。朗誦國文。或披閱圖書。

(六)玩弄音樂。

中國音樂。如簫笛之類。聲音頗雅。課餘之暇。微微吹之。心耳俱悅。洵休養腦力之良法也。

◉細菌侵入人體之機會

王亦民

吾人之有疾病。必有細菌爲之媒介。故細菌侵入人體之機會。不可不知也。略述數端於左。

(一)飲食之媒介　各種危險之傳染病。大致由於飲食爲媒介者爲多。如霍亂(即虎列拉)赤痢腸窒扶斯等。乃以飲料水爲媒介的。如結核病等以含有結核菌之牛乳爲媒介的。諸如此類。不勝枚舉。故飲食物宜求清潔。未熟之果實。腐敗之肉類。未沸之飲水。及夏日挑賣之冰淇淋等。皆在禁止之列。

(二)用具之媒介　患傳染病之人。所用之器具。細菌皆附於器具上。故媒介最易。即非傳染病者用具。亦甚危險。而況爲傳染病乎。如沙眼（係一種極危險之眼病。輕則視覺不靈。眼內時有雜物。終日不快。重則失明。終身變爲殘廢。我國下等社會及中等社會患之者頗多。）淋病等。皆由公用手巾爲媒介。如公用便溺器。能爲腸病之媒介。（痢疾等）如餓口瘡等病。乃由公用茶杯爲媒介。如交換書籍。能爲喉痧肺炎等之媒介。由是觀之。游戲場浴堂等處之公用手巾。學校內患喉病等之同學。及茶樓等地之茶杯。皆不可不謹愼而預防之也。

（三）空氣之媒介　細菌假空氣爲媒介者。爲最劇。因人目不能見。無法以預防之。如患天花（天然痘）者。患肺病者之痰。流行性之感冒菌。肺炎菌等。皆能隨人吸入之空氣。入人體內。而爲疾病。然有一法以防之。卽增加人體之抵抗力也。故體育不可不講求。每日以時運動。不吸烟。不飲酒。及一切有害身體之事。一概禁止。則身體自強。空氣中雖有細菌。亦能抵抗而不爲害也。

以上三端。皆所謂細菌侵入人體之機會。苟能預防之。則可免矣。其外尙有一事。極宜注意者。卽創傷出血之時。細菌最易引入。故宜用石炭酸水洗之。然後再以極淸潔之布包好。否則受害無窮。甚有性命之憂。尤不可不愼也。

◎醫餘隨筆

孫祖烈

香蕉一名甘蕉。芬芳而味甘。與荔枝同爲水菓妙品。且能充藥餌。如火旺便結。啖蕉數個。便可降火利便。又咽喉發炎。食之亦驗。余遇此類症候。輒令病者市食。都收良效。誠菓品中之上乘也。

肺癆症病者。每藉藥物療之。然非藥物所能奏效。須用天然治法。天然謂何。卽僻居深山。避絕塵囂。以大塊爲療治醫院。假淸氣養生。不難立愈。惜世人狃於舊習。患者不肯聽從醫士之言。亦可慨矣。

吾國習慣上。病後忌食魚腥。證以新醫學言。頗有至理。蓋魚肉缺乏抽出質。抽出質能刺戟胃液。爲開胃助消化之要素。故病後食魚。有停滯不消化之弊。書之以證中西醫術之貫通。

西瓜爲暑天應時菓品。其利尿功用甚偉。余對於病人之患腎臟炎。腹水。淋濁。膀胱尿道炎等。輒令啖之。能使小便分泌多。祛炎症消水腫。日人以西瓜製煉爲糖漿。供藥品。正此意也。

閩省烟禁廢弛。公然種植雅片。閒步村野。紅黃白色之罌粟花。呈於眼簾。鄉人採取花瓣。和麵粉製爲餻餅。充點心出售。余昔在閩南時。曾一度食之。較吾鄉之玉蘭片。尤爲淸香可口。

吾鄉小孩患痧疹等症。輒採「西湖柳」煎水飲之。能退熱。候案「西湖柳」一物。我邑私家園林。植者頗多。內含 Acid. Salicylic 成分。Acid. Salicylic 爲醫藥上之退熱劑。苟以「西湖柳」用化學方法製煉成藥。是亦挽囘利權之一端也。

◎蛀牙之原因及其預防法

彭菊洲

蛀牙者因寄生於口腔內之細菌。發生作用而破壞齒牙也。此破壞之原因有二。(一)因細菌之作用能令食物中之小粉質糖質。生出乳酸此乳酸能破壞齒牙之石灰鹽。(二)因細菌所生之發酵素。致齒牙之有機質。在水中與可溶性之物質。共蝕齒牙也。要而言之。蛀牙之原因爲乳酸之脫灰。及細菌發酵素溶解之二作用也。故其預防方法。宜使乳酸與細菌勿存於口腔之內。欲使乳酸與細菌勿存於口腔之內。有種種方法。今錄其最要者於後。

(一)驅除細菌　每於睡前早起。須用有殺菌性之含漱藥水含漱一次以驅除口腔內之細菌。

(二)清掃口腔　每食後須用牙刷清掃一次。勿使食物微屑存於齒間。

(三)注意食物　澱粉糖類及菓子類等。食之每易發酵。容易殘留齒間。故須注意選擇。

(四)定期檢查　不問蛀牙之有無。須按時定期檢查一次。如有蛀牙。須從速醫治。免成劇患。

(五)選擇牙刷　牙刷毛不可過軟。亦不可過硬。須適乎其中。過軟則不易刷去齒垢。過硬則有害齒牙之珐瑯質及齒齦。其刷毛之長短。以能達到齒間腔者。最爲適宜。

◎豆腐略說

嘯月

吾人日常所食之米。其中所含蛋白質。僅宜於消化器。若欲滋養人體。求一富有蛋白質而價廉易得之物。則莫若豆腐。試略述之。

(一)原料　製造豆腐。概以大豆爲原料。而尤以黃大豆爲普通。吾國有以穭豆或橡子代之者。所成豆腐。色惡味劣。不足稱述。

(二)製造法　先將黃豆浸水約十二時。稍早亦可。必待其澎大。然後入於石磨磨之。磨時須加水三倍。取出以四方布袋濾過豆粕(俗名豆渣)濾後入鍋煮之。待至沸點。然後另入缸中或桶中。行點滷之法。點滷之法。厥有二種。有所謂冲漿者。即以煮後之豆漿。於入桶時。將石膏粉和水冲入。點漿則於豆漿既入桶後。將石膏粉和水滴入。以他器輕爲攪拌。此二法皆可用。惟石膏之多量。須適宜耳。點滷以後。漸成乳汁凝固之形。然後入箱蔽布輕壓之。以榨其水分。即成爲豆腐(注意)若用苦鹽汁點滷可以不用石食。

(三)製造中成分之變化　豆汁未點滷以前與既點滷以後。因石膏力其成分大有變化。其比較表如下。

	未入石膏之豆汁	已入石膏之豆汁
水分	九五・五三	八六・〇八
蛋白質	三・〇二	四・〇〇
脂肪	二・一三	三・〇五
灰分	〇・四一	〇・七〇

(四)豆皮及凍豆腐　豆汁入鍋熬煮之際。其液面起有白色之皮。稱爲豆皮。所謂凍豆腐者。當嚴寒之候。置新鮮豆腐於露天。則豆腐中所含水分。卽凝結成冰。縮小容積。其與豆皮成分之比較如下。

	水分	蛋白質	脂肪	灰分
凍豆腐	一五・三二	四一・四二	二三・六五	三・〇八
豆皮	二一・八五	四二・五〇	二四・六二	二・八二

●常飲開水之功效

冬華

余素患便秘。往往隔數日方大便一次。且猶不甚爽利也。緣是納穀不旺。胸次常覺脹飽。殊感痛苦。購服市售諸藥。悉難絕根。蓋旋服旋愈。不服復發。故亦聽之而不治久矣。今據友人告予。謂常飲開水可治便秘。予因簡而不費。如言以行。今甫十餘日。不特大便果通暢無阻。且又得其他功效多種。茲分述於後。

(一)食量增強　自飲開水數日後。遂覺胸胃寬舒。向者一餐不及碗半。今則兩碗有奇。似猶未饜食慾也推厥原因蓋實有協助消化。滌清脾胃。排泄其中廢物之功能耳。

(二)心神安定　從前夜輒失眠。神志恍惚。今於臨睡時。略飲開水。頗能安然酣睡。此又能調和血行。平肝清神之明證也。

(三)權可充飢　將飯之時。人恆易起飢意。甚有刻不可耐者。可於飯前進開水一大杯。飢火卽止矣。予經試驗有效。再近天氣寒燥。飲食偶一不愼。喉症卽起。若每日於飯前飲開水一大杯。並略加食鹽少許。則大便有序。喉症亦賴以預防而無患也。

●冬季使用煖爐之注意

秋生

人之體溫。對於外界之溫度。常有一定之適合點。過高則覺熱。過低則覺冷。均非衛生之道也。避暑之法。不在本題範圍中。故從略。

而冬季之使用煖爐。卽所以禦寒也。惟使用煖爐。其目的在於增溫。往往因之而有害於人體。故預防之法。不可不一述之。

（一）交換空氣　室內裝置煖爐。燃燒時常發散炭氣。氫氣。炭酸氣。亞硫酸等之有害物質。足以汚濁空氣。身體每覺不快。於衞生上。大非所宜。故換氣一事。最宜注意。務使室內空氣之性狀。仍與室外相同方可。如裝置適當之通風氣筒是也。

（二）預防氣燥　保呼吸之健康。在空氣成分中之水蒸汽。惟空氣中所含水蒸汽之量。常無一定。每隨溫度之高低而有增減。過度之溫熱。能使空氣乾燥。有害吾人之呼吸器。爲預防計。當以盛水器置煖爐上或爐旁。則呼吸之空氣不致過燥矣。

（三）限制加溫　吾人需要溫度之適合點。普通室中溫度在華氏六十至六十八度。爲最適合於衞生之健康溫度。故室內外之溫度相差過甚。則空氣過於乾燥。雖水盆亦無以爲力。平常內外溫度相差不可使在十五度以上。過此則有害康健。或致眩暈昏倒。一大危險事也。

萆蔴油之服法

吉

萆蔴油在西藥中。雖屬攻瀉之劑。而性實較他瀉劑爲和平。蓋油入腹中。不起他種作用。不過使積滯隨油滑下。於胃腸並無傷害。倘使腹無積滯。則無物可滑。反能助胃消化。所以西醫遇腹脹大便不行等症。無論男女老幼。往往治以萆蔴油。取其穩妥也。但油質黏膩。入口易使人作噁。尋常服法。或和醬油。或調白糖。終不能解除油氣。余於六月間。患便閉症。延西醫楊某診治。當時配萆蔴油一瓶。余見之有難色。楊醫生笑而言曰。此油功用大而且穩。若嫌油氣。解除甚易。祇須取檸檬一枚。剖取其汁。共油調和。食之彷彿檸檬露。絕無萆蔴油味。倘無檸檬。亦可代以新會橙或廣橘。余乃如法行之。果覺清香開胃。繼以是法告知他醫。亦咸以爲然。爰錄之以供閱者。

消息

◉衛生局整頓衛生事業之議案

▲取締野狗　家畜之有益於人者。無非取其皮肉。載運看守。供人驅策。欲其加益於我。當改良之淘汰之。狗爲人所愛玩。看守門戶。以防盜賊。如狗各有其主。毋須立法取締。今日野狗遍地。無人管理。瘋狗嚙人。如人不急治。則被嚙者必死。因毒入神經。無法去除。可危孰甚。華界各處。常見有皮膚病之狗。到處覓食。兒童無知。常與之接近。蠅蚋聚集。腥臭難堪。因野狗無主。聽其起臥。任其覓食。有憐之者。而避之。有惡之者。則百端虐待之。如用開水灌之。以石投之。以棍擊之。或以沸油潑之。野狗因覓食而來。原不知人之憎惡如是。况性交之時。沿街沿路。既礙交通。又不雅觀。私人取締。能力薄弱。惟公家取締之時。社會當明白眞相。非但不可加以阻止。更當與公家合作。在狗少受人之虐待。在人少傳狗之疾病。至於本局殺狗。根據科學。決不採絲毫殘忍之殺法。使其驟然倒斃。一無痛苦。取締章程如下。(一)養狗之家須納狗捐領執照。每年每頭不論大小性別。須納狗捐大洋陸角。(二)狗既註册。本局卽認爲有主狗。主人不得虐待。有病須醫。如死當報。死狗由衛生局設法焚燬。不准將死狗任意投之溪河中。以濁水源。(三)註册之狗。由其主人向衛生局購白鐵圓牌一塊。牌上號數。卽註册號數。此牌不得轉借他人。(四)馬路中無牌號之狗。衛生局認爲無主。由巡警隨時隨地捉進本局。代爲飼養。好狗於一星期內。病狗於二日內。無人來領者。歸本局處理之。(五)歸本局處理之野狗。如爲殘廢老弱及有惡性皮膚病者。由本局驗明分別健全與非健全二種。(六)非健全者。一律用電氣殺之。屍體焚燬。以重人道衛生。(七)健康者由本局出賣。不論性別大小。每頭大洋一元。(八)畜主如不願家犬繁殖。可以請獸醫去勢。以制生育。手術費可由畜主與獸醫直接接洽。(九)圓牌須掛於頸中。當以易於識別爲度。(十)如有私製圓牌。未經將狗註册。除納捐外。每次罰大洋六角。圓牌銷燬。(十一)如本局發出之牌。偶或遺失。卽須向局再領新牌。交牌費小洋一角。(十二)如狗已死。或主人不願養狗。所領之牌。可交本局。發還牌費小洋一角。如已破裂。則發還牌費銅子十個。註册單式略。

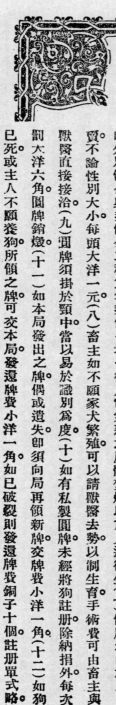

▲實行死亡及出生登記之辦法 (一)死亡證書。死者姓名年齡。男女。死者住址。死亡地點。(或本宅或醫院或他處。)發病日期。經過情形。曾經中西醫若干人診治。中西醫姓名均須記入。曾用手術否。曾用何種試驗。病名。死因。末次診視日期。附記。(二)出生證書。接生報告。嬰兒父母姓名。嫡庶。年齡。住址。出生地點(或本宅或醫院或他處。)產婦曾經小產否。產婦前幾次所生均健全否。本嬰兒爲第幾胎。男女。分娩經過情形及其結果。本嬰兒兩目曾否點藥。附記。(三)發佈告使區內住戶明悉報告死亡及出生之原因手續及義務。(四)登記之醫生及產婆。負有填寫死亡證書及出生證書之義務。證書由衛生局發給。(五)區內棺材鋪會館山莊等。出售棺材時。將買主及死者姓名。在速名內填明白送回衛生局。以備查考。(六)衛生警士訓練好後派往各區調查衛生狀况時。順便可調查漏報之死亡與出生。(七)死亡及出生證書。分給各警區及醫生。備人民就近索取。又已填好之死亡及出生證書。亦可就近交各警區領取衛生局之死亡或出生執照。

▲勸告注意牛乳・・・・・ 冬令已屆。飲用牛乳。溫暖適口。補養體質。誠爲衛生之一端。但牛乳質分每不一律。體弱之牛。其乳中營養分之含量亦較弱。疾病之牛。且含有種種病原菌。如結核菌脾脫疽菌等。加以圖利奸商。有將乳中脂肪先行脫去而出售者。或乳中和以水米漿等物。致牛乳稀薄而失其固有之效力。或採取牛乳。不知實求清潔。致牛乳中之雜菌數過多。凡此皆有礙衛生。購者虛化金錢。徒爲彼商賺利。本所有鑒於斯。用特勸告飲用牛乳者。速將日常訂購之乳。送至本所檢驗。俾得早證優劣而收實益。

◉英國癌病之盛行（譯）

英首相張伯倫於下院中演說云。英國歐戰後。人民患癌病死者。死額日增。現查一九二五年中。無論長幼。一百萬人中。死於癌者。覺達一千三百三十六人。即英人至三十歲後。每每有死於癌病也。

無錫醫師公會成立

無錫西醫界近組織無錫醫師公會業已於本月十日開會創立公舉王海濤朱繼卿爲正副會長其已經加入爲會員者如謝邦英諸超眞劉士敏史惟達周復培周磐士沈雛屏沈履堅錢保華孫祖烈孫蟾卿張季勉薛省菴陸陶菴龔鴻圖許松泉許鳳華衛賀文金于英孫葆鎮等該會將來擬創辦醫學圖書館請醫界名人演講病輯醫學周刊提倡通俗衛生常識等事並聞該會已由當地行政機關立案承認矣 （烈）